Über dieses Buch

Dieses Buch handelt von den physiologischen und medizinischen Voraussetzungen und den optimalen Trainingsmethoden zur Erhöhung und Erhaltung unserer Leistungsfähigkeit. Der Autor begnügt sich nicht mit allgemeinen Hinweisen, sondern legt im einzelnen dar, wie man zu einer guten körperlichen Gesamtverfassung kommen kann.
Der Autor verlangt nichts, was übermäßige Willenskraft erfordert. Und vor allem: aus einem ganzen Katalog von Sportarten kann man sich eine beliebige aussuchen oder auch mehrere kombinieren – Wandern, Laufen, Radfahren, Schwimmen, Handball usw. Dr. Cooper entwickelte ein neuartiges Punktesystem, mit dessen Hilfe man selbst seine körperliche Leistungsfähigkeit ständig unter Kontrolle halten kann. Diese Tabellen ermöglichen es auch, den Leistungsstand zu Beginn des Trainings und den jeweiligen Fortschritt zuverlässig zu ermitteln.
Tests wurden mit Tausenden von Personen vorgenommen — mit Männern und Frauen, Gesunden und Kranken, Nervösen und Süchtigen. Die Ergebnisse wurden in Laboratorien gemessen und ausgewertet. So kam man mit recht komplizierten Methoden zu den in ihrer Anwendung so einfachen Prinzipien des dosierbaren »Bewegungstrainings«.

Außerdem ist im Fischer Taschenbuch Verlag erschienen: ›Mildred und Kenneth Cooper, *Bewegungstraining für die Frau*‹ (Bd. 1608).

Der Autor

Dr. med. Kenneth H. Cooper, Sportmediziner und Astronautentrainer, ist Major der US Air Force und arbeitet als Leiter des medizinischen Labors für Raumfahrt am Krankenhaus des Lackland Air Force Fliegerhorstes in Texas.

Dr. med. Cooper

Bewegungstraining

Praktische Anleitung zur Steigerung der Leistungsfähigkeit

Fischer
Taschenbuch
Verlag

325.–331. Tausend: Oktober 1985

Deutsche Erstausgabe
Veröffentlicht im Fischer Taschenbuch Verlag GmbH,
Frankfurt am Main, August 1970

Titel der amerikanischen Originalausgabe: ›Aerobics‹
Aus dem Amerikanischen übertragen von Jochen Schatte

Lizenzausgabe mit freundlicher Genehmigung
des Verlages M. Evans & Company, Inc., New York

Umschlaggestaltung: Manfred Walch, Neu-Isenburg
Foto: adidas

Druck und Bindung: Clausen & Bosse, Leck
Printed in Germany
680-ISBN-3-596-21104-2

Meinem Vater,
der in mir schon früh den leidenschaftlichen Wunsch erweckte, mich der präventiven Medizin zu widmen, und meiner Mutter,
die es während meiner Entwicklungsjahre nie unterließ, mich zu sportlicher Betätigung anzuhalten.

Mein Dank gilt allen denen, welche die Durchführung des hier behandelten Forschungsprogramms ermöglichten, an erster Stelle den Mitgliedern meines »Klubs«, die mich durch ihr unermüdliches und über Erwarten erfolgreiches Training in meiner Arbeit unterstützten. Im einzelnen danke ich ferner Colonel Robert Unger, Lt. Col. Thurman Glasgow, Lt. Col. Robert Webb, Colonel Clifford Raisor und Dr. Arthur Grollman für ihre Hilfe bei der Vorbereitung dieses Buches, insbesondere Mr. Kevin Brown für seine Mitarbeit bei der Abfassung des Textes und – last not least – meiner Frau, die mir durch ihre konstruktiven Hinweise und die viel Geduld und Zeit beanspruchende Niederschrift des Manuskripts tatkräftig zur Seite stand.

Inhalt

1. Einführung

Im Anschluß an eine meiner Vorlesungen vor einer Gruppe von Ärzten hielt mich einer der Herren im Korridor an und richtete in ernstem Ton eine Frage an mich, die mir schon oft gestellt worden war.

»Den Patienten mit sitzender Lebensweise«, sagte er, »rate ich, sich mehr körperliche Bewegung zu verschaffen, und damit sie erst einmal einen Anfang machen, schlage ich ihnen gewöhnlich etwas Leichteres vor, z. B. Spazierengehen. Wenn sie mich dann aber fragen, wie weit oder wie lange sie gehen sollen, gerate ich in Verlegenheit. Wieviel ist denn nun eigentlich ausreichend? Wissen Sie das?«

Ich konnte es ihm auch nicht sagen, aber das Problem hatte mir selbst schon Kopfzerbrechen bereitet. In der medizinischen Welt hat sich während des letzten Jahrzehnts die Erkenntnis durchgesetzt, daß Bewegungsübungen nicht nur der Gesunderhaltung dienen, sondern auch als Therapie für den bereits erkrankten Körper Bedeutung haben. Vor allem anstrengende Bewegung erwies sich mehr und mehr als vorbeugend und heilend. Zu wenig wurde jedoch bisher getan, das Ausmaß dieses Effekts wissenschaftlich zu untersuchen. Wieviel Anstrengung genügt? An welchem Punkt setzt der Erfolg ein? Und wenn sich der Zustand des Kranken bessert — wie sind die Fortschritte zu messen?

Wir hatten Patienten, die aus eigenem Antrieb an Übungsprogrammen teilnahmen und dann — nach sechs Monaten oder einem Jahr — wiederkamen und berichteten, wieviel besser sie sich fühlten. Wann — genau — fingen sie an, sich besser zu fühlen? Oder, um es wissenschaftlich exakt auszudrücken, zu welchem Zeitpunkt trat die Besserung tatsächlich ein? Das Endresultat war leicht zu erfassen, aber das Fortschreiten der Besserung konnte nicht gemessen werden. So war es auch nicht möglich, jemandem einen abgestuften, auf objektiv festgestellten Daten beruhenden Übungsplan an die Hand zu geben.

Dabei gab es Patienten, für die ein solcher Plan notwendig gewesen wäre; sie fingen an, gaben aber nach wenigen Wochen wieder auf, und ich glaube jetzt wie damals, daß sie zunächst innerlich, und später erst physisch versagten. Sie hatten keinen Standard, an den sie sich halten konnten, und im leeren Raum ist ein Fortschreiten schwer zu erkennen. Sie stellten dieselbe Frage, die auch mein Kollege an mich gerichtet hatte: »Wieviel ist denn nun eigentlich ausreichend?« — und waren entmutigt, weil eine präzise Antwort ausblieb.

Dieses Problem also ließ mir keine Ruhe, und je mehr ich darüber nachdachte, desto klarer wurde es mir, daß auf dem Gebiet der Leibesübung in erster Linie ein Katalog aller bekannten körperlichen Bewegungsarten, in meßbaren Größen zusammengestellt, gebraucht wurde, aus dem jedermann wählen und zudem erkennen kann, wieviel Energie er aufbringen muß, um den gewünschten Heilerfolg zu erzielen.
Je eingehender ich darüber nachdachte, um so mehr wuchs in mir der Wunsch, etwas für die Lösung dieses Problems zu tun. Ich stamme aus einer Familie, in der die Betätigung auf medizinischem Gebiet Tradition ist und in der man geregeltem körperlichem Training von jeher große Bedeutung beigemessen hat. Nach dem Besuch der Universität arbeitete ich an einer Dissertation über die Physiologie der Leibesübungen. Eine überaus günstige Gelegenheit zur Fortsetzung meiner Studien verschaffte mir die United States Air Force. Nach meinem Dienstantritt erhielt ich den Auftrag, die Auswirkungen des Trainings auf den menschlichen Körper zu untersuchen, insbesondere soweit es Piloten und Astronauten betraf. Mit ihrem Projekt ›Manned Orbital Laboratory‹ (Bemannte Raumstation) tut die Air Force gegenwärtig den Schritt ins Raumfahrtzeitalter. Ihre besondere Sorge hatte sie stets dem fliegenden Personal gewidmet. Wie jeder Unternehmer weiß, sind für eine große Organisation die Kräfte aller Beteiligten von Bedeutung. Es braucht Zeit und Geld, einen Mann einzuarbeiten, ob er nun einen Jet fliegen, Maschinen reparieren oder am Schreibtisch tätig sein soll. Wenn man ihn durch Krankheit verliert, so bedeutet dies wiederum Zeit und Geld für die Heranbildung eines Ersatzmannes.
Für meine Untersuchungen standen mir die modernsten Testgeräte der Sportmedizin zur Verfügung, auch solche, die durch die Raumfahrttechnologie entwickelt worden waren. Überdies bildete die Air Force mit ihrem Personal ein fast unerschöpfliches Forschungsmaterial. In dem Augenblick, da ich dies schreibe, haben wir bereits mehr als 5000 Testfälle ausgewertet. Sie umfassen Offiziere und Mannschaften der Luftwaffe, Flugzeugpiloten und Astronauten, Sportliche und Unsportliche, Tatkräftige und Energielose, Gesunde und Kranke, Männer und Frauen. Wir arbeiteten sowohl im freien Gelände als auch im Laboratorium. Die Entdeckungen und Vorstöße, welche diese Tests zur Folge hatten, sowie die Präzisierung bereits früher gewonnener Daten brachten eine Flut neuer Erkenntnisse darüber, wie sich körperliches Training – oder dessen Unterlassung – auf den menschlichen Organismus auswirkt.
In dem Maße, wie unsere Ergebnisse bekannt wurden, trafen Anfragen und Freiwillige bei uns ein. Von Anfang an hatte ich mit einem rasch zunehmenden Interesse an der Sache ge-

rechnet, aber es kam schneller und stärker als erwartet. Was als Forschungsprojekt begann, wurde allmählich zu einem umfangreichen Programm sportlicher Leistungssteigerung.
Die erste Anfrage kam von dem Kommandeur der Squadron Officers' School (SOS), Maxwell Air Force Base, Alabama. Er forderte mich auf, das Leibesübungsprogramm der Schule auszuwerten, sodann vor seinen Studenten — meist Männern in den vorgeschrittenen Zwanzigern, die sich auf leitende Positionen in Luftwaffeneinheiten vorbereiteten — Vorlesungen über meine Theorien zu halten. Derartige Bitten kamen bald auch von anderen Gruppen und Altersklassen. Einige frühere Kollegen, die aus dem Dienst ausgeschieden waren, um sich ganz der vorbeugenden Gesundheitsfürsorge zu widmen, wollten von mir Einzelheiten erfahren.
Von den genannten Organisationen erhielten wir laufend statistische Unterlagen; hieran waren wir auch in erster Linie interessiert. Zudem aber läßt es das Herz eines Forschers höher schlagen, wenn er sieht, daß seine Untersuchungen zu Ergebnissen führen. Nachdem wir einmal mit unserer Arbeit begonnen hatten, wurde mein Büro eine Freistätte für Leute aller Truppengattungen — Männer, die aus eigenem Antrieb erschienen oder solche, die mir von ihren Ärzten überwiesen wurden. »Ich hörte, bei Ihnen liefe ein Kursus an . . .«, hieß es gewöhnlich, und damit war die Teilnahme eingeleitet.
Die meisten hatten einfach zu wenig Energie und deshalb ein etwas schlechtes Gewissen; sie brauchten den Anstoß in Form eines fest umrissenen Programms.
Andere waren ›gesunde Esser‹, deren einzige körperliche Tätigkeit darin bestand, sich von der Mahlzeit zum Fernsehgerät und wieder zurück zu begeben.
Viele rauchten täglich ihre zwei Päckchen Zigaretten, einige wenige waren Trinker.
Und da gab es noch die nervösen Typen, die Schlaflosen, die unter zu starker beruflicher Belastung litten.
Einer der Rekruten stellte seinen Zustand deutlich genug dar: »Meine Krankheit besteht darin, daß ich Übergewicht habe, mich zuviel ärgere und Kettenraucher bin.«
Dies galt für den Durchschnitt: zu gute Ernährung, zu starke seelische Belastung, zu viel Nikotin und zu wenig Bewegung.
Von den unvermeidlichen Ausnahmen abgesehen, konnten wir Abhilfe schaffen. Wer Gewicht zu verlieren hatte, verlor es, oder er setzte sein Fett in Muskeln um und wurde auch dabei wesentlich schlanker. Die Raucher wurden zu Nichtrauchern oder schränkten ihren Zigarettenverbrauch wenigstens ein. Trinker stellten fest, daß sportliche Betätigung die innere Gespanntheit ebensogut löst wie ein Cocktail. Und übereinstimmend erklärten alle, sich besser und frischer zu fühlen und

weniger, dafür aber mit größerem Genuß zu essen. »Jetzt kann ich länger ohne Ermüdung arbeiten«, hörten wir oft, »und nachts schlafe ich wie ein Murmeltier.«

Schwerer als all dies wiegt jedoch der durch unsere Kontrollgeräte registrierte Beweis, daß die meisten unserer Kursusteilnehmer in ihrer körperlichen Leistungsfähigkeit von den unteren 30% der Bevölkerung zu den oberen 20% emporgeschnellt waren. Einige von ihnen könnten es heute mit jedem beliebigen Sportsmann gleichen Alters in unserem Lande aufnehmen; sie alle gehörten einmal zu jenen Menschen, die unter Übergewicht, Erregungszuständen und Kettenrauchen leiden.

Um unsere Station wimmelte es schließlich von Leuten in Sportkleidung, sie bekamen dort einen Spitznamen — ›Cooper's Poopers' Club‹ —, und wir gaben Abzeichen für gute Leistungen aus. Manche der preisgekrönten Mitglieder unseres Klubs hatten sich, bevor sie zu uns kamen, in einem Zustand zwischen Gesundheit und Krankheit befunden. Es waren oft traurige Fälle, besonders, wenn es sich um Piloten handelte.

Für jeden Menschen ist es schlimm, wenn er ein Leiden bekommt, das ihn allmählich arbeitsunfähig macht; aber man muß eine Zeitlang unter Fliegern gelebt haben, um zu wissen, was es für sie bedeutet, aus gesundheitlichen Gründen Startverbot zu bekommen. Sie sind dann oft völlig niedergeschlagen.

Nicht selten sah ich morgens, wenn ich mein Büro betreten wollte, einen jener gestrandeten Piloten mit todunglücklichem Gesicht vor der Tür sitzen. Noch bevor er fragte: »Sind Sie Dr. Cooper?«, wußte ich, was er auf dem Herzen hatte. Andere kamen irgendwann am Tage, mit Turnschuhen unterm Arm, und sagten etwas zögernd: »Dr. Smith schickt mich zu Ihnen; er meint, Sie könnten mir vielleicht helfen.«

Wir halfen Patienten mit Diabetes, Magengeschwüren, Lungenleiden, Arthritis, vielen auch mit Kreislaufstörungen: chronischem Gelenkrheumatismus, überhöhtem Blutdruck, angeborener Herzschwäche, Arrhythmie und Herzinfarkt. Natürlich brauchten sie alle die Erlaubnis ihrer Ärzte, und von diesen waren sie zu uns überwiesen worden.

Wir hatten auch noch andere, schwierig zu definierende, aber in den Symptomen eindeutige Fälle. Es waren die unter Depressionen leidenden Patienten. Über sie werden später noch medizinische Details anzuführen sein, aber schon an dieser Stelle darf ich sagen, daß sie seit der Teilnahme an unserem Trainingsprogramm fast ohne Ausnahme eine bemerkenswerte Besserung zeigten. Wir hatten dabei recht ungewöhnliche Fälle und sogar solche, die in die Medizinliteratur eingingen.

Im ganzen gesehen, konnten die meisten Diabetiker nach einiger Zeit auf ärztliche Behandlung teilweise oder vollständig

verzichten: Magengeschwüre wurden weniger symptomatisch; Lungenschäden besserten sich; mindestens in einem Fall verschwanden die Anzeichen von Arthritis, und fast alle Fälle von gestörtem Kreislauf zeigten Besserung.
Die physische Gesundung hatte jedoch auch einen starken Einfluß auf die Wiederherstellung des seelischen Gleichgewichts. Anzeichen hierfür waren das Schwinden von Unruhegefühlen und die wiedererworbene Fähigkeit zur Entspannung. Die Patienten bekamen mehr Selbstachtung und Selbstvertrauen. Aus Introvertierten wurden Extravertierte. Nachdem ich sie in Form gebracht hatte, war es oft schwierig, sie wieder loszuwerden; immer von neuem wollten sie sich mit mir über Leibesübungen unterhalten. Aber diese Gespräche waren wohl keine verlorene Zeit.
Wir hatten auch Fehlschläge, und die Gründe hierfür waren, soweit ich feststellen konnte, auf einen gemeinsamen Nenner zu bringen, nämlich Mangel an innerer Bereitschaft. Manche Patienten konnten sich einfach nicht zu der erforderlichen Anstrengung aufschwingen.
Und damit kommen wir zu Ihrem Fall.
Wenn Sie sich dazu aufschwingen können, wenn Sie den nötigen inneren Antrieb haben, wenn Sie ernstlich daran interessiert sind, körperlich fit zu werden und es zu bleiben, dann kann ich Ihnen ein Übungsprogramm anbieten, das Ihren vollen Einsatz an Willenskraft verdient.
Dieses Programm ist bis ins letzte, mit den modernsten Mitteln, im Gelände wie im Labor erprobt; und es hat sich an dem Objekt, für das es geschaffen wurde, dem menschlichen Körper, vieltausendfach bewährt.
Nur ein Problem bleibt. Ich kann Ihnen das Programm anbieten, weiter nichts. Durchführen müssen Sie es selbst. Es ist nicht leicht, aber es funktioniert. Bedenken Sie stets, falls Sie einmal die Lust zu verlieren beginnen, daß es medizinisch überprüft ist und daß es funktioniert.
Was ist nun aber dieses ›Bewegungstraining‹?
Die bekannten Formen der Leibesübung wurden nach wissenschaftlicher Methode auf die benötigten Energiemengen hin gemessen, die erhaltenen Werte in Punkten ausgedrückt – je mehr Anstrengung, desto mehr Punkte, je weniger Anstrengung, desto weniger Punkte –, und die Punktzahl, welche notwendig ist, ein optimales Niveau körperlicher Leistungsfähigkeit zu erreichen, wurde durch unsere Auswertungsmethode ebenfalls genau ermittelt. Verdienen Sie sich jede Woche das grundlegende Minimum mit einer der zur Wahl gestellten Übungskombinationen, und Sie werden die grundlegende Frage ›Wieviel?‹ beantwortet haben.
Zu Anfang werde ich Ihnen zeigen, wie Sie einen einfachen

Geländetest zur Feststellung Ihrer augenblicklichen körperlichen Verfassung durchführen können. Er entspricht unseren Labortests und ist wichtig für Sie, da es gefährlich ist, zu rasch in ein Übungsprogramm einzuspringen. Er wird Ihnen deutlich machen, zu welcher der verschiedenen Tauglichkeitskategorien Sie gehören; für jede von ihnen ist die Fortschrittsziffer anders abgestuft.

Nachdem Sie nun Ihre Kategorie festgestellt haben, können Sie mit dem hierfür vorgesehenen Programm beginnen und auf das Ziel, die Höchstform, hinarbeiten. Falls Sie nicht unter ernsten Gebrechen leiden, müßten sich binnen acht Wochen die ersten greifbaren Ergebnisse bei Ihnen einstellen, und nach höchstens sechzehn Wochen sollten Sie in guter Verfassung sein. Sind Sie am Anfang in einem Gesundheitszustand, der ärztliche Behandlung erforderlich macht, so wird — und soll — der Fortschritt viel langsamer sein.

Haben Sie sich schließlich durch das für Sie in Frage kommende Programm vollständig durchgearbeitet und sind wieder fit geworden, dann nehmen Sie die Punktekarte zur Hand und wählen eine beliebige Zusammenstellung von Übungen, die Ihnen wöchentlich soviel Punkte einbringen wird, wie Sie brauchen, um sich bis ins hohe Alter bei guter Gesundheit zu erhalten.

Unser System hat den großen Vorzug, daß Sie, um Ihr Ziel zu erreichen, das Programm in der Ihnen bequemen Form durchführen können.

2. Der Schlüssel zur Gesundheit

Ich versprach, einiges zu erläutern. Zunächst: Was liegt dem Punktesystem zugrunde?
Vor nicht langer Zeit hatte ich ein recht aufschlußreiches kleines Erlebnis. Ich besuchte einen Kollegen, als dieser gerade Freiwillige für ein Unternehmen testete, zu dem Männer in bester körperlicher Verfassung gebraucht wurden. Drei der Anwärter hatte ich im Vorzimmer gesehen: zwei von durchschnittlichem Körperbau, der dritte aber auffallend muskulös.
»Welcher von den dreien wird nach Ihrer Ansicht den Befähigungsnachweis von uns bekommen?« fragte mein Kollege und schob mir die medizinischen Befunde über den Tisch zu. Ich überflog die physiologischen Daten, bis ich zu der Frage nach regelmäßiger körperlicher Betätigung kam.
Beim ersten hieß es rundheraus: »Keine.«
Der zweite hatte erklärt: »Außer meiner täglichen Radfahrt zum Fluggelände — hin und zurück je 5 km — keine regelmäßigen Übungen«; und der dritte: »Isometrische Übungen und Gewichtheben, pro Woche fünfmal eine Stunde.« — Der Muskelmann!
Ich warf noch einen Blick auf die Personalien. Alle Anwärter waren Piloten und alle in den frühen Dreißigern, keiner hatte eine Krankengeschichte.
»Nun?« fragte der Kollege.
»Ich tippe auf den Radfahrer.«
»Nicht auf den Gewichtheber?«
»Nicht, wenn er sonst keinen Sport treibt.«
Mein Freund lächelte zustimmend. »Ich glaube, Sie haben recht.«
Am folgenden Tag, als die drei wiederkamen, machte er die Probe mit der Tretmühle. Der Mann ohne sportliche Betätigung und der Gewichtheber waren binnen fünf Minuten völlig erschöpft, der Radfahrer aber strampelte danach noch zehn Minuten munter fort, wobei er ›aufwärts‹, d. h. gegen Bremswiderstand fuhr und das Tachometer 10,5 km/h anzeigte. Er wurde für das Unternehmen empfohlen, die beiden anderen schieden aus.
Jedesmal, wenn ich in einem meiner Vorträge diese Geschichte anführe, sind die Zuhörer überrascht. Die Sache mit dem Nichtsportler leuchtet ihnen natürlich ein, die mit dem Radfahrer vielleicht auch noch; aber — so meinen sie — bei Gewichthebern und allen, die regelmäßig Isometrik oder Gymnastik treiben, sieht man doch auf den ersten Blick, in welch guter Verfassung sie sind!

In meinem Beruf darf man sich nicht auf den ›ersten Blick‹ verlassen. Manche der in unseren Labortests für überdurchschnittlich fit befundenen Männer waren mittleren Alters und von hagerem Wuchs, gelegentlich fand sich unter ihnen einer mit Bauch. Zu den Untauglichsten, die wir jemals zu sehen bekamen, gehörten junge Männer, die athletisch wirkten, aber Herzstörungen hatten.

Mag sein, daß damit gewisse Illusionen über schmale Hüften und gewaltige Muskelpakete als Kriterien der Gesundheit etwas erschüttert werden; gewiß sind diese Eigenschaften kein Unglück, jedoch ebensowenig eine Garantie für eine gute Gesamtverfassung; meist sind sie nicht mehr als ein Nebeneffekt. Der Schlüssel zur Gesundheit liegt anderswo.

Kommen wir auf unsere drei Freiwilligen zurück. Mit den üblichen Maßstäben gemessen, wären sie alle drei angenommen worden. Keiner von ihnen hatte ja einen physischen Defekt noch eine Krankengeschichte. Warum also die unterschiedliche Beurteilung?

Bei Sonderunternehmen können es sich die militärischen Dienststellen leisten, mit dem Personal besonders wählerisch zu sein. Sie können die physisch Tauglichen in die drei klassischen Kategorien einteilen und nur die Besten unter ihnen für den Einsatz bestimmen.

In unserem Fall stellt der Unsportliche das Beispiel passiven Leistungsvermögens dar. Ihm fehlt nichts — jedenfalls noch nichts —, aber auf der Höhe ist er eigentlich auch nicht. Wenn er Glück hat, kann das noch einige Jahre so weitergehen, doch wird sein Zustand, falls er körperlich untätig bleibt, sich entscheidend verschlechtern.

Der Gewichtheber und mit ihm alle, die einseitig Isometrik und Gymnastik treiben, repräsentieren die bloße Muskelkraft. Es sind jene, die in guter Absicht handeln, aber den falschen Weg einschlagen, die sich nicht von dem herkömmlichen Glauben frei machen können, Kraft und Behendigkeit seien dasselbe wie gute körperliche Gesamtverfassung. Dies ist einer der meistverbreiteten Irrtümer über den Nutzen sportlicher Betätigung. Die sichtbaren Muskeln, also die Skelettmuskeln, sind nur ein Teil unseres Körpers, und zwar durchaus nicht der wichtigste. Gilt das Training allein ihrer Ausbildung, so wird man niemals zu echter Fitness gelangen.

Dagegen hatte der Radfahrer, ob bewußt oder nicht, eines der für die Erhaltung der Gesundheit wirksamsten Mittel angewandt. Denn die täglichen zehn Kilometer hatten ihm, meiner Tabelle nach, mehr als die erforderliche Punktzahl eingebracht.

Dieser Mann ist ein Beispiel für die dritte und, weil den ganzen Organismus erfassende, beste Art von Fitness. Wir nennen sie

Dauerleistungsvermögen; das bedeutet unter anderem die Fähigkeit zu verlängerter Arbeit ohne beträchtliche Ermüdung; diese Ausdauer ist nur möglich, wenn die Funktionsfähigkeit der Organe in keiner Weise behindert wird und hat wenig mit reiner Muskelkraft zu tun, sondern hängt zusammen mit dem *allgemeinen* Zustand des Körpers, d. h. dem des Herzens, der Lunge, des gesamten Kreislaufsystems und der anderen Organe, also *auch* dem der Muskeln.

Der Schlüssel zum Ganzen aber heißt Sauerstoff. Hierauf muß ich nun näher eingehen.

Zu jeder Tätigkeit ist Energie erforderlich; unser Körper produziert sie durch Verbrennung von Nährstoffen. Keine Verbrennung aber ohne Sauerstoff! Unsere Weltraumraketen würden, nachdem sie die Erdatmosphäre verlassen haben, den für ihre Verbrennungsmotoren mitgeführten Kraftstoff nicht in Energie umsetzen können, wenn sie nicht zugleich einen Vorrat an Sauerstoff an Bord hätten. Ihnen steht ja nicht, wie den Flugzeugen, die natürliche Sauerstoffquelle der Luft zur Verfügung. Für den lebenden Organismus stellt die Nahrung den Treibstoff dar; zu ihrer Verbrennung ist ebenfalls Sauerstoff nötig.

Und jetzt kommt das Problem: Nahrung kann unser Körper speichern, Sauerstoff aber nicht. Für den Menschen sind drei Mahlzeiten täglich im allgemeinen vollkommen ausreichend; der Körper nimmt sich davon, soviel er braucht, und spart den Rest für später auf. Mit dem Sauerstoff ist es anders. Ständig muß für seinen Nachschub gesorgt werden, und damit dies geschieht, atmen wir in jedem Augenblick unseres Lebens aus und ein. Würde die Sauerstoffzufuhr plötzlich unterbunden, so wäre binnen weniger Minuten der Vorrat in unserem Körper erschöpft. Die Gehirn- und Herzfunktionen sowie die aller übrigen Organe würden dann erlöschen. Worin liegt nun aber das Problem, da wir doch in der Atmosphäre mit ihrem unerschöpflichen Sauerstoffvorrat leben und, falls unser Bedarf steigt, nur stärker zu atmen brauchen?

Es kommt nun darauf an, genügend Sauerstoff in alle Bereiche, die zahllosen versteckten Winkel jenes äußerst komplizierten Triebwerks – des menschlichen Körpers – zu führen, also dorthin, wo die Nahrung gespeichert ist und sich beides zur Erzeugung genügender Energiemengen vereinen kann.

Hierin zeigt sich nun der Grad physischer Leistungsfähigkeit. In manchem Körper nämlich sind die *Mittel* zur Sauerstoffversorgung der Gewebe zu schwach ausgebildet; so kann der jeweilige Energiebedarf nicht gedeckt werden.

Zwar können wir, um das zu leisten, was der Alltag von uns fordert, fast alle genügend Energie erzeugen, sowie aber erhöhte Kraftanstrengungen nötig sind, versagen manche Menschen.

Diese Spanne, die Differenz zwischen unserem minimalen Kräftebedarf und unserer maximalen Leistungsfähigkeit ist das Maß unserer Fitness. Je besser die körperliche Verfassung, desto größer die Spanne. Bei sehr geringem Grade der Fitness sind Minimum und Maximum nahezu gleich.

Nehmen wir an, Sie säßen gerade auf einem Stuhl. Im Augenblick üben Sie also eigentlich keine Tätigkeit aus und brauchen auch keine Energie, nicht wahr? Weit gefehlt: Im Sitzen, selbst im Schlaf, verbrennt der Körper Nährstoffe zur Energieerzeugung und holt, damit die Verbrennung vor sich gehen kann, Sauerstoff ein. Wäre dies nicht so, dann würden wir das Atmen zeitweise unterbrechen können. Auch im Schlaf wird Energie verbraucht, damit das Herz schlägt, das Verdauungssystem arbeitet, die Körpertemperatur aufrechterhalten wird — und die Lunge den Sauerstoff herbeischaffen kann! Der Körper hat also ständig Bedarf an Energie. Die Frage ist nun, wieviel Energie einerseits benötigt wird und wieviel Sauerstoff man andererseits aufnehmen und weiterleiten kann, um diese Energie zu erzeugen.

Kommen wir noch einmal auf Ihre Sitzhaltung zurück und nehmen an, Sie befänden sich an der Seite unserer drei Freiwilligen — des Untrainierten, des Gewichthebers und des Radfahrers; dieser ist in besserer Kondition als die anderen, d. h. sein Herz-Kreislaufsystem funktioniert besser; sein Körper müßte daher, so könnte man annehmen, auch jetzt mehr Energie erzeugen. Doch tatsächlich ist der Energiebedarf für eine bestimmte Leistung, und damit auch für die Energieerzeugung, abgesehen von gewissen, durch Körpergröße und Veranlagung bedingten Abweichungen, bei jedermann annähernd gleich. Hierauf fußt unser Punktesystem. Wir messen die körperlichen Leistungen und die dafür aufgewendete Energie, stellen die Durchschnittsergebnisse fest und drücken sie in Punkten aus, die dann auf alle Personen, ob trainiert oder nicht, anwendbar sind. Alle vier haben im Augenblick den gleichen Energiebedarf und den gleichen Sauerstoffverbrauch.

Aber fahren wir fort. Sie erheben sich jetzt von Ihrem Stuhl. Diese Leistung beansprucht nun gleich ein wenig mehr Energie und entsprechend mehr Sauerstoff. Beides steigert sich, wenn Sie anfangen zu gehen. Nun begeben Sie sich hinaus und beginnen zu laufen. Eine Weile werden Sie zusammenbleiben und auch jetzt noch die gleiche Menge an Energie und an Sauerstoff verbrauchen. Doch nun geschieht folgendes: Einer nach dem andern werden Sie in Ihrer Geschwindigkeit nachlassen, da Sie sich dem Punkt nähern, an welchem Ihr Körper sich nicht mehr mit der für den Kraftaufwand erforderlichen Sauerstoffmenge versorgen kann. Anders ausgedrückt, jeder wird früher oder später den Zustand der Erschöpfung erreichen. Für Menschen

mit schwachen Reserven, d. h. mit einer geringen Spanne zwischen dem minimalen täglichen Energiebedarf und der maximalen Leistungsfähigkeit, tritt der Erschöpfungszustand wesentlich früher ein als für diejenigen mit großen Reserven, bei denen diese Spanne weiter ist. Zunächst stellen Sie nur fest, daß Sie an der und der Stelle anfangen zurückzubleiben. Beachten Sie aber einmal die heftige Anstrengung Ihres Körpers, Ihnen das Weiterlaufen zu ermöglichen. Der Brustkorb dehnt sich, weil die Lunge bestrebt ist, mehr Sauerstoff aufzunehmen; das Herz schlägt stark, in der Bemühung, mehr Blut, das ja den Sauerstoff befördert, durch alle Adern zu pumpen, und das Blut jagt nun durch die Gefäße bis zu ihren äußersten Enden, um überallhin zusätzlich Sauerstoff zu bringen.
Von der Funktionstüchtigkeit dieser und einiger anderer Organe hängt das Durchhaltevermögen des Körpers ab, ihrer Stärkung sollte daher unser ganzes Training gelten.
Nun hört man häufig Argumente wie diese: »Für meine Schreibtischarbeit brauche ich doch gar keine körperliche Ausdauer. Ich strenge mich nur soviel an, wie ich muß, und das ist herzlich wenig. Wozu also sollte ich Kraftreserven brauchen?«
Es ist aber ein Irrtum zu glauben, man brauche sie nicht. Jeder braucht sie.
Die Folgen des Bewegungsmangels sind den meisten Menschen nur allzu gut bekannt; gähnend sitzt man am Schreibtisch, hat auch sonst stets ein schläfriges Gefühl und möchte sich nach jeder Hauptmahlzeit am liebsten schlafenlegen. Schon nach geringfügigen Anstrengungen ist man erschöpft, ob man eine Treppe hinaufsteigt, laufend den Omnibus erreichen will, den Rasen mäht oder Schnee schaufelt. Man ist zu müde, mit den Kindern zu spielen oder nach Tisch mit der Gattin einen kleinen Spaziergang zu machen, man kann sich zu nichts mehr aufraffen außer zur Arbeit am Schreibtisch und zum abendlichen Hinstarren auf den Bildschirm, und vielleicht kann man auch das eines Tages nicht mehr, ohne darüber einzuschlafen. Mit einem Seufzer stellt man fest: »Ich werde alt«, und wenn man nichts dagegen tut, wird man das auch – viel zu früh!
Die meisten der als Folge dauernder körperlicher Trägheit auftretenden medizinischen Symptome sind für den Fachmann ein Alarmzeichen. Der nicht beanspruchte Organismus erschlafft allmählich. Lunge und Herz verlieren ihre Funktionstüchtigkeit, die Gefäßwandungen werden spröde, die Muskeln büßen ihre Spannkraft ein, und durch diese allgemeine Schwächung wird der Körper anfällig für eine Reihe mehr oder weniger schwerer Krankheiten. Das ganze, dem Transport des Sauerstoffs dienende System verkümmert.
All dies wird in sehr vielen Fällen noch verschlimmert durch Kettenrauchen, übermäßiges Essen und die ständige Bereit-

schaft, sich über belanglose Dinge zu ärgern. Das Resultat sind Menschen, denen man nur raten kann, sich, wenn noch möglich, in eine Lebensversicherung aufnehmen zu lassen und fleißig dafür einzuzahlen.
Die beste aller Versicherungen aber ist die Entwicklung der Ausdauer. Man kann sie erwerben, wenn man mit jener Art körperlichen Trainings beginnt, das viel Sauerstoff erfordert und den Körper zwingt, ihn mit der Atemluft aufzunehmen und weiterzuleiten. Selbst für Menschen, die nicht mehr bei voller Gesundheit sind, kann dies, *falls die Erlaubnis und Befürwortung des Hausarztes vorliegt*, als die bestmögliche Therapie empfohlen werden. Richtet man sich dabei hinsichtlich der in den jeweiligen Übungsarten aufzubringenden Leistung nach dem Punktesystem, so wird man mit Überraschung manche Veränderungen in seinem Körper feststellen. In ihrer Gesamtheit werden sie als ›Trainingseffekt‹ bezeichnet – ein Begriff, der in diesem Buch noch häufig gebraucht werden wird; er ist der eigentliche Zweck des Bewegungstrainings. Das Punktesystem dient als Maß für den Kräfteeinsatz; mit seiner Hilfe kann die Übung so bemessen werden, daß sie genügend anstrengt, um den Trainingseffekt herbeizuführen. Von ihm wird in einem späteren Kapitel noch eingehend die Rede sein. Vorerst sei nur das zu seiner Definition Notwendige gesagt. Der Trainingseffekt bedeutet:

- Erhöhung des Atemvolumens. Die Lunge kann daher ohne zusätzliche Anstrengung mehr Luft aufnehmen. Bei einer gegebenen Arbeitsleistung atmet der trainierte Mensch beinahe die doppelte Luftmenge ein wie der untrainierte und versorgt seinen Körper weit besser als dieser mit dem zur Energieerzeugung notwendigen Sauerstoff.
- Verbesserung der Herzleistung in verschiedener Hinsicht. Das Herz pumpt mit den einzelnen Schlägen mehr Blut durch die Gefäße; es kann also langsamer und zugleich wirksamer arbeiten. Bei einem gut trainierten Menschen ist der Ruhepuls bis zu 20 Schlägen in der Minute geringer als beim untrainierten, d. h. sein Herz spart während des Schlafes einer einzigen Nacht ca. 10 000 Schläge ein. Aber auch bei äußerster Beanspruchung ist die Frequenz des trainierten Herzens wesentlich niedriger als beim nicht trainierten Herzen. Dieses schlägt in solchem Fall, um den Körper mit genügend Sauerstoff versorgen zu können, oft gefährlich schnell.
- Zunahme der Blutgefäße an Zahl und Ausdehnung, infolgedessen bessere Versorgung des gesamten Organismus mit dem Energie erzeugenden Sauerstoff.
- Erhöhung der Gesamtmenge an Blut, was sich ebenfalls günstig auf die Sauerstoffversorgung des Zellgewebes auswirkt.

- Verbesserter Spannungszustand der Muskeln. Auch die Gefäßwandungen werden stärker und fester, wodurch oft eine Senkung des Blutdrucks eintritt.
- Umwandlung von Fett- in Muskelgewebe, so daß der Körper, oft ohne Gewichtsverringerung, schlanker wird.
- Erhöhung der Aufnahmebereitschaft des Körpers für den Sauerstoff, da die Mittel zur Aufnahme und Weiterleitung des Sauerstoffs wirksamer geworden sind. Damit hebt sich die Gesamtverfassung, die wichtigsten Organe wie Lunge, Herz, Blutgefäße und auch alle übrigen Körpergewebe kräftigen sich, und dies bildet ein Bollwerk gegen zahlreiche Krankheiten.

Nichts von alledem ist müßige Spekulation. Es sind in Laboratorien nach wissenschaftlichen Methoden gesammelte Erkenntnisse über die Wirkungen des Bewegungstrainings.

Es gibt jedoch auch Vorzüge des Trainingseffekts, die, weil subjektiver Art, schwieriger zu belegen sind. Immerhin finden sie ihre Bestätigung durch das, was mehrere tausend Menschen an sich erfahren haben. Einiges davon sei hier erwähnt:

- Der Trainingseffekt kann die Einstellung des Menschen zum Leben positiv beeinflussen. Man lernt, sich zu entspannen, bekommt mehr Selbstachtung und ist den Belastungen des Alltags besser gewachsen; vor allem wird man nachts einen ruhigeren Schlaf haben und am Tage seine Arbeit weniger ermüdend finden, auch die am Schreibtisch.

Ich möchte noch einmal kurz zusammenfassen, was ich bisher gesagt habe:

Mit passiver Fitness, d. h. dem bloßen Nichtvorhandensein von Krankheiten, ist nichts gewonnen. Geben wir unserem Körper keine Bewegung, so beginnt er zu verfallen und verliert mehr und mehr seine natürliche Widerstandskraft gegen gewisse chronische Leiden. Fitness der Skelettmuskulatur hat einige Vorzüge, ist aber von sehr begrenztem Wert, da sie nur ein einziges, und zwar das am wenigsten wichtige System des Körpers betrifft. Ihre fördernde Wirkung auf die Leistungsfähigkeit der wesentlichen inneren Organe und auf die Gesamtverfassung ist gering. Ausschließlich seinen Bizeps zu trainieren, heißt soviel wie: neue Reifen für ein altes Auto, aber keine Überholung des Motors.

Die allgemeine Fitness unseres Körpers können wir nur durch Bewegungstraining erreichen; dieses sichert uns die Vorteile des Trainingseffekts und verbessert nicht nur die äußere Muskulatur, sondern auch Lunge, Herz und Blutgefäße. Sie ist damit das Fundament für jede Art von körperlichem Aufbau.

Der Erfolg des Bewegungstrainings ist im erhöhten Sauerstoffverbrauch begründet. Der Körper braucht Sauerstoff, um Energie zu erzeugen, kann ihn aber nicht speichern, sondern muß ihn ständig neu aufnehmen und zu den Organen und sonstigen

Geweben weiterleiten, wo gerade Energie benötigt wird. An der Menge, die der Organismus aufnehmen und weiterbefördern kann — dem maximalen Sauerstoffverbrauch — ist zuverlässig der Grad seiner Leistungsfähigkeit, seiner Fitness, zu erkennen.

Jeder Übung ist, entsprechend der zu ihrer Durchführung benötigten Sauerstoffmenge, eine bestimmte Zahl von Punkten zugewiesen.

Verschaffen Sie sich wöchentlich genügend Punkte, und Sie werden bald den Nutzen des Trainingseffekts verspüren; Ihre Leistungsfähigkeit wird in dem Maße zunehmen, wie der Sauerstoffverbrauch steigt; die Spanne zwischen Ihrem minimalen Bedarf und derjenigen Sauerstoffmenge, die Ihr Körper im Falle äußerster Anstrengung verarbeiten kann, wird sich erweitern.

Nun wollen wir uns den einzelnen Übungsarten zuwenden.

3. Die Übungskategorien

Mancher wird überrascht sein, daß in diesem Bewegungsprogramm keinerlei neuartige Übungen zu finden sind, daß ich meine Messungen nur an solchen vornahm, die jedermann kennt. Der eine oder andere ist vielleicht enttäuscht, daß seine bevorzugten Sportarten hier nicht an erster Stelle genannt oder in unserer Liste überhaupt nicht aufgeführt sind.
Die meisten der althergebrachten Übungen aber — solche, die man nur der Übung wegen betreibt, dann die vergnüglicheren Mannschaftsspiele, mit der Leibesertüchtigung als einem nützlichen Nebeneffekt — konnten mit einbezogen werden. Bei einigen der hier nicht berücksichtigten Sportarten ist, wie wir feststellten, der Sauerstoffverbrauch so gering, daß man sie, um einen gesundheitlichen Gewinn davon zu haben, stundenlang ausüben müßte; wieder andere Übungsarten führen, aufgrund einer zu schnell aufgebauten ›Sauerstoffschuld‹, ebenfalls zu keinem Trainingseffekt.
Ich will meinen Standpunkt schon jetzt darlegen. Die besten Übungen sind — in absteigender Rangfolge — Laufen, Schwimmen, Radfahren, Gehen (Wandern), Laufen auf der Stelle, ferner — gleichwertig — Handball und Basketball.
Isometrische Übungen, Gewichtheben und Gymnastik finden sich, obwohl sie ihren speziellen Nutzen haben können, nicht auf unserer Liste, ungeachtet der Tatsache, daß sie in den meisten Anleitungen für Körperertüchtigung eine grundlegende Rolle spielen, was vor allem von der Gymnastik behauptet wird. Sportliche Spiele wie Golf, Tennis, Volleyball u. a. liegen etwa in der Mitte; sie sind nicht so günstig wie die erstgenannten Trainingsarten, jedoch entschieden besser als die zweite Gruppe.
Die überhaupt nicht auf der Liste erscheinenden Übungen wurden deshalb ausgeklammert, weil wir bei ihnen keinen merklichen Trainingseffekt feststellen konnten.
Hierfür gibt es im wesentlichen zwei Gründe. Entweder ist das Training allein auf die Skelettmuskulatur ausgerichtet und stellt infolgedessen nur geringe Anforderungen an Lunge, Herz und Kreislaufsystem, oder es wird für so kurze Zeit ausgeführt, daß die genannten Organe niemals jenen Dauerzustand des Angestrengtseins erreichen, bei welchem der Trainingseffekt sich einstellt.
Ich kenne keinen Weg, die rein muskelbildende Übung auch als Sauerstoff beanspruchende Tätigkeit nutzbar zu machen; aber gewisse, für kurze Zeit äußerste Anstrengung erfordernde Sportarten kann man eventuell in lohnendere, Punkte einbrin-

gende Übungen umwandeln. Hierauf werde ich später noch eingehen.

Im Augenblick möchte ich, gestützt auf die gesammelten Daten, Ihnen nur einprägen, daß ich gar keine andere Wahl habe, als die eine Übungsart günstig, die andere weniger günstig für die Erlangung wirklicher Fitness zu nennen. Ich habe die Beweise vor mir. Zu ihrer Erläuterung will ich zunächst eine Einteilung aller Leibesübungen in vier grundlegende Kategorien vornehmen: solche, die

1. Muskeln anspannen, aber keine Bewegung verlangen, daher wenig oder keinen Sauerstoff erfordern;
2. Muskeln anspannen und Bewegung erzeugen, ohne viel Sauerstoff zu erfordern;
3. viel Sauerstoff erfordern, aber zu schnell vorüber sind, um einen spürbaren Trainingseffekt herbeizuführen;
4. genügend Sauerstoff erfordern und auch lange genug andauern, um es zu einem entscheidenden Trainingseffekt kommen zu lassen.

Isometrisches Muskeltraining

(isometrisch: ›in gleicher Länge bleibend‹)

Bei diesen Übungen sind die Muskeln angespannt, ohne sich in ihrer Längenausdehnung zu verändern und ohne daß dabei Bewegungen gemacht werden oder ein merklicher Mehrverbrauch an Sauerstoff eintritt. Im allgemeinen handelt es sich darum, zwei Gliedmaßen kräftig gegeneinander oder gegen ein lebloses Objekt zu drücken. Beispiele sind das Spreizen der Arme zwischen zwei Türpfosten oder das Hochstemmen vom Stuhlsitz.

Die isometrischen Übungen erfreuen sich besonders in den letzten Jahren großer Beliebtheit, aber neu ist diese Art des Trainings eigentlich nicht. Es geht auf medizinische Experimente der zwanziger Jahre zurück; damals wurde es von einigen Therapeuten zur Bekämpfung des Muskelschwunds bei Gliedmaßen angewandt, die längere Zeit im Gipsverband gelegen hatten. Der gegenwärtige Enthusiasmus für die Isometrik ist wahrscheinlich auf die 1952 veröffentlichte englische Übersetzung einiger deutscher Autoren über Experimente auf diesem Gebiet zurückzuführen, die darlegen, daß isometrische Übungen eine Zunahme und Kräftigung der Muskeln um ganze 5 % in einer Woche bewirken können. Die Experimente wie auch die Übersetzung waren von anerkannten Fachleuten in guter Absicht vorgenommen worden, doch zogen andere voreilige Schlüsse daraus, die sich später als unhaltbar erwiesen. Bekannte Forscher und Therapeuten ließen es sich angelegen sein, den Nutzen der Isometrik zu untersuchen und deren Grenzen festzulegen, aber nun war die Mode des ›Schnellsports‹ bereits in Schwung gekommen und erreichte bald einen Höhepunkt. Nur allzugern hörten die Leute von diesem extrem abgekürzten Weg zur Fitness: »sechzig Sekunden täglicher Übung, die garantiert keinen Schweiß kostet.« So wurde die Isometrik die meistmißbrauchte, weil am wenigsten verstandene aller Leibesübungen.

Hierzu muß einmal deutlich gesagt werden, daß es bisher nicht gelungen ist, an einer nur 60 Sekunden täglich durchgeführten Übung, welcher Art sie auch sei, den geringsten Trainingseffekt nachzuweisen.

In der medizinischen Welt war und ist man weiterhin über diese Verkehrung eines an sich wertvollen Heilverfahrens in eine Marotte wenig erfreut, am wenigsten natürlich sind es deren indirekte Initiatoren.

Lassen Sie mich noch etwas näher darauf eingehen. Isometrische Übungen können zwar Umfang und Stärke der einzelnen Skelettmuskelpartien vermehren, aber sie haben keine fundamentale Wirkung auf die Gesundheit im allgemeinen, vor allem nicht auf die des Lungen- und des Herz-Kreislaufsystems. Sie erhöhen auch nicht den Sauerstoffverbrauch und erbringen infolgedessen nur einen geringfügigen oder überhaupt keinen Trainingseffekt.

Einigen Nutzen haben diese Übungen für Leute, die, besonders an Armen und Beinen, muskulös erscheinen wollen. Der Hauptwert der Isometrik zeigt sich jedoch nach wie vor in ihrer Verwendbarkeit zur vorbeugenden Bekämpfung von Muskelschwund bei bettlägerigen Patienten. Auch die Astronauten können sich bei längeren Weltraumfahrten mit Isometrik ihre Muskelkraft erhalten, wenn andere Übungsarten infolge der Schwerelosigkeit schwierig oder unmöglich werden.

Die Isometrik nimmt also nur Einfluß auf die Skelettmuskeln, kräftigt jedoch weder das Herz noch die Lunge oder das Gefäßsystem, und die Behauptungen, man könne ›fit‹ werden, indem man sie täglich 60 Sekunden lang betreibe, entbehren jeder wissenschaftlichen Grundlage.

Überzeugen Sie sich selbst. Drücken Sie einmal mit aller Kraft Ihrer Hände gegen die Pfosten eines Türrahmens. Können Sie dabei etwa feststellen, daß sich die Brust dehnt, das Herz heftig klopft, das Blut durch alle Adern jagt, um mehr Sauerstoff als vorher zu befördern? Keineswegs! Nichts ist von all jenen heilsamen Vorgängen zu bemerken; auch mit unseren empfindlichen Laborgeräten war keine Wirkung dieser Art nachzuweisen. Im übrigen würde man, da bei diesen Übungen immer nur eine einzige Muskelpartie beansprucht wird, bedeutend mehr als 60 Sekunden am Tage benötigen, um die gesamte

Skelettmuskulatur gleichmäßig zu kräftigen. Die dafür aufgebrachte Zeit könnte lohnenderen Übungen gewidmet werden; zudem wäre man am Ende erschöpft, ohne zu jenen Vorteilen der Erschöpfung zu gelangen, wie sie das Bewegungstraining bietet. Wie stark sollen überhaupt die Muskeln gespannt werden? Der eine wird sich mehr anstrengen als der andere. Spezialisten meinen, man müsse beim Üben mehr als zwei Drittel seiner maximalen Kraft anwenden und dies sechs Sekunden lang durchhalten; aber mit einem solchen Hinweis kann wohl niemand etwas anfangen.
Läufer können entsprechend der Steigerung ihrer Leistungsfähigkeit schneller oder weiter laufen, Gewichtheber ihrem Übungsgerät mehr Gewichte hinzufügen; wie aber soll man bei isometrischen Übungen Fortschritte feststellen, wenn man kein Spezialgerät zur Verfügung hat?
Einer der größten Nachteile des isometrischen Trainings ist jedoch, daß es nicht genügend Sauerstoff erfordert, um einen merklichen Trainingseffekt zu bewirken. Es baut stärkere Muskeln auf, aber nichts deutet darauf hin, daß dieses vermehrte Gewebe auch genügend mit Blut versorgt wird; deshalb muß es bei anhaltender Anstrengung leicht ermüden. Mit übermäßiger Muskulatur verhält es sich etwa so wie mit zu starkem Fettpolster; in beiden Fällen wird das Herz-Kreislaufsystem zusätzlich belastet, ohne entsprechend trainiert zu sein.
Ein weiterer Nachteil der isometrischen Übungen ist der, daß durch sie die Gelenke offenbar empfindlicher werden. Dies zeigte sich u. a. bei mehreren amerikanischen Fußballmannschaften, die mit isometrischem Training die Beinmuskeln zu kräftigen versucht hatten; sie gaben es wieder auf, nachdem einige ihrer Spieler durch Kniegelenkverletzungen, die zum Teil chirurgische Behandlung erforderlich machten, außer Gefecht gesetzt waren.
Schließlich hege ich persönlich Zweifel, ob die Muskelkraft, deren Zunahme die einzige von den isometrischen Übungen ausgehende Wirkung zu sein scheint, eine wirklich nutzbare Kraft genannt werden kann. Durch statische Zusammenziehung wird ein Muskel in nur einer Richtung betätigt, und die durch ein solches Training entwickelte eindimensionale Kraft dürfte sich kaum für Kraftleistungen in weiteren Dimensionen verwenden lassen. Wenn die Isometrik einfach durch statische Muskelkontraktion einen erheblichen Kraftzuwachs herbeiführen könnte, dann müßte dasselbe durch elektrische Reizung, die ja ebenfalls Muskelkontraktion auslöst, zu erreichen sein. Man hat versucht, dies experimentell nachzuweisen, jedoch ohne Erfolg.
Wie man sieht, habe ich keinen großen Respekt vor der Isometrik — ebensowenig wie vor jedem anderen Schnelltraining —

als einem Weg zu erhöhter Widerstandskraft des Körpers. Nicht nur ist sie von geringem Wert für den menschlichen Organismus; sie macht uns auch glauben, in besserer Verfassung zu sein, als es tatsächlich der Fall ist. Abgesehen von ihrem therapeutischen oder prophylaktischen Nutzen in den erwähnten Spezialfällen, dürfte die Isometrik nur geeignet sein, die Muskeln für deren Ausübung zu trainieren.

Isotonisches Training
(isotonisch: ›von gleichbleibendem Druck‹)

Bei isotonischen Übungen werden durch Muskelkontraktionen Bewegungen hervorgerufen. Bekannte Beispiele sind Gymnastik und Gewichtheben, auch einige der geruhsameren unter den geselligen Sportarten wie Bogenschießen, Boccia usw.
Alle diese Übungen fördern den Prozeß des Sauerstoffverbrauchs nur unwesentlich und bringen dem Ausübenden wenig Punkte ein. Auch sie kräftigen hauptsächlich die Skelettmuskeln; da dies jedoch über eine Reihe von dynamischen, dreidimensionalen Bewegungen führt, sind sie dem statischen, eindimensionalen isometrischen Training vorzuziehen.
Anhänger der Gymnastik, mit denen ich mich über ihren Sport unterhielt, wiesen darauf hin, daß sie nach manchen Übungen ganz außer Atem wären. Nur nach manchen also — die erste Einschränkung. Meist wird bei gymnastischen Übungen *nicht* heftig geatmet, und wenn — dann nur für ganz kurze Zeit, so daß die heilsame Wirkung ausbleibt.
Ich treibe selbst Gymnastik, gewiß, aber meine Punkte sammle ich auf andere Weise. Sie mir da zu holen, wo nach meiner auf eindeutige Beweise gegründeten Erkenntnis kein oder fast kein Trainingseffekt zu erwarten ist, fände ich sinnlos.
Versuchen Sie es einmal mit gymnastischen Übungen. Berühren Sie z. B. mit den Händen 25- oder 30mal Ihre Fußspitzen. (Aus unerfindlichen Gründen sind diese Zahlen in den meisten Anleitungen für Gymnastik angegeben.) Ich bezweifle, daß Sie danach schwer atmen müssen.
Und nun ebenso viele Aufrichteübungen! Atmen Sie jetzt heftiger? — Vielleicht.
Danach 25 bis 30 Liegestütze. Die meisten Menschen bringen das gar nicht fertig; angenommen aber, die Muskelkraft reichte dazu aus und man führte diese Übungen vollständig durch — das Atemtempo wird sich kaum merklich erhöhen.
Bei dem einen oder andern ist es möglicherweise der Fall; doch selbst eine große Zahl an Liegestützen genügt nicht, die Anstrengung so lange aufrechtzuerhalten, wie es für das Zustandekommen des Trainingseffekts nötig ist. Wäre es überhaupt

möglich, ihn ausschließlich mit gymnastischen Übungen herbeizuführen, dann wahrscheinlich nur, wenn man diese mit großer Geschwindigkeit und mindestens eine halbe Stunde lang täglich betreiben würde.
Wenn ich meinen Patienten Gymnastik empfehle, dann vor allem die drei hier angeführten Übungsarten, aber nicht, weil sie Punkte einbringen sollen, sondern nur, damit die Muskeln gelockert werden und ihre Spannkraft behalten, hauptsächlich die Rückenmuskulatur (wichtig für alternde Menschen!). Auch die Bauchmuskeln und die der Arme und Schultern profitieren davon. Es gibt noch einige andere, mehr oder weniger anstrengende gymnastische Übungen mit günstiger Wirkung. Diejenigen, bei denen Gewandtheit erforderlich ist, würde ich für ältere Leute nicht empfehlen, da sie leicht zu Muskelüberdehnungen nahe den Gelenken führen; ein solches Risiko sollte angesichts des geringen Trainingsgewinns nicht eingegangen werden.
Gymnastik kann also nicht als Grundlage für eine bessere Gesamtverfassung dienen.
Auch die Gewichtheber pflegen natürlich manches zum Lobe ihres Sports anzuführen, aber ihre Beweisgründe sind noch weniger stichhaltig als die zugunsten der Gymnastik vorgebrachten; während diese die Muskeln entsprechend den natürlichen Konturen des Körpers entwickelt oder ein Zuviel an Fettgewebe abbaut, erstarken durch das Gewichtheben nur wenige, engbegrenzte Bezirke des Muskelgewebes. Trainingswirkung auf Herz und Lunge konnte nicht festgestellt werden, aber gerade auf diese Organe kommt es an. Wieviel besser sind also Zeit und Mühe dort angebracht, wo wir sie dem Bewegungstraining widmen, das vor allem auf die Kräftigung von Herz und Lungen zielt! Diese Organe bilden das tragende System für alle übrigen Teile des Körpers und damit auch für zusätzlich aufgebautes Muskelgewebe. Mit isotonischen Übungen geht man den umgekehrten Weg; man stärkt das für den Gesamtorganismus am wenigsten Wichtige und stellt damit den gesundheitlichen Wert seiner sportlichen Betätigung in Frage.

Anaerobische Übungen

(anaerob: ›ohne Sauerstoff lebend‹)

Hierunter verstehen wir Übungen mit mäßig erhöhtem Sauerstoffverbrauch und von willentlich begrenzter Dauer, ferner solche, die außerordentlich viel Sauerstoff erfordern, aber nach sehr kurzer Zeit abgebrochen werden müssen, weil ihre Fortführung physisch unmöglich wäre.
Zur ersten Kategorie gehört jede körperliche Betätigung, die

zum heftigen Atmen veranlaßt, aber gewöhnlich zu schnell vorüber ist, um den gewünschten ›Dauereffekt‹ zu erzielen, also Laufen über kurze Entfernungen, Radfahren an wenigen Häuserblocks vorbei, das beim Baden übliche Schwimmen oder der Gang zum Laden an der nächsten Ecke.
Bei der zweiten Gruppe von Bewegungen wird in kürzester Zeit so viel Sauerstoff verbraucht, daß Herz und Lunge ihn nicht in genügender Menge nachliefern können. Dabei entsteht eine ›Sauerstoffschuld‹, die rasch beglichen werden muß, so daß man gezwungen ist, anzuhalten und zu verschnaufen. Beispiele hierfür sind Endspurt, Intervalltraining und Hundertmeterlauf, Wettschwimmen und Radrennfahren über kurze Strecken. Derartige, schnell ein starkes Sauerstoffdefizit im Körper hervorrufende Anstrengungen kommen nur für trainierte Sportler in Betracht, die sich auf ihre Wettkämpfe vorbereiten.
Worauf es für unsere Zwecke ankommt, ist Sauerstoffverbrauch ohne Schaffung dieses Defizits, doch von genügend langer Dauer, um eine heilsame Wirkung zu gewährleisten. Sie wird durch die paar Schritte, die man zur Bushaltestelle läuft, so wenig erreicht wie durch die meisten gymnastischen Übungen, die ja ebenfalls zu rasch enden (unter diesen bildet das Laufen auf der Stelle eine wichtige Ausnahme; es kann — bei ständigem, nur mäßig erhöhtem Sauerstoffverbrauch — über eine beträchtliche Zeitspanne durchgehalten werden und hat entschieden einen Trainingseffekt zur Folge).
Anaerobische Übungen sind also zur Erhöhung der allgemeinen körperlichen Leistungsfähigkeit nicht geeignet. Die mit dem kleinsten Aufwand, wie z. B. der kurze Einkaufsgang, bringen keinerlei Trainingseffekt mit sich, während die mit der stärksten Anstrengung verbundenen, etwa der Endspurt, lebensgefährlich sein können, auf jeden Fall aber jene heilsame Wirkung, um die es uns geht, vermissen lassen, weil auch sie zu rasch vorüber sind.

Aerobische Übungen

(aerob: ›mit Sauerstoff lebend‹)

Diese sollten die Grundlage jedes Trainingsprogramms bilden. Sie bewirken einen verstärkten Gasaustausch im Organismus, können aber, da sie nicht jenes ungünstige Sauerstoffdefizit schaffen, über längere Zeiträume ausgedehnt werden. Sie bauen den Trainingseffekt auf und ziehen damit eine Reihe sehr wünschenswerter Veränderungen im Körper nach sich:
Die Lunge verarbeitet mehr Sauerstoff bei geringerer Anstrengung, das Herz wird stärker und pumpt mehr Blut trotz verminderter Schlagfolge, die Durchblutung des Muskelgewebes

wird verbessert, die Umlaufmenge des Blutes nimmt zu. Kurz, die Fähigkeit des Körpers, Sauerstoff aufzunehmen und ihn zum Zellgewebe zu transportieren, wo durch biologische Oxydation die Energiebildung vor sich geht, wird gesteigert. Mit dem vermehrten Umsatz von Sauerstoff wächst auch das Ausdauervermögen.

Ich hoffe, meine Leser fühlen sich durch das Wort ›Ausdauer‹ nicht eingeschüchtert. Es handelt sich hier gewiß nicht darum, die Fähigkeit zur Teilnahme am Marathonlauf zu erwerben, den Kanal zu durchschwimmen oder als Radfahrer im Sechstagerennen zu konkurrieren; Sie können sogar auf das Laufen, Schwimmen und Radfahren ganz verzichten, denn es gibt genügend beliebte Sportarten und sonstige körperliche Betätigungen, die besser als Kegeln oder Gymnastik und fast ebenso gut wie Laufen, Schwimmen oder Radfahren den Trainingseffekt herbeiführen; manche von ihnen schließen, wie schon bemerkt wurde, mehrere Kategorien von Leibesübungen ein. Ein gutes Beispiel hierfür ist Golf:

Sie nehmen Aufstellung vor dem Ball, greifen sodann, unmittelbar bevor Sie ausholen, den Schläger fest mit beiden Händen und spannen die Armmuskeln (Isometrik).

Als nächstes schwingen Sie aus, wobei Arme, Schultern und Hüfte in Bewegung kommen (Isotonik).

Dann fangen Sie an, hinter dem Ball herzulaufen (Anaerobik).

Wenn Sie das Spiel in diesem Rhythmus fünf Stunden lang fortgesetzt haben, kommen Sie zu dem Punkt, an dem die Anaerobik in Aerobik – das eigentliche Bewegungstraining – übergeht.

Womit begann also der aerobische Effekt? Nicht mit dem Spannen oder Bewegen der Muskeln (dies sind alltägliche Handlungen), auch nicht mit dem Gehen über kurze Entfernungen, sondern mit dem wohl mehr als 5 km weit, hügelauf und hügelab führenden Weg hinter dem Ball her. Wo aber fängt das eigentliche Bewegungstraining an? Wo beginnen die Vorteile des Trainingseffekts?

Nach vierjährigen, diesem Effekt geltenden Untersuchungen konnte ich zwei Grundregeln aufstellen:

- Bei einer Beschränkung der täglichen Übungen auf 12 bis 20 Minuten müssen die Übungen anstrengend genug sein, eine anhaltende Herzfrequenz von 150 oder mehr Schlägen pro Minute zu bewirken. Wenn sie den Puls nicht so stark beschleunigen, jedoch erhöhten Sauerstoffverbrauch nach sich ziehen, müssen sie länger als 20 Minuten durchgeführt werden, da die erforderliche Zeitdauer von der Menge des verbrauchten Sauerstoffs abhängt.

Wie in aller Welt, werden Sie fragen, soll man denn aber seine Pulsschläge zählen, während man läuft oder schwimmt? Nun,

hierin liegt einer der großen Vorzüge des Punktesystems, welches Ihnen das Zählen abnimmt. Zum Messen der verbrauchten Sauerstoffmenge wählten wir jene Übungen, die bekanntermaßen eine anhaltend erhöhte Atemfrequenz zur Folge haben; die erhaltenen Meßwerte drückten wir in Punkten aus.
Die anstrengendsten dieser Sportarten, die zur Erzeugung der benötigten Energie den meisten Sauerstoff erfordern, wurden mit der höchsten Punktzahl bewertet. An erster Stelle rangiert das Laufen. Für die weniger rigorosen, für ihre Durchführung nicht so viel Sauerstoff beanspruchenden Übungen wurden entsprechend weniger Punkte angesetzt.
Es gibt dann noch Sportarten mit anstrengender, aber häufig unterbrochener Bewegung, wie Tennis oder Handball; sie können nicht so hoch taxiert werden wie etwa der Langstreckenlauf. Man jagt hinter dem Ball her, und die Herzfrequenz steigt auf 150 oder darüber; einen Augenblick danach aber endet die Aktivität schon wieder, und nun beträgt die Herzfrequenz höchstens noch 120. Nach mehreren solcher Spiele ist die Durchschnittszahl an Pulsschlägen pro Minute niedriger als 150, d. h. niedriger als bei aerobischen Dauerübungen. Diese Spiele zeitigen zweifellos einen aerobischen Erfolg, doch liegt ihr Punktwert etwa zwischen dem des Laufens und dem des Gehens.
Eine alle Übungsarten betreffende Liste der Punktwerte beginnt auf Seite 170 des Tabellenteils. Hier möchte ich vorerst einige, in ihrem aerobischen Trainingseffekt gleiche Übungsbeispiele anführen:

Laufen — 1,6 km in weniger als 8 Minuten;
Schwimmen — 24 Bahnen (ca. 600 m) in weniger als 15 Min.;
Radfahren — 8 km in weniger als 20 Minuten;
Laufen auf der Stelle — 12,5 Minuten;
Handballspiel — 35 Minuten.

Jede dieser Übungsleistungen ist mit 5 Punkten zu bewerten. Wenn Sie also eine von ihnen an 6 Tagen in jeder Woche durchführen, dann haben Sie die 30 Punkte, die Ihr Körper für einen ständigen, ausreichenden Trainingseffekt benötigt. Manchem wird es angenehm sein, Abwechslung in sein Übungsprogramm zu bringen, etwa an einem Tag zu laufen, am andern zu schwimmen usw. Das Wichtigste bleibt aber, daß man die nötige Punktzahl erreicht und nicht, welche der genannten Sportarten man für sein Training wählt, auch nicht, ob man es über 6 Tage der Woche ausdehnt. Die einzige von uns aufgrund unserer Untersuchungen festgelegte Regel ist, daß pro Woche ein Minimum von 30 Punkten erreicht werden muß, und zwar verteilt auf wenigstens 4 Übungstage, oder daß man seine Übungen systematisch jeden zweiten Tag vornimmt. Wird der eine oder andere dieser Mindestwerte unterschritten, so ist der Trainingseffekt nicht ausreichend. Es wäre also falsch, die 30 Punkte an einem Tage erreichen zu wollen, damit man die nächsten 6 Tage nicht zu üben braucht. Dies würde ebensowenig zum Ziel führen, wie wenn man jeden Tag eine unzureichende Übung machte. Außer dieser Regel — 30 Punkte über mindestens 4 Tage der Woche verteilt — gibt es keinerlei Vorschriften für den Übenden. Dies ist ein weiterer Vorzug des Punktesystems; man braucht nur den Punktwert der beabsichtigten Übungen festzustellen und genug zu üben, um die 30 Punkte zu erreichen: an einem Tag 5 Punkte, am nächsten nur einen, den Tag darauf 9 usw., bis es insgesamt 30 sind. Zwischen den Tagen mit ausgesprochen sportlichen Übungen kann man sich seine Punkte durch Wanderungen verschaffen.

Beim Durchlesen der Punktetabelle werden Sie bemerken, daß der Punktwert einer Übung von der Zeit abhängig ist, die für ihre Durchführung gebraucht wird. Wer, um 24 Bahnen (600 m) zu schwimmen, weniger als 15 Minuten braucht, hat damit 5 Punkte erworben; braucht man 21 Minuten, so ergibt dies nur 1½ Punkte. Warum?

Zeit, zurückgelegte Strecke und die erforderliche Energie sind bei Berechnung der Punktzahl für die jeweilige Bewegungsart berücksichtigt. Schwimmen Sie einmal 24 Bahnen in 21 Minuten, und versuchen Sie dann, Ihre Geschwindigkeit zu erhöhen und dasselbe in 15 Minuten zu schaffen: Sie werden sehen, wieviel zusätzliche Energie es erfordert, die Zeit zu verkürzen, und wahrscheinlich würde es Ihnen bei den ersten Versuchen gar nicht gelingen.

Haben Sie es aber nach einigem Training geschafft, so sind Ihnen jene 5 Punkte sicher. Ihr Körper wird sich dann genügend angepaßt haben (das ist die eine Seite des Trainingseffekts), um den Sauerstoff rasch dorthin transportieren zu können, wo er infolge der zusätzlichen Anstrengung zur Energiebildung gebraucht wird.

So kommen wir immer wieder auf unseren Ausgangspunkt zurück. Der aus der gewählten Übung gezogene Nutzen hängt von ihrer Art, ihrer Dauer und der auf sie verwandten Anstrengung ab.

Wenn mich gelegentlich jemand fragt, durch welche Übungsart man am einfachsten und am schnellsten zum gewünschten Erfolg kommt, so nenne ich ohne Zögern das Laufen. Meine hiesigen Sportjünger erreichen ihre Fitness, wie ich selbst auch, ausschließlich auf diese Weise.

Zweifellos bringt das Laufen größeren Nutzen als jede andere Form der Leibesübung, und es bringt ihn am schnellsten. Man sehe sich nur die Tabelle an — in 8 Minuten 5 Punkte! Das ist

mehr, als man in siebenstündigem Golfspiel erreicht. Mancher wird mir entgegenhalten, daß ihm Golf mehr Spaß mache als der Langstreckenlauf; gut – er mag es genießen, es wird ihm ebenfalls seine Punkte einbringen – auf eine ihm genehme Weise. Auf welche Art man Sport treibt, hängt immer davon ab, was man damit erreichen will. Muskelkraft und einen gut durchgeformten Körper, aber auch nicht viel mehr, erzielt man durch Gewichtheben oder Gymnastik. Erholung in der Freizeit – und dazu einigen gesundheitlichen Gewinn – kann man bei Golf oder Tennis finden, oder auch beim Handballspiel, wenn man etwas mehr für seine Gesundheit tun will.
Gute Gesamtverfassung erlangt man jedoch schneller als durch sportliche Spiele durch die aerobischen Grundübungen, mit anderen Worten, durch planmäßiges Bewegungstraining. Zur Verwirklichung dieses Ziels werden Ihnen weder isometrische noch isotonische oder anaerobische Übungen verhelfen. Freilich sollten Sie nicht überstürzt mit dem Bewegungstraining anfangen, sondern erst einmal feststellen, in welcher Verfassung Sie sich befinden.

4. Der Leistungstest

Manchmal träume ich davon, man könne sich eines Tages beim Bummel durch die Stadt einfach in einen Laden, einen Supermarkt oder an sonst eine allgemein zugängliche Stelle begeben, dort eine Münze in eine Tretmühle oder ein Fahrradergometer stecken, ein paar Minuten lang strampeln und sich sofort vom Resultat seiner Bemühung überzeugen; von einer Karte oder einer Meßskala würde man genau ablesen können, in welcher körperlichen Verfassung man sich zur Zeit befindet.
In Europa gibt es dies bereits mancherorts. Besonders die skandinavischen Länder sind in der wissenschaftlichen Untersuchung, der Förderung und der Anwendung von Leibesübungen als Mittel zur Erlangung körperlicher Fitness den Amerikanern um Jahre voraus. Allein in Schweden sind über 500 Fahrradergometer (stationäre Fahrräder, auf denen der Übende einem eingebauten Widerstand entgegenarbeitet) über das Land verteilt, und zwar nicht verborgen in Versuchslaboratorien, sondern für den öffentlichen Gebrauch in Schulen, Kliniken und Fabriken. In den USA findet sich meines Wissens nicht ein einziges der Öffentlichkeit zugängliches Gerät dieser Art. Für den Durchschnittsamerikaner bleibt somit die gute alte Waage das einzige Mittel zur gesundheitlichen Selbstkontrolle. Das Körpergewicht ist zwar nicht ohne Bedeutung, gibt aber doch über den Allgemeinzustand nur unzureichend Auskunft. Wie also verschaffen wir uns jenes Gesamtbild auf einfache und wenig kostspielige Weise? Indem wir zum Arzt gehen?
Dies scheint zunächst die einzige Möglichkeit zu sein, aber zur wöchentlichen oder monatlichen Untersuchung zu gehen, ist umständlicher, als im nächsten Laden eine Münze in den Automaten zu stecken, und überdies weiß jeder Arzt, daß es eine *einfache* Methode, die Leistungsreserven von Herz und Lungen durch Untersuchung exakt zu ermitteln, nicht gibt.
Im Laufe der Jahre wurden verschiedene Untersuchungsmethoden entwickelt und werden teilweise jetzt noch angewandt, aber wirklich befriedigende Ergebnisse zeitigten sie alle nicht.
So führte man kurz nach 1940 beim Militär den ›Rucksacktest‹ ein. Der Soldat mußte, je nach seinem Körpergewicht mit 35 bis 70 Pfund belastet, 30 mal pro Minute einen 45 cm hohen Stuhl hinauf- und heruntersteigen, und zwar im ganzen 5 Minuten lang. War diese Übung beendet, so wurden in Zwischenräumen von 30 Sekunden drei Herzfunktionsprüfungen vorgenommen. Die Vergleichsziffern gaben Aufschluß über die Zeitspanne, die das Herz des Prüflings brauchte, um sich zu

erholen, und hierauf wurden allmählich Grundnormen aufgebaut.
Ähnliche Tests folgten, so der Harvard-Steptest, der sich weitgehend durchsetzte. Man ließ die Versuchsperson auf eine 50 cm hohe Stufe steigen — allerdings ohne Rückenbelastung; die Übung wurde länger, aber mit geringerer Geschwindigkeit durchgeführt, danach wieder der Normalisierungsablauf der Herztätigkeit überprüft. Ein weiterer, der Masters-Zweistufentest, wurde für solche Personen entwickelt, bei denen Verdacht auf Herzfehler besteht. Manche Ärzte verwarfen das Ersteigen von Stufen und ließen die Prüflinge zur Beschleunigung ihrer Herztätigkeit auf und ab hüpfen oder auf der Stelle schnell laufen.
Aus den genannten Tests gingen noch einige Varianten hervor, die jedoch deutliche Nachteile aufwiesen. Keine dieser Übungen verlangte vom Organismus die äußerste Anstrengung, und so konnte man nie mit Sicherheit sagen, wie groß seine maximale Leistungsfähigkeit, seine Dauerleistungsreserve eigentlich war. Kurze Tests mit geringfügiger Belastung des Kreislaufs können bei Personen in verschieden guter Kondition durchaus die gleichen Ergebnisse zeitigen. Der Pulsschlag ist zwar für die Beurteilung der Kondition wesentlich, aber als alleiniger Hinweis nicht immer sicher. Zu viele Dinge, vor allem Gemütsbewegungen, können die Herzfrequenz stark beeinflussen; sie wird beispielsweise oft erheblich beschleunigt, wenn der Prüfling mit großer Spannung dem Untersuchungsergebnis entgegensieht. Bei Gesundheitsüberprüfungen der Flieger ist dies häufig ein Problem, sowohl für den Prüfling als auch für den Arzt; denn der Pilot weiß, wie leicht ihm die Flugerlaubnis verloren gehen kann, wenn irgendein physischer Defekt bei ihm festgestellt wird. Ob eine Pulsbeschleunigung nun auf die Angst vor dem Flugverbot zurückzuführen ist, oder ob ihr ein organischer Schaden zugrunde liegt, ist oft schwer zu erkennen.
Später, als man Tretmühlen und Fahrradergometer für die Untersuchungen benutzte, konnten einige, aber nicht alle jene Unsicherheitsfaktoren ausgeschaltet werden, die eine submaximale Belastung mit sich brachte. Zwar konnte man mit beiden Geräten die Prüflinge bis zur Erschöpfung anstrengen, aber auch hier fußte der Test auf der Messung der Herzfrequenz, und es war nicht festzustellen, wieweit sich Gemütsbewegungen auf die Ergebnisse auswirkten. Bei einem der angewandten Ergometer-Testverfahren wurde der Organismus nicht bis zur Erschöpfung beansprucht, sondern lediglich festgestellt, welche Arbeitsleistung nötig war, um den Puls auf 150 Schläge in der Minute zu beschleunigen. Nach Tabellen konnte man dann die maximale Belastbarkeit schätzen. Der Nachteil lag auch hier wieder in den stark schwankenden Resultaten.

Diese Schwierigkeiten wurden erst überwunden, als man Ergometer und Tretmühle in Verbindung mit Geräten zur Messung des Sauerstoffverbrauchs benutzte. Letzterer bleibt nämlich durch gesteigerte Herztätigkeit als einer Folge von Gemütsbewegungen praktisch unbeeinflußt, und das ist bei diesen Untersuchungen von ausschlaggebender Bedeutung.

In unserem Laboratorium im Krankenhaus von Wilford Hall haben wir sowohl Fahrradergometer als auch eine Tretmühle, aber diese benutzen wir fast ausschließlich für die üblichen Auswertungstests, jene dagegen nur für spezielle Forschungsaufgaben. Um auf dem Ergometer eine maximale Kreislaufbelastung zu erzielen, braucht die Versuchsperson eine außergewöhnlich starke Beinmuskulatur, wie sie selbst bei bester Kondition nicht immer vorhanden ist; und im übrigen ist man beim Ergometer einem wohl allgemein bekannten Problem gegenüber hilflos — dem der Simulation.

Der Prüfling auf dem Fahrradergometer arbeitet mit seiner Kraft gegen einen in Form von Magneten oder Federn in die Maschine eingebauten Widerstand, und letzten Endes ist es sein Wille, der darüber entscheidet, ob jenem Widerstand mit maximaler Energie entgegengearbeitet wird. Natürlich ist jeder Prüfling bereit zu schwören, daß er sein Bestes tue, aber verlassen kann man sich nicht darauf.

Beim Tretmühlentest kommt es weniger auf die Bereitwilligkeit des Prüflings an. Hier wird die bewegende Kraft von der Maschine geliefert, und die Versuchsperson hat sich der gegebenen Geschwindigkeit anzupassen, ob sie will oder nicht. Wer von sich aus nachläßt, rutscht ab und kommt so zu einem jähen, bisweilen ziemlich unsanften Halt.

In aller Welt erkennen die Sportphysiologen den Tretmühlentest als die bisher zuverlässigste Methode zur Feststellung der Gesamtfitness an. Dieses Gerät erlaubt genaue Messungen des maximalen Sauerstoffverbrauchs sowie der Wechselbeziehungen des Gasaustausches mit der Herzfrequenz und dem Blutdruck.

Weiter kann im Zuge des Tretmühlentests die maximale Dauerleistung festgestellt werden — d. h. jene Spanne zwischen dem Energiebedarf im Ruhestand und der Energiemenge, die der Körper bei äußerster Anstrengung zu produzieren imstande ist. Demnach bietet dieser Test einen ausgezeichneten Einblick in die Verfassung des ganzen Organismus, vor allem aber der Lunge, des Herzens und des Kreislaufs. Sehen wir uns nun einmal an, wie solch ein Test vor sich geht. Sie selbst stellen die Versuchsperson dar und machen alle Phasen mit, wie ich sie beschreibe. Am Tage vor der Untersuchung hatten die Vorbereitungen begonnen. Man hat Ihnen nahegelegt, gut auszuschlafen, nur leichte Kost zu sich zu nehmen und drei Stunden

vor dem Test nichts mehr zu essen, denn Müdigkeit und schwere Verdauungsarbeit würden dem Ziel, Ihre äußerste Leistungsgrenze festzustellen, entgegenstehen. Ihre Kräfte wären verbraucht, bevor Sie dieses Maximum erreicht haben.
Im Labor ziehen Sie dann einen Trainingsanzug und Turnschuhe an. Zunächst werden Sie gewogen, es folgt eine kurze ärztliche Untersuchung, und man nimmt Ihre Krankengeschichte auf, desgleichen einen Bericht über Ihre gewohnte sportliche Betätigung, damit wir die Tretmühle entsprechend einstellen können; denn der Hochtrainierte kann stärker belastet werden als ein Untrainierter. Wie nun Ihre Kondition auch beschaffen sei, in jedem Fall müssen wir Sie so nahe wie möglich an den Zustand der Erschöpfung bringen und dennoch den Test bis zu Ende durchführen.
Wenn wir festgestellt haben, daß Ihre körperliche Verfassung einen solchen Test erlaubt, treffen wir die letzten vorbereitenden Maßnahmen. Elektroden werden Ihnen an der Brust befestigt, mit deren Hilfe wir Ihr Elektrokardiogramm (EKG) während des ganzen Vorganges beobachten können; falls das EKG eine Unregelmäßigkeit zeigt, wird das Gerät sofort angehalten.
Sodann werden Sie mit einer Vorrichtung verbunden, die die während des Tests von Ihnen ausgeatmete Luft auffängt. Wir werden den Sauerstoff- und Kohlendioxydanteil dieser Luft feststellen und haben damit die Möglichkeit, uns über die Sauerstoffmenge zu orientieren, die Sie während Ihrer Tätigkeit auf der Tretmühle verbrauchen.
Damit sind Sie fertig für den Test. Dieser ist in mehrere Abschnitte (mindestens drei) von je drei Minuten Dauer unterteilt. Bei jeder dieser Stufen wird die Übung erschwert. Vorausgesetzt, Sie sind in durchschnittlicher Verfassung, so stellen wir die Geschwindigkeit am Gerät auf 8 km pro Stunde und 5 % Steigung (dies entspricht einem Anstieg von 5 m auf einer Laufstrecke von 100 m); das Laufen auf ebener Strecke wäre, weil nicht mit der nötigen Anstrengung verbunden, für unseren Versuch ohne Nutzen.
Gewöhnlich brauche ich zur Durchführung des Tests drei oder vier Laboranten. Einer von ihnen bedient die Tretmühle und den Zeitmesser, ein anderer leitet die ausgeatmete Luft in die dafür bestimmten Sammelgefäße, und der dritte nimmt das EKG auf. Ich selbst bin ebenfalls dabei, beobachte das Elektrokardiogramm und passe das Verfahren zugleich dem Zweck an, die für unser Punktsystem wichtigen Daten zu gewinnen.
Die meisten Prüflinge zeigen sich anfangs etwas nervös und machen kurze, unruhige Schritte, bevor sie sich, stetig ausschreitend, dem Tempo des Gerätes angleichen. Unabhängig hiervon, werden sie fast unmittelbar nach Beginn ihrer Bewe-

gungen heftig schnaufen und die Luft durch ein Ventil einatmen, die ausgeatmete Luft aber in die Speicherungssäcke abgeben. Nach jedem der Dreiminutenläufe wird die Tretmühle gestoppt, und in der nun folgenden Erholungspause wird die Frequenz des Herzens in Abständen von einer Minute jeweils 15 Sekunden lang gemessen, da die Pulszahl, zu den übrigen Werten in Beziehung gesetzt, Bedeutung hat.

Jede weitere Übung wird nun dadurch erschwert, daß sich Geschwindigkeit und Steigung zugleich erhöhen. Dazu kommt eine gewisse Ermüdung durch den vorangegangenen Lauf. Wenn Sie Ihre maximale Leistung erreicht haben, zeigt Ihr Puls etwa 180 Schläge in der Minute, häufig noch mehr. Bei einem durchtrainierten Sportsmann würde zu diesem Zeitpunkt die Herzfrequenz nur 170—175 Schläge in der Minute betragen, obwohl wir ihn gegen beträchtlich stärkere Bremswiderstände arbeiten lassen würden und sein Sauerstoffverbrauch entsprechend höher wäre. Einige besonders wohlkonditionierte Versuchspersonen brachten unsere Tretmühle fast bis an die Grenze ihrer Leistungsfähigkeit und hatten sich noch immer nicht vollständig verausgabt.

Eine Genugtuung war es immer für uns, wenn sich jemand, dessen Tretmühlentest schlechte Werte ergeben hatte, nach einigen Monaten des Bewegungstrainings wieder zum Test bei uns meldete und nun bei höherem Sauerstoffverbrauch eine niedrigere Herzfrequenz zeigte.

Den Sauerstoffverbrauch messen wir in ml/kg/min (Milliliter = $^1/_{1000}$ Liter pro Minute, bezogen auf 1 kg Körpergewicht). Bei der Bewertung der Leistungsfähigkeit eines Menschen sind wir auf diese Weise von den Abweichungen unabhängig, die sich aus den Unterschieden im Gesamtgewicht ergeben. Ein Meßwert von 42 ml/kg/min z. B. würde bei zwei Menschen von ganz verschiedenem Körpergewicht dasselbe Leistungsniveau bedeuten, da beide 42 ml Sauerstoff in der Minute für jedes Kilogramm ihres Körpergewichts verbraucht hätten.

Auf der ml/kg/min-Zahl basiert unsere Punkteberechnung. Wir wissen bereits, daß jede körperliche Leistung ein bestimmtes Quantum an Sauerstoff erfordert, und dieses haben wir gemessen. Die maximale Sauerstoffmenge aber, die der Körper verarbeiten und in Energie umsetzen kann, ist das Maß seines Leistungsniveaus, denn je leistungsfähiger der Körper ist, desto mehr Sauerstoff wird er verbrauchen.

Folgende Beispiele mögen dies deutlich machen. Die Luft enthält, bevor wir sie einatmen, ungefähr 21 % Sauerstoff; wieviel Prozent sie aber beim Ausatmen enthält, hängt in gewisser Weise vom Grad unserer Fitness ab. Bei Menschen in schlechter Kondition wird die während einer anstrengenden Arbeit ausgeatmete Luft noch 18 % Sauerstoff enthalten, und nur die übrigen 3 % sind verbraucht worden. Ein Mensch von durchschnittlicher Gesundheit dagegen wird in solchem Fall etwas weniger Sauerstoff ausatmen; bei ihm hat die ausgeatmete Luft vielleicht nur noch 17 % Sauerstoff: sein Körper hat 4 % zur Energieerzeugung verbraucht.

Noch günstiger zeigt sich das Untersuchungsergebnis bei einem hochtrainierten Menschen, dessen Exspirationsluft bei äußerster Anstrengung um 16 % Sauerstoff aufweist, d. h. 5 von 21 Teilen wurden dem Körper zugeführt.

Diese fachlichen Details brauchen Sie sich natürlich nicht einzuprägen; was Sie aber im Gedächtnis behalten sollten, ist folgendes: Sobald sich Ihre Kondition verbessert, steigt Ihr Sauerstoffverbrauch; der Grad der Besserung ergibt sich aus der in Millilitern gemessenen Sauerstoffmenge, die Ihr Körper bei maximaler Anstrengung verarbeitet; und diesen Wert finden Sie, in Punkte umgerechnet, auf unserer Tabelle wieder.

Sollten Sie sich übrigens fragen, warum wir die einzelnen Abschnitte unseres Tretmühlentests nur 3 Minuten dauern lassen, obwohl ich zuvor darauf hingewiesen hatte, daß der Trainingseffekt frühestens nach 5 Minuten anstrengender Bewegung eintritt, so sei daran erinnert, daß es sich hier ja nur um einen Test, nicht aber um Training handelt. Zweck unseres Tests ist lediglich, Ihren Gesundheitszustand zu prüfen, und dies könnten wir sogar schon in einer Minute erreichen, wenn wir die Maschine auf vollen Touren laufen ließen. Sprinter erreichen den Zustand der Erschöpfung in knapp 9 Sekunden!

Sie werden, da Sie nicht den Wunsch noch die Notwendigkeit fühlen, eine Tretmühle in Bewegung zu setzen, vielleicht verwundert sein, daß ich mich so sehr für diese Testmethode einsetze. Nun, es handelt sich hier immerhin um die bisher objektivste und exakteste Methode zur Prüfung der Herz-Kreislauf-Funktion.

Freilich ist dieser zeitbeanspruchende Test für die Untersuchung größerer Personengruppen nicht sehr geeignet; zu seiner Durchführung braucht man ungefähr eine Stunde, was unseren Aktionsradius erheblich einschränkt.

Diese Einrichtung ist daher in erster Linie für die Belange der Luftwaffe vorgesehen, und zwar vor allem für Forschungszwecke; aber selbst innerhalb unseres Bereichs können wir bei weitem nicht das ganze Personal auf diese Weise untersuchen, und noch viel weniger wäre es möglich, derartige Tests an der übrigen Bevölkerung unseres Landes vorzunehmen.

Auch die meisten Zivilärzte könnten es sich weder zeitlich noch finanziell leisten, solche Untersuchungen bei ihren Patienten durchzuführen. Schon die Kosten der Laborausstattung würden ihre Möglichkeiten übersteigen, und nur wenige von ihnen wären in der Lage, zusätzlich drei, speziell an diesem Gerät ausgebildete Assistenten anzustellen und durchschnittlich eine Stunde für die Untersuchung eines Patienten zu erübrigen.

Die Tatsache, daß wir über eine der besten Untersuchungsausrüstungen in den USA verfügten, betrachtete ich als eine Verpflichtung, unsere Forschungsergebnisse einem weiteren Kreise von Interessierten nutzbar zu machen. Wir mußten also diese Ergebnisse in eine Form bringen, die es jedermann gestatten würde, sich ohne technische Hilfsmittel zu testen.

Ich begann also, was in solchem Fall jeder Forscher getan hätte, Tests an mir selbst und einigen Männern unserer Arbeitsgruppe durchzuführen. Wir gingen von der Erkenntnis aus, daß als gemeinsamer Nenner für Versuche mit und ohne Gerät am Menschen eben nur der Mensch gelten kann. Man mußte folglich ein und dieselbe Person zuerst auf einer Laufstrecke fast bis zur Erschöpfung bringen und die Auswirkungen auf seinen Organismus untersuchen, dann die Ergebnisse zu denen in Beziehung setzen, die wir bei ihr im Tretmühlentest erhalten hatten.

Als bestes Versuchsmodell bot sich die Methode meines Freundes und früheren Mentors, des zur Zeit an der Universität von Wisconsin lehrenden Dr. Bruno Balke an. Er entwarf einen ›15-Minuten-Geländetest‹, bei welchem die Versuchsperson eine Viertelstunde in größtmöglichem Tempo laufen oder gehen muß; sodann wird ihre Durchschnittsgeschwindigkeit in Metern pro Minute errechnet. Sie gleicht ziemlich genau dem Tempo, bei dem im Tretmühlentest der maximale Sauerstoffverbrauch ermittelt wird.

In Anpassung an unser spezielles Problem – die Massenuntersuchungen bei der Air Force – wandelten wir diesen Test noch mehrfach ab (im wesentlichen wurden zwei Verfahrensanordnungen benutzt). Monatelang probierten wir Versuchszeiten von 6 bis 20 Minuten aus und stellten immer wieder Vergleiche mit den Resultaten beim Tretmühlentest an. Schließlich entschieden wir uns für 12 Minuten als die für unsere Zwecke am besten geeignete Zeitdauer. Auf dieser Basis erzielten wir ausgezeichnete Ergebnisse und konnten mehr Tests durchführen, da wir sie schneller bewältigten.

Noch wichtiger war die zweite Variante. Für unsere Soldaten erwies es sich manchmal als schwierig, ihren Fitnessgrad nach den in der Minute gelaufenen Metern zu berechnen; daher mußten wir einen Weg finden, der die Gewinnung des Resultats vereinfachte. Auch hier beschlossen wir, von der Strecke auszugehen, die in 12 Minuten zurückgelegt wird.

Unser neues Verfahren zur Ermittlung des Gesundheitszustandes gewann fast noch rascher an Beliebtheit als das Punktesystem. Viele Institutionen, auch außerhalb der USA, griffen es auf als einen Geländetest, der sowohl auf Einzelpersonen als

auch auf größere Gruppen leicht anwendbar ist. Bis zum gegenwärtigen Zeitpunkt dürfte es für etwa 20 000 Militär- und ebensoviele Zivilpersonen benutzt worden sein.
Schon oft habe ich mich gefragt, auf welche Weise letztere davon erfahren. Tatsache ist, daß ich immer wieder Zuschriften von den Leitern ziviler Sportinstitute bekomme, in denen mir von den Resultaten dieses neuen Tests berichtet wird. Einer dieser Berichte stammt von dem Sporterzieher einer höheren Schule in Kalifornien. Er hatte den 12-Minuten-Test bei 13, 14 und 15 Jahre alten Jungen angewandt und die Ergebnisse mit denen des bei uns in Amerika sehr verbreiteten 600-Meterlauf-Tests sowie der Tests verglichen, die vom maximalen Sauerstoffverbrauch ausgehen.
Dabei kam er zu folgenden Feststellungen: Die Ergebnisse zweier im Abstand von vier Tagen vorgenommener 12-Minuten-Tests stimmten weitgehend miteinander überein und erwiesen sich damit als recht zuverlässig. Sie entsprachen zudem annähernd den Resultaten der an denselben Schülern vorgenommenen Tretmühlenexperimente und zeigten sich als ein durchaus brauchbarer Ersatz für diese zwar exaktere, aber auch umständlichere Untersuchungsmethode. Von ihr wichen dagegen die Ergebnisse des 600-Meterlauf-Tests deutlich ab; sie sind also für die Bestimmung des Herz-Kreislauf-Zustandes offenbar weniger geeignet als der 12-Minuten-Test.
Übrigens ergaben die mit den jungen Leuten durchgeführten Versuche, daß 62 % von ihnen in guter oder erstklassiger Kondition waren; das gibt es bei uns wohl nur in Kalifornien, wo man den Fragen der körperlichen Ertüchtigung Jugendlicher besondere Aufmerksamkeit widmet.
Nach all diesem liegt es klar auf der Hand, daß auch für Sie die im Laboratorium vorgenommenen Tretmühlenuntersuchungen Gewicht haben; aus ihnen konnte der 12-Minuten-Geländetest als ein Mittel zur Schätzung des maximalen Sauerstoffverbrauchs entwickelt werden, und dieses einfache und ohne jedes Gerät anzuwendende Mittel bringt überraschend genaue Ergebnisse. Was Sie dazu benötigen, ist lediglich eine abgesteckte Strecke auf einem Sportplatz oder einer Straße. Zu merken brauchen Sie sich nur die Zeit und die zurückgelegte Entfernung. Die Zeit (12 Minuten) liefern wir, Sie liefern die Entfernung.
Die in 12 Minuten bewältigte Strecke, die in ml Sauerstoff ausgedrückt werden kann, läßt, wenn Sie so schnell gelaufen sind, wie Sie konnten, Ihre maximale Sauerstoffaufnahmeleistung erkennen. Würden wir Sie mittels unseres exakt arbeitenden Laboratoriumgerätes untersuchen, so erhielten wir denselben Wert für Ihren Sauerstoffverbrauch, mit sehr geringen Abweichungen, die z. B. auf Windstärke und -richtung, Lufttempera-

tur und — last not least — das Maß Ihrer Willenskraft zurückzuführen sind.

Vergessen Sie aber bitte nicht, daß dieser Test, der unserem Übungsprogramm vorausgehen soll, das *Maximum* Ihrer Leistungsfähigkeit im Laufen verlangt. Sie müssen daher, besonders, wenn Sie das Alter von 35 Jahren bereits überschritten haben, unbedingt Ihren Arzt fragen, ob er Ihnen zu einer solchen Strapaze raten kann.

Sind Sie 35 oder jünger, so ist der 12-Minuten-Test, falls Sie keine Krankheit haben, unbedenklich.

Wenn Sie über 35 Jahre alt sind und vorher *nicht regelmäßig* (wenigstens dreimal wöchentlich, sechs Wochen lang) Sport getrieben haben, rate ich vom 12-Minuten-Test ab und empfehle Ihnen, ohne Test mit einem der 16-Wochen-Übungsprogramme für die niedrigste Fitness-Kategorie zu beginnen.

Dagegen können Sie sich auch *nach* dem 35. Lebensjahr ohne weiteres dem 12-Minuten-Test unterziehen, wenn Sie vorher regelmäßig Sport getrieben haben.

Ich will Ihnen nun noch kurz erklären, wie man den 12-Minuten-Lauf- bzw. -Gehtest praktisch durchführt. Der Tabelle auf S. 43 können Sie nach dem Test entnehmen, zu welcher Fitness-Kategorie Sie gehören.

Geeignet ist eine Laufbahn auf einem Sportplatz oder in einer Halle, z. B. eine der 400-Meter-Laufstrecken, wie sie den höheren Schulen gewöhnlich zur Verfügung stehen. Sie können aber auch einen wenig befahrenen Straßenabschnitt oder Parkweg von etwa 3 km Länge aufsuchen; sehr wählerisch brauchen Sie hinsichtlich des Geländes nicht zu sein, denn Sie führen diesen Lauf ja nur einmal durch. Nun legen Sie bequeme Sportkleidung an und beginnen zu laufen. Um die Zeit genau einzuhalten, verwendet man möglichst eine Stoppuhr (mit Zentralsekundenzeiger), oder man läßt jemanden langsam mit dem Auto hinterherfahren; er kann mit der Hupe das Startzeichen geben und nach genau 12 Minuten wieder hupen.

Bei der US-Luftwaffe werden viele Soldaten zugleich getestet; dies geschieht unter Aufsicht ihres Trainers, der, mit Stoppuhr und Trillerpfeife versehen, die Signale zum Start und zur Beendung des Laufes gibt. Jeder Läufer mißt die von ihm zurückgelegte Entfernung selbst (die Rennstrecken sind gewöhnlich in Abständen von 100 m markiert).

Beginnen Sie im Dauerlauf, aber bleiben Sie, wenn Sie keine Luft mehr bekommen, nicht stehen, sondern gehen Sie dann im Schritt weiter, bis Sie wieder laufen können. Haben Sie nun die in 12 Minuten bewältigte Entfernung festgestellt, so können Sie von der folgenden Tabelle Ihren Sauerstoffverbrauch ablesen und die Leistungsgruppe ermitteln, zu der Sie gehören.

Leistungsgruppe	*Zurückgelegte Entfernung*	*Sauerstoffverbrauch (in ml/kg/min)*
I = sehr schlecht	weniger als 1,61 km	28 oder weniger
II = schlecht	1,61 km – 2 km	28,1 – 34
III = mäßig	2 km – 2,4 km*	34,1 – 42
IV = gut	2,4 km – 2,8 km	42,1 – 52
V = sehr gut	mehr als 2,8 km	52,1 oder mehr

* Männer über 35 Jahre sind bei einer Leistung von 2,25 km in 12 Minuten noch zur Kategorie ›gut‹ zu rechnen; bei Frauen (hier sind unsere Untersuchungen noch nicht abgeschlossen) dürfte der Mindestleistungswert für diese Klasse (›gut‹) 2,1 km betragen.

Lassen Sie sich nicht entmutigen, wenn Sie unter die ersten drei, wenig befriedigenden Kategorien fallen, denn mit Ihnen teilen dieses Los ca. 80 % der zivilisierten Menschheit. Von unseren Pilotenanwärtern werden nur diejenigen angenommen, die zu den Klassen IV und V gehören.

Diese Einteilung hat den Zweck, Sie Ihre gegenwärtige körperliche Verfassung erkennen zu lassen. Danach können Sie das für Sie in Frage kommende Bewegungsprogramm auswählen. Wenn Sie aber den zu dieser Klassifizierung führenden 12-Minuten-Test in der Nähe Ihres Wohnorts schwierig ausführen können und lieber ohne ihn mit dem Training beginnen wollen, dann stufen Sie sich in die niedrigste Gruppe ein und wählen eines der 16-Wochen-Übungsprogramme.

Übrigens ist der 12-Minuten-Test nicht nur ein zuverlässiges Maß der Fitness, Sie können damit auch hervorragend Ihre Fortschritte kontrollieren, indem Sie ihn während der Durchführung des Programms und auch späterhin immer wieder einmal vornehmen; Sie sehen dann, wie Sie sich, indem Sie Punkte gewinnen, verbessern und wie es sich, wenn Sie bereits 30 Punkte in der Woche erreicht haben, weiterhin mit Ihrer Leistungsfähigkeit verhält.

Auch als tägliches Training ist das 12 Minuten lange Laufen zu empfehlen. Sehen Sie sich einmal die Punktetabellen an und stellen Sie fest, wieviel Punkte Sie mit einem Lauf von 12 Minuten gewinnen. Schaffen Sie in dieser Zeit 2,4 km, so kommen Sie zu Ihren 30 Punkten, wenn Sie nur vier Tage in der Woche trainieren; es genügen dann also 48 Minuten Training in der Woche, um fit zu bleiben!

Doch wollen wir nicht versuchen, den Weg abzukürzen, sondern Sie erst einmal in Form bringen.

5. Das Trainingsprogramm

Wir kommen damit zum Kernstück dieses Buches. Bisher ging es nur um Einführung und Vorbereitung, die nachfolgenden Kapitel dienen der Ausweitung und Dokumentation.
Hier wollen wir uns mit dem Punktesystem selber beschäftigen. Seine Entwicklung war langwierig und umständlich, aber es ist sehr leicht zu verstehen. Im wesentlichen sind es zwei Reihen von Trainingsprogrammen. Die einen verfolgen das Ziel, Sie in gute Kondition zu bringen, die anderen, Sie darin zu erhalten.
Die Art Ihres Konditionstrainings ist in gewissem Grade vom Ausgang des 12-Minuten-Tests abhängig, denn er stuft Sie Ihrer augenblicklichen körperlichen Verfassung gemäß ein und sagt Ihnen genau, wie viele Wochen es dauern wird und wie oft in der Woche Sie trainieren müssen, um sich zu einer wöchentlichen Leistung von 30 Punkten emporzuarbeiten. Haben Sie dies geschafft, so sind auch weiterhin 30 Punkte pro Woche nötig, wenn Sie in guter Form bleiben wollen.
Hier noch einmal die 5 Leistungsstufen:

GRUPPE I ›SEHR SCHLECHT‹ — WENIGER ALS 1,61 KM IM 12-MINUTEN-TEST, D. H. MAXIMALER SAUERSTOFFVERBRAUCH GERINGER ALS 28 ML/KG/MIN.

Wenn Sie zu dieser Kategorie gehören, ist es höchste Zeit, daß Sie etwas für Ihre Gesundheit tun. Eine so geringe Ausdauer beim Laufen deutet auf gefährliche Unterfunktion ihrer lebenswichtigen Organe hin. Die maximale, bei großer Anstrengung von Ihrem Körper aufgenommene Sauerstoffmenge übersteigt kaum diejenige, die Sie zu Ihrer normalen täglichen Arbeit brauchen.
Zu dieser Gruppe gehören alle, die sich wenig oder gar nicht körperlich betätigen, wie. z. B. die Schreibtischhocker und Dauerfernseher, aber auch die Vielesser, die übermäßigen Raucher und Trinker, ferner jene Bequemen, die sich, um zur nächsten Straßenecke zu gelangen, in ihr Auto setzen. Diese sind es, von denen man gelegentlich die Ansicht hört, sie hätten für körperliche Ausdauer keine Verwendung, oder auch, ihr Gesundheitszustand oder ihr Alter machten es ihnen unmöglich, sich mit sportlichen Übungen zu beschäftigen. Doch sind dies alles keine stichhaltigen Argumente; so mancher Herzkranke wurde durch gezieltes Training wieder prächtig aktiv, und ich kenne Männer, die doppelt so alt sind wie ich und mich an Leistungsfähigkeit übertreffen.

Für alle, die zur untersten Leistungsgruppe gehören, beträgt die Dauer des Konditionstrainings 16 Wochen. Die Zielsetzung innerhalb dieses Programms ist folgende:

1. – 3. Woche	10 Punkte pro Woche
4. – 6. Woche	15 Punkte pro Woche
7. – 9. Woche	20 Punkte pro Woche
10. – 12. Woche	24 Punkte pro Woche
13. u. 14. Woche	27 Punkte pro Woche
15. u. 16. Woche	30 Punkte pro Woche

Bedienen Sie sich eines unserer 6 Vorschläge für Leistungskategorie I auf S. 171–176 des Tabellenteils, oder stellen Sie dort Ihre eigenen Übungen nach den auf S. 193 beginnenden Punktwertlisten zusammen.

GRUPPE II ›SCHLECHT‹ — WENIGER ALS 2 KM UND GERINGERER MAXIMALER SAUERSTOFFVERBRAUCH ALS 34 ML/KG/MIN

Diese Kategorie betrifft die ›Geselligkeitssportler‹, diejenigen also, die z. B. an irgendeinem Tag der Woche Golf, Tennis oder Baseball zu spielen pflegen, die im Sommer ein paarmal zum Schwimmen, im Herbst auf Jagd gehen oder während ihres Winterurlaubs zum Skilaufen in die Berge fahren, sonst aber keine körperliche Tätigkeit ausüben.
Gewöhnlich glauben sie irrtümlicherweise, durch diese gelegentlichen Übungen ›ganz groß‹ in Form zu bleiben, und wenn der Tretmühlentest nicht mehr als 34 ml/kg/min aus ihnen herausholen konnte, verließen sie unser Labor meist in der Überzeugung, an unseren Meßgeräten müsse etwas nicht stimmen.
Wenn Sie mit Ihrem Gelegenheitssport nicht über die Gruppe II hinausgekommen sind, dann sollten Sie Ihr Trainingsprogramm ändern oder erweitern. Wählen Sie eines der auf den Seiten 177–182 unseres Tabellenteils unter ›Gruppe II‹ angegebenen Programme zum Konditionstraining oder stellen Sie sich Ihre Übungen mit Hilfe der Punktwertlisten auf S. 193–205 des Tabellenteils nach eigenem Gutdünken zusammen.

1. u. 2. Woche	10 Punkte pro Woche
3. – 5. Woche	15 Punkte pro Woche
6. u. 7. Woche	20 Punkte pro Woche
8. u. 9. Woche	24 Punkte pro Woche
10. u. 11. Woche	27 Punkte pro Woche
12. u. 13. Woche	30 Punkte pro Woche

GRUPPE III ›MÄSSIG‹ — BIS ZU 2,4 KM BEI GERINGEREM MAXIMALEN SAUERSTOFFVERBRAUCH ALS 42 ML/KG/MIN.

Diese Gruppe schätze ich am meisten. Da handelt es sich nicht um Sonntagssportler, sondern um Menschen, die ernsthaft bemüht sind, auch an ihren freien Tagen etwas für ihre Gesundheit zu tun.
Hierher gehören diejenigen, die gewöhnlich den Tag mit einem Spaziergang beginnen, die in der Mittagspause schwimmen, die nach Feierabend Handball oder Tennis spielen, und alle anderen, die das ganze Jahr hindurch, Woche für Woche gewissenhaft versuchen, sich in Form zu halten.
Dennoch ist es nicht genug, was Sie für Ihre Gesundheit tun. Wenn Sie in 12 Minuten weniger als 2,4 km laufen, Ihr maximaler Sauerstoffverbrauch also weniger als 42 ml/kg/min beträgt, so ist dies der Beweis, daß Ihnen noch einiges an einer wirklich guten körperlichen Verfassung fehlt. Es ist anerkennenswert, daß Sie regelmäßig trainieren, und Sie mögen eine gute Bewegungsart gewählt haben, aber entweder wird sie zu früh abgebrochen oder nicht oft genug geübt, um in optimaler Weise zur Verbesserung Ihrer Kondition beizutragen. Wahrscheinlich führen Sie Ihre Übungen nicht planvoll durch.
Mit einem brauchbaren Plan aber werden Sie, wie ich hoffe, diese letzte Stufe unschwer erklimmen können. Einige von Ihnen werden mir nun sicherlich entgegenhalten, daß sie bereits ihre verfügbare Zeit weitgehend den wöchentlichen Leibesübungen widmeten und durchaus nicht noch mehr davon opfern könnten. Gut, dann versuchen Sie, sich die fehlenden Punkte in Fußmärschen zu verschaffen. Viele tun das.
An einen Fall aus meiner Praxis kann ich mich genau erinnern. Es handelte sich um einen Büroangestellten, der nach seinen Angaben viermal in der Woche 450 m schwamm. Das waren 20 Punkte pro Woche. Dementsprechend rechneten wir bei ihm mit einer Laufleistung von ca. 2,25 km in 12 Minuten. Wie erstaunt waren wir, als er in dieser Zeit 2,6 km lief und damit beinahe an das ›Sehr gut‹ herankam! Als wir ihn fragten, ob er uns hinsichtlich seiner sportlichen Gewohnheiten etwas vorenthalten habe, sagte er: »Nein — falls Sie nicht den Fußweg von der Bahn zum Büro als Sport betrachten.«
Das war es also — ein Weg von 3,2 km, zweimal täglich, und dies an 5 Tagen in der Woche. Es bedeutete weitere 20 Punkte; somit waren es insgesamt 40 Punkte pro Woche.
Auch auf diese Weise ist es demnach möglich, fit zu werden. Versuchen Sie es einmal! Im Tabellenteil finden sich auf den Seiten 183—188 unter ›Gruppe III‹ sechs verschiedene Programme, von denen jedes 10 Wochen in Anspruch nimmt. Sie können sich auch Ihr eigenes Programm zusammenstellen,

und zwar nach den auf S. 193–205 des Tabellenteils aufgeführten Punktwertlisten.

1. Woche	10 Punkte
2. u. 3. Woche	15 Punkte pro Woche
4. u. 5. Woche	20 Punkte pro Woche
6. u. 7. Woche	24 Punkte pro Woche
8. Woche	27 Punkte
9. u. 10. Woche	30 Punkte pro Woche

GRUPPE IV ›GUT‹ — MEHR ALS 2,4 KM UND 42 ML/KG/MIN MAXIMALER SAUERSTOFFVERBRAUCH.

In Gruppe IV sind diejenigen vereint, die, manchmal ohne erklärte Absicht, bereits ihr ›Soll‹ — die besagten 30 Punkte in der Woche — erreichen. Sie laufen mehr als 2,4 km in 12 Minuten, und dies bedeutet durchweg: Fitness.
Sie gleichen im großen ganzen der vorigen Kategorie; nur ist ihre sportliche Betätigung ein wenig intensiver. Vielleicht betreiben sie dieselben Übungen — Schwimmen, Handball o. ä. — länger am Tage, oder sie dehnen sie über mehrere Tage aus. Die meisten aber verschaffen sich ihre Punkte wohl nicht nur im Wettkampfsport, sondern zusätzlich durch Waldlauf, Radfahren oder Wandern.
Ein gestaffeltes Konditionstraining ist hier nicht notwendig. Gehören Sie zu dieser Gruppe, so brauchen Sie mit Ihren Übungen nur in derselben Weise fortzufahren. Denn was Ihnen die Fähigkeit gab, 2,4 km in 12 Minuten zu laufen, war offenbar das Richtige. Möglicherweise gestattet Ihnen aber ein Blick auf unsere Punktwertliste, etwas rationeller, zeitsparender zur notwendigen Punktzahl zu gelangen.
Einem der hier vorgeschlagenen Übungsprogramme brauchen Sie also nicht zu folgen. Halten Sie sich nur an Ihre Mindestzahl von 30 Punkten pro Woche. Verschiedene Beispiele dafür, wie man dies durchführen kann, finden sich auf S. 189 und 190.

GRUPPE V ›SEHR GUT‹ — MEHR ALS 2,8 KM UND 52 ML/KG/MIN MAXIMALER SAUERSTOFFVERBRAUCH.

Hierher gehören Leistungssportler, aber auch einige andere, die sich aus reiner Freude an körperlicher Betätigung zu überdurchschnittlichen Anstrengungen aufschwingen und damit das höchste Konditionsniveau erreichen. Ich vermute, daß sie es, wenn nicht vollständig, so doch überwiegend mit Hilfe der ›großen Drei‹ — Laufen, Schwimmen oder Radfahren — so weit bringen. Wir selbst, d. h. der größte Teil unserer ›Klubmitglieder‹ und auch ich, können uns zur Gruppe V rechnen, und wir erreichen dies allein durch Laufen; damit kommen wir mitunter auf 75 Punkte in der Woche.

So weit brauchen Sie es jedoch nicht zu treiben. Einer der Vorzüge unseres Punktesystems besteht ja gerade darin, daß es für den durchschnittlichen Menschen gedacht ist; es zeigt Ihnen das zu erreichende Leistungsminimum — jene auf irgendeine Weise zu gewinnenden 30 Punkte — und überläßt es Ihnen, wie weit Sie Ihre Leistung darüber hinaus steigern wollen. Bei 30 Punkten in der Woche können Sie mit ruhigem Gewissen behaupten, das Notwendige für Ihre körperliche Verfassung getan zu haben. Diese Punktzahl genügt vollauf, wenn man auf dem Niveau der Leistungsgruppe IV bleiben will.

Befriedigt Sie dies nicht — nun gut, Ihrem sportlichen Ehrgeiz soll nichts im Wege stehen!

Es gibt sogar eine noch über der Gruppe V stehende Kategorie, und die hierzu gehörenden Männer sind auf meinen Rat wahrlich nicht angewiesen. Das sind die in höchstem Grade trainierten Sportsleute — Amateure und ›Profis‹ —, deren Sauerstoffverbrauch 70 ml/kg/min erreichen kann. Die erstaunlichsten mir bekannt gewordenen Fälle waren norwegische Langstrecken-Skiläufer, die von meinem Freund und Kollegen, dem Stockholmer Arzt Dr. Astrand getestet wurden und einen maximalen Sauerstoffverbrauch von 80 ml/kg/min aufwiesen. Dabei nehmen diese Männer im Ruhezustand nicht mehr Sauerstoff auf als jeder normale Mensch, aber sie können den Verbrauch steigern — bis zum Zwanzigfachen, wenn es sein muß, und zwar über einen längeren Zeitraum hinweg. Es wurde festgestellt, daß bei manchen ihrer Geländetouren 2—3 Stunden lang ihre Herzfrequenz gleichbleibend 170 Schläge in der Minute betrug!

Für Gruppe V gilt im Grunde dasselbe wie für Gruppe IV; ein gestaffeltes Konditionstraining entfällt. Wer zu dieser Kategorie gehört, ist bereits in ausgezeichneter Verfassung und braucht nur noch darin zu bleiben.

Was nun noch kommt, ist die ›Leistungsgruppe X‹, wie ich sie nenne. Sie umfaßt die klinischen Fälle — Herzstörungen und andere schwere Leiden. Soweit es Patienten betrifft, die ihre Übungen unter meinen Augen absolvieren, überwache ich täglich ihre Fortschritte und erteile ihnen Ratschläge für die Weiterführung ihres Übungsprogramms. Für den Durchschnitt unserer klinischen Fälle haben wir eine Faustregel aufgestellt, bei der wir von den für die Gruppe I (S. 171—176, Tabellenteil) vorgesehenen Übungen ausgehen; man führt hier den für eine Woche angesetzten Trainingsplan jeweils zwei Wochen lang durch, so daß sich das gesamte Aufbauprogramm — statt über 16 Wochen — über 32 Wochen erstreckt. Einen speziell für Herzkranke aufgestellten Plan finden Sie auf den Seiten 191—192 des Tabellenteils. Da es aber viele klinische Fälle gibt, die individuell beurteilt und behandelt werden müssen, können in diesem Buche keine für alle gültigen Übungsanleitungen gegeben werden. Sie wenden sich deshalb sicherheitshalber an Ihren Hausarzt und arbeiten mit seiner Unterstützung Ihren eigenen Plan aus. Im übrigen können Sie darauf vertrauen, daß auch in Ihrem Fall durch gezieltes körperliches Training eine wesentliche Konditionsverbesserung möglich ist.

Im allgemeinen können wir nach Kenntnisnahme der gewohnten körperlichen Betätigung eines Menschen mit einiger Sicherheit voraussagen, welche Strecke er innerhalb von 12 Minuten laufen wird; unzuverlässig waren unsere Schätzungen meist nur bei Ex-Sportlern und bei Leuten mit körperlich anstrengender Berufstätigkeit.

Unter den ersteren waren viele, bevor sie den Sport aufgaben, in erstklassiger Kondition gewesen. Je nachdem, wie hoch ihr Ausgangsniveau war und wie weit das Ende ihrer sportlichen Betätigung zurückliegt, sinkt ihre Leistungskurve mehr oder weniger schnell ab. Wenn sie sich bei uns testen lassen, kann man, da sie zu diesem Zeitpunkt oft gar keinen Sport treiben, kaum voraussehen, welcher der fünf Leistungskategorien sie zuzuordnen sind. Erst der Lauftest zeigt uns und ihnen zuverlässig, wie weit sich ihr Zustand verschlechtert hat und bildet für sie damit oft einen starken Ansporn zur Wiederaufnahme der Leibesübungen.

Wer seinen Lebensunterhalt mit körperlicher Arbeit verdient, ist meist in recht guter Verfassung, z. B. Briefträger, die ihre Postzustellungen zu Fuß erledigen; Landwirte, deren Betriebe noch nicht zu sehr mechanisiert sind; Arbeiter und manche Handwerker. Doch ist ihr Leistungsniveau schwer abzuschätzen, weil der Trainingseffekt ihrer Arbeit nicht gemessen werden kann. Der Lauftest gibt auch hier wieder die beste Auskunft; er ist ein zuverlässiges Maß dafür, wieviel an den 30 wöchentlichen Punkten noch fehlt. Manche der Angehörigen solcher Berufe werden sich, um fit zu werden, damit begnügen können, nur noch wenige Punkte pro Woche zusätzlich durch geregelte sportliche Betätigung zu erwerben.

Interessant war es für uns, die Auswirkungen der veränderten Situation in der Landwirtschaft zu beobachten. Vor Jahren konnte man bei den amerikanischen Farmern ohne weiteres eine ausgezeichnete körperliche Verfassung annehmen. Das ist heute, da in manchen Gegenden fast alle landwirtschaftlichen Arbeiten mit Maschinenkraft bewältigt werden, leider anders; die Bauern sind jetzt oft nicht gesünder als Städter mit sitzender Lebensweise. Wir sehen es hier an den jungen Männern, die auf ihre Tauglichkeit zum Militärdienst untersucht werden; ob sie vom Lande kommen oder aus der Großstadt — es ist fast dasselbe gesundheitliche Niveau. Eine traurige Bilanz!

Die bis hierher für das Konditionstraining der drei unteren Leistungsgruppen gegebenen Hinweise sind noch etwas allgemein gehalten, freilich mit voller Absicht. Mancher wird es vorziehen, sich sein Trainingsprogramm selbst zusammenzustellen und nichts weiter wissen wollen, als daß er z. B. in der ersten Woche eine Leistung von 10 Punkten zustandebringen muß. In der Tat sind diese 10 Punkte der eigentliche Erfolg, gleichgültig, durch welche Art von Sport man sie sich verschafft. Für diejenigen jedoch, die, wenigstens für die Zeit des aufbauenden Trainings, nach einem genauen Plan verlangen, haben wir sechs Grundprogramme ausgearbeitet — je eines für Laufen, Schwimmen, Radfahren, Wandern, Laufen auf der Stelle und Handball bzw. Basketball; die beiden letzteren sind in ihrem Trainingseffekt annähernd ähnlich und deshalb nicht gesondert behandelt. Den Ablauf der sechs genannten Programme finden Sie auf S. 171 ff. des Tabellenteils aufgeführt.
Die Übungsform ›Laufen‹ habe ich an die erste Stelle gesetzt, nicht zufällig, sondern weil sie eindeutig die meisten Vorzüge hat. Sie kostet sehr wenig Zeit und fast kein Geld, und der gesundheitliche Erfolg ist hier am sichersten. Im Grunde brauchen Sie dazu nicht mehr als ein Paar bequeme Sportschuhe und Platz zum Laufen.
Auf die physiologisch günstige Wirkung des Laufens habe ich schon mehrfach hingewiesen; es trainiert die Arme ebenso gut wie die Beine, es kräftigt die gesamte Rumpfmuskulatur und vor allem die Bauchmuskeln. Es schafft am raschesten jenen Zustand stetiger Anstrengung, bei dem der Trainingseffekt einsetzt. Darüber hinaus schätze ich es als eine Sportgattung, die man Menschen aller Leistungs- und Altersklassen empfehlen kann, soweit sie nicht körperbehindert sind. Viele in unserem ›Klub‹ bekamen nur durch das Laufen, ohne Gymnastik zu treiben, eine merklich schlankere Taille. Man kann diesen Sport allein oder zu mehreren, in der Halle oder im Freien und zu jeder Tageszeit ausüben.
Fast ebenso vorteilhaft ist das Schwimmen, doch stellen sich der Ausübung dieses Sports bisweilen Hindernisse entgegen. Mancher leidet z. B. unter einer angeborenen Wasserscheu; sie kann natürlich überwunden werden, stellt aber ein Handicap für die zum Konditionstraining notwendige Konzentration dar.
Zweitens ist ein Schwimmbecken, das für unseren Zweck möglichst 25 m lang sein soll, nicht jedem leicht erreichbar; auf dem Lande ist nicht, wie in der Stadt, überall ein öffentliches Bad in der Nähe.
Andererseits hat das Schwimmen für die meisten Leute den Reiz der Geselligkeit, die man auf dem Sportplatz nur selten findet.

Auch der Schwimmsport kann in jedem Alter betrieben werden. Er bildet ein gutes Training für die größeren Muskelmassen des Oberkörpers, vor allem der Arme. Als Schlankheitskur aber bringen die weichen Bewegungen des Schwimmens nicht denselben Erfolg wie das harte Durchrütteln des Körpers auf der Laufstrecke.
Das Radfahren steht in seiner Durchführbarkeit dem Laufen weniger nach als das Schwimmen. Man braucht freilich ein Fahrrad und ist auch vom Wetter abhängig; wem wollte man etwa zumuten, auf vereisten Straßen oder längere Zeit bei starkem Gegen- bzw. Seitenwind zu radeln! Denn dieser Sport muß ja im Freien ausgeübt werden, es sei denn, man benutzt ein Standfahrrad. Ein gewisser, aber wohl nicht schwerwiegender Nachteil des Radsports ist die einseitige Muskelausbildung an Hüfte und Beinen, im Gegensatz zum Laufen, bei dem alle Muskeln gleichmäßig beansprucht werden.
Die günstige aerobische Wirkung auf die inneren Organe (der Trainingseffekt) ist bei allen drei Sportarten durchaus die gleiche. Dr. Paul Dudley Whiter, ein bekannter amerikanischer Herzspezialist, ist mit manchen anderen Fachärzten ein eifriger Befürworter des Radfahrens. Dieser Sport hat u. a. den Vorzug, daß man das Training mit angenehmen und nützlichen Unternehmungen — mit Ausflügen ins Grüne oder Einkaufsfahrten — verbinden kann.
Es gibt nur noch wenige Länder auf der Welt, in denen das Radfahren eine volkstümliche Fortbewegungsart ist. Bedauerlicherweise zeigt ja der moderne Mensch die Neigung, alles, was zwei oder mehr Räder hat, mit einem Motor zu versehen. Zweifellos wäre in Amerika das gesundheitliche Niveau höher, wenn man auf unseren Straßen so viele Fahrräder sähe wie etwa auf den holländischen. Groteskerweise gibt es unter den für privaten Gebrauch auf den Markt kommenden Standfahrrädern bereits solche mit Motorantrieb; ohne diesen entsprechen sie etwa den von uns im Labor benutzten Ergometern und ermöglichen eine Ergänzung des Radfahrens oder anderer sportlicher Betätigung im Freien, wenn hierzu das Wetter nicht geeignet ist.
Mit dem Gehen — als einer ›Vorstufe‹ des Laufens — beginnt unser Lauftraining. Aber es kann auch als selbständige Übungsart Bedeutung haben, vor allem für ältere Leute mit geschwächten oder schmerzenden Beinen. Fußwanderungen sind eine durchaus brauchbare Methode zur Steigerung der allgemeinen körperlichen Leistungsfähigkeit, wenn sie auch, wie aus unseren Tabellen ersichtlich, weit mehr Zeit pro Übung beanspruchen.
Ein nicht zu übersehender Vorzug der Fußmärsche ist, daß sie von nahezu jedem Menschen, zu jeder Zeit und überall ausge-

führt werden können; überdies erweckt man damit nicht unbedingt den Eindruck, als betriebe man Sport. Das kann für den, der die Blicke und Bemerkungen seiner Nachbarn scheut, ausschlaggebend sein. Auch kann man sich damit auf einfache Art die für das wöchentliche Konditionstraining noch fehlenden Punkte verschaffen. Wie bei dem vorher erwähnten Mann, der zu Fuß vom Bahnhof bis zu seinem Büro zu gehen pflegte, kann das Gehen eine tägliche Routineübung sein, ohne wie eine Übung auszusehen.

Das Laufen auf der Stelle ist, genau genommen, eine Zimmerübung; denn warum sollte man auf der Stelle laufen, wenn man schon einmal im Freien ist! Gerade die Möglichkeit aber, im Hause, d. h. nicht vor aller Augen zu trainieren, ist für viele ein gewichtiger Grund, diese Sportart zu bevorzugen. Ihr gesundheitlicher Wert ist keineswegs gering. Das Laufen auf der Stelle hat denselben Trainingseffekt wie das Laufen im Freien; man braucht zwar mehr Zeit, aber man kann es ganz ungestört, innerhalb seiner vier Wände, womöglich hinter zugezogenen Vorhängen tun, und kein anderer braucht je zu erfahren, auf welche Weise man zu neuer Lebenskraft gekommen ist.

Sollten Sie aber für Ihr Konditionstraining als Grundübung den Langstreckenlauf, das Schwimmen oder das Radfahren gewählt haben, so kann das Laufen auf der Stelle als guter Ersatz dienen, falls regnerisches oder kaltes Wetter Sie an der Ausübung Ihres gewohnten Sports hindert, oder wenn Sie einmal keine Zeit für den weiten Weg zur Badeanstalt haben. Man kann damit sein Tagestraining z. B. morgens, während der Rundfunknachrichten absolvieren; anschließend eine Dusche — und der Arbeitstag kann beginnen.

Handball, Tennis usw. sind für Leute empfehlenswert, die den Wettkampf lieben. Die meisten unserer NASA-Astronauten sind begeisterte Handballspieler; einer der besten war wohl der so tragisch ums Leben gekommene Gus Grissom.

Freilich muß für die ständige Ausübung ein Sportplatz in der Nähe sein, und außerdem braucht man Leute, die mitmachen. Steht beides zur Verfügung, so ist diese gesellige Art des Trainings durchaus zu empfehlen: man kommt damit recht schnell zu einem guten Trainingserfolg.

Am Anfang Ihres Konditionstrainings werden Sie mit Muskelkater rechnen müssen. Wandern und Laufen strengt die Beinmuskeln, insbesondere die der Knöchel an, Schwimmen die Armmuskeln, Radfahren und das Laufen auf der Stelle die der Oberschenkel, sportliche Spiele die Muskulatur des gesamten Körpers. Doch geht dies bald vorüber; es bedeutet nur, daß Sie zum erstenmal wieder Muskelgruppen gebrauchen, die lange Zeit untätig waren. Unsere hiesigen Laufbeflissenen klagen im

Anfang oft über Knöchelbeschwerden. Wenn die Schmerzen anhalten, raten wir nicht, das Training zu unterbrechen, sondern, es zunächst im Schritt gehend fortzusetzen.
Ganz falsch wäre es, wenn Sie die Übungen innerhalb des von Ihnen begonnenen Aufbauprogramms gewaltsam vorantreiben wollten, um etwa den Regenerationsprozeß Ihres Körpers zu beschleunigen. Das Laufübungsprogramm für die Leistungsstufe I beispielsweise, sieht für den Anfang drei volle Wochen mit Gehübungen vor. Nun gibt es immer wieder Ungeduldige, denen solch langsames Fortschreiten nicht behagt und die versuchen, das Ziel schneller zu erreichen; beinahe mit Sicherheit läßt sich dann voraussehen, daß sie Schwierigkeiten mit den Knöcheln, aber auch mit anderen Gelenken haben werden. In manchen Fällen treten hier so schwere Schäden auf, daß eine Weiterführung des Trainings unmöglich wird und damit die Chance, körperlich wieder auf die Höhe zu kommen, endgültig verlorengeht. Ich kann Ihnen daher keinen besseren Rat geben als den, sich genauestens an die Tabellen zu halten; sie sind das Ergebnis ständig wiederholter Tests, und die nach ihnen durchgeführten Übungen sind ebenso gefahrlos wie sicher in der Wirkung.
Ein weiteres Problem sind Muskelschmerzen durch Übergang von einer Sportart zur andern. Haben Sie einen solchen Wechsel vor, so führen Sie ihn allmählich durch und legen, noch während Sie die alte Übungsform weiterbetreiben, ganz kurze Perioden der neuen Übung ein. Wenn Sie z. B. bisher im Freien gelaufen sind und nun auf das Laufen im Zimmer, d. h. auf der Stelle, umschalten wollen, dann üben Sie schon eine Woche vor dem Wechsel täglich eine halbe oder eine Minute lang auf die neue Art. Haben Sie auf diese Weise die betreffenden Muskeln für das Laufen auf der Stelle vorbereitet, so können Sie den endgültigen Wechsel unbedenklich vornehmen.
Die Vielzahl der im Tabellenteil auf den Seiten 171–190 enthaltenen Aufbauprogramme mag auf den ersten Blick etwas verwirrend erscheinen, lassen Sie mich deshalb ein paar erklärende Worte vorausschicken.
Die unter ›Gruppe I‹ (S. 171–176) wahlweise zur Verfügung stehenden Anfangsprogramme dauern je 16 Wochen. Es empfiehlt sich, die Übungen genauso, wie sie in den Listen aufgezeichnet sind, durchzuführen und, bis ein befriedigendes Leistungsniveau erreicht ist, nicht von einer Sportart zur andern zu wechseln, sondern sich an ein einziges Programm zu halten. Wer zur Leistungsgruppe II gehört, wählt eines der sechs unter ›Gruppe II‹ (S. 177–182) aufgeführten Übungsprogramme; jedes von ihnen beansprucht 13 Wochen. Auch hier steht es dem Übenden frei, welches Programm er wählt.
Für ›Gruppe III‹ (S. 183–188) gilt dasselbe wie für die beiden

vorigen Gruppen, doch genügen hier 10 Wochen für die Durchführung des jeweiligen Trainingsplans.
Wer sich nach dem 12-Minuten-Lauftest zu den höheren Leistungsgruppen (IV oder V) rechnen kann, also schon in guter Kondition ist, fängt sein Training gleich mit 30 Punkten pro Woche an. Eine Ausnahme bildet dabei das Schwimmen; nur wer diesen Sport schon vor dem Test viel betrieben hat und sich seine Fitness auf dieselbe Weise bewahren will, kann sofort mit dem unter ›Gruppe IV und V‹ aufgeführten Schwimm-Trainingsprogramm beginnen. Dies wäre aber für Leute, die nicht regelmäßig schwimmen, schwierig; für sie empfiehlt sich ein sechswöchiges Vorbereitungstraining mit allmählicher Leistungssteigerung, wie es für die unteren Leistungsgruppen angegeben wird.
Für Herzkranke und klinische Fälle haben wir besondere Programme (S. 191–192 im Tabellenteil) zusammengestellt, mit dem Gehen (Wandern) als einziger Übungsform. Vor Inangriffnahme sind diese Programme sorgfältig zu studieren; sie sollten auf keinen Fall ohne ärztliche Überwachung durchgeführt werden. Herzkranke dürfen nie allein trainieren. Zu beachten ist auch, daß sich der Patient, bevor er sich zum Ausruhen hinsetzt oder eine Dusche nimmt, erst ein paar Minuten lang abkühlt. Dies ist vor allem bei dem mit fortschreitendem Training schneller werdenden Tempo notwendig. Um die Erhitzung des Körpers allmählich abklingen zu lassen, legt man nach Abschluß der Übung den Weg zu seinem Wagen oder nach Hause in langsameren Schritten zurück. Wenn ich hier an Herzpatienten Gehtests vornahm, richtete ich es stets so ein, daß ihr Marschziel am abseits liegenden Ende der Prüfstrecke lag; so fanden sie anschließend Gelegenheit, sich, langsam zum Laboratorium zurückwandernd, ausreichend abzukühlen.
Nach Beendigung des von Ihnen gewählten Aufbauprogramms sollten Sie sich vor allem bemühen, auf dem hierdurch erreichten Konditionsniveau, d. h. mindestens in der Leistungsgruppe IV zu bleiben. Sie können dies ohne Schwierigkeit, indem Sie sich durch weiteres Training wöchentlich 30 Punkte verschaffen. Zwischendurch sollten Sie sich auch durch gelegentliche Wiederholung des 12-Minuten-Lauftests über den Stand Ihrer Leistungsfähigkeit vergewissern.
Weder diese Zahl 30 noch die Punktzahl für die einzelnen Stufen der Übungsprogramme sind willkürlich aufgestellt. Alle haben ihre guten Gründe. Sie sind das Ergebnis vierjähriger Untersuchungen und ständiger Fehlerkorrekturen und kosteten uns manchen Tropfen Schweiß. Ich will Sie nicht mit unnötigen Details des ganzen Arbeitsvorganges langweilen, doch scheint es mir angebracht zu erklären, wie wir zu den jeweiligen Punktzahlen gekommen sind. Bevor wir uns mit dem Trai-

ningseffekt der einzelnen Sportgattungen befaßt haben, hatten wir durch Messung der bei Versuchen auf der Tretmühle und im Gelände verbrauchten Wärmemenge (in Kilokalorien) festgestellt, wieviel Sauerstoff während der einzelnen Übungen verbraucht wird. Sodann ermittelten wir in ebensolchen Tests die Leistungen von Leuten, die die betreffenden Sportarten regelmäßig ausüben.
Von Tretmühlentests zur Messung des maximalen Sauerstoffverbrauchs war schon früher die Rede. Mit der Tretmühle kann man aber auch einen geringeren als den maximalen Verbrauch messen, da das Gerät auf beliebige Geschwindigkeiten eingestellt werden kann, und bei unseren Versuchen gingen wir die ganze Skala der Möglichkeiten durch.
Die meisten der Geh- und Laufmessungen wurden auf diese Weise vorgenommen und dann zu den Ergebnissen der Geländetests in Beziehung gesetzt. Bei manchen Sportarten waren aus leicht einzusehenden Gründen auch die Gerätemessungen nur im Gelände möglich, so beim Radfahren. Hier ließen wir die Versuchsperson hinter einem Lieferwagen herfahren, auf dessen Rückseite das anzuschließende Instrumentarium (Elektrokardiograph und Speicher für die Ausatmungsluft) montiert war. Streckenlänge und Geschwindigkeit wurden nach Bedarf verändert. Beim Laufen auf der Stelle nahmen wir unsere Messungen zwar im Innenraum, aber ebenfalls nicht auf der Tretmühle vor.
Bei einigen Sportgattungen erwies sich der Gebrauch von Meßinstrumenten als unangebracht oder unmöglich. Ein Beispiel hierfür bildet das Schwimmen. Man kann nicht, mit Geräten zur Messung des Sauerstoffs belastet, in einem Becken auf und ab schwimmen, ohne daß die Leistung ungünstig beeinflußt wird. Ich habe überdies starke Bedenken, jemandem in einem mit Wasser gefüllten Behälter die Elektroden für den Elektrokardiographen anzulegen. Auch bei Handball und anderen Kampfsportarten würde der Spieler nicht seine volle Leistungsfähigkeit zeigen, wenn er eine Untersuchungsausrüstung mit sich herumschleppen müßte. So stützten wir uns bei jenen Sportarten zunächst vor allem auf Angaben, die wir in der medizinischen Literatur über Kalorien- bzw. Sauerstoffverbrauch fanden.
Diese Tabellen erwiesen sich jedoch als verhältnismäßig ungenau, und so waren wir schließlich doch gezwungen, unsere eigenen, revidierten Tabellen aufzustellen und nach neuen Werten für den Kalorienbedarf zu suchen. Der Trainingswert mancher der exklusiveren Sportarten, wie z. B. Golf, war im allgemeinen zu hoch veranschlagt worden. Über die gesundheitsfördernde Wirkung des Golfspiels sind die Meinungen auch jetzt noch geteilt; manche Untersuchungen bezeichnen es ge-

radezu als den sichersten Weg, sich seinen guten Gang zu ruinieren. Den Tabellen folgend, bewerteten wir anfänglich jedes vom Ball erreichte Loch mit einem halben Leistungspunkt, das ergab für eine Runde mit 18 Löchern insgesamt 9 Punkte. Dies mußte dann aber auf 6, schließlich auf 3 Punkte reduziert werden.

Zu Punktwertbestimmungen bei Sportarten, die Messungen nach der z. B. beim Laufen angewandten Methode nicht erlaubten, kamen wir auf folgende Weise; wir ließen mehrere Leute ein regelrechtes Konditionstraining in, sagen wir, Tennis oder Handball beginnen und nahmen dann periodisch Tretmühlentests mit ihnen vor; oder wir testeten Personen, die eine jener Sportarten regelmäßig ausübten. Diese Tests zeigten eine durchaus hinreichende Übereinstimmung der Ergebnisse.

Jedenfalls gelang es uns schließlich, fast alle Ungewißheiten auszuschalten. Heute können wir das Testergebnis schon annähernd voraussagen, nachdem wir den Betreffenden über seine gewohnte körperliche Betätigung befragt haben.

Mit anderen Worten: Zu unserer Verfügung steht ein umfassendes Datenmaterial über die verschiedenen Sportarten und ihre Auswirkung auf den menschlichen Organismus.

Nachdem wir soweit waren, begannen wir die Ausarbeitung des Punktesystems. Zuerst war es notwendig, herauszufinden, welches Konditionsniveau das Ziel eines Übungsprogramms sein sollte und dann mußte man ein brauchbares System finden, mit dessen Hilfe dieses Ziel erreicht und die gewonnene Punktleistung beibehalten werden konnte.

Der 12-Minuten-Test ist gewiß eine ausgezeichnete Methode, jemanden seiner Leistungsfähigkeit entsprechend einzustufen; aber mit seiner Hilfe ist nur die maximale Laufleistung festzustellen, und was wir in diesem Fall brauchten, war ein beweglicherer Maßstab für das ganze Gebiet der sportlichen Übungen. Nun geht man in der Forschung üblicherweise von bekannten Fakten aus, um dann Rückschlüsse auf das noch nicht Erforschte zu machen. Da ich mich mein Leben lang für den Laufsport interessiert habe und genau weiß, daß Mittel- und Langstreckenläufer, unabhängig von ihrer Altersstufe und dem hier angelegten medizinischen Maßstab, durchweg zu den Menschen mit der besten körperlichen Verfassung gehören, entschied ich mich wiederum für den Lauftest; und zwar ging ich diesmal nicht von der Zeit (12 Minuten), sondern von der Entfernung aus. Als Maßeinheit wählte ich eine der bei uns üblichen Mittelstrecken, nämlich eine Meile (1,6 km). Sie mußte laufend oder gehend zurückgelegt werden, und die Geschwindigkeit, mit der dies geschah, war mit dem Sauerstoffverbrauch in Beziehung zu setzen.

Wir stellten fest, daß jeder, der pro Woche sechsmal diese

1,6 km in weniger als 8 Minuten lief, mindestens in Leistungsgruppe IV kam und dieses Niveau unverändert einhielt. Das war also die erstrebenswerte Leistung; wir berechneten sie später mit 30 Punkten, d. h. für jeden der 6 Tage 5 Punkte als Grundlage unserer Übungsvorschriften.
Aus der hier folgenden, auf 1,6 km Laufleistung bezogenen Tabelle wurde alles Weitere entwickelt:

Laufzeit in Minuten	*Anzahl der Punkte*	*Sauerstoffverbrauch (ml/kg/min)*
19:59 bis 14:30	1	7
14:29 bis 12:00	2	14
11:59 bis 10:00	3	21
9:59 bis 8:00	4	28
7:59 bis 6:30	5	35
unter 6:30	6	42

Um die Energie für eine Laufleistung von 1,6 km in weniger als 8 Minuten zu erzeugen, werden, wie man aus der Tabelle ersieht, 35 ml/kg/min Sauerstoff benötigt. Wird der Körper an 6 Tagen innerhalb einer Woche zu diesem Sauerstoffverbrauch veranlaßt, so verschafft ihm dies einen guten Trainingseffekt.
Wir teilten nun die Zahl 35 der benötigten ml durch 7 und erhielten auf diese Weise unsere 5 Punkte für diese Laufleistung; und so bauten wir die ml-Skala, auf unsere Meßwerte gestützt, in Stufen von je 7 ml nach oben und unten aus. Auf diese Weise entstand die obige Tabelle. Für alle anderen Sportarten wurden dann, sobald wir die Ausgangsmeßwerte besaßen, entsprechende Tabellen durch Vergleich hergestellt; jede beliebige Übung, die durchschnittlich 35 ml/kg/min Sauerstoffverbrauch bewirkte, wurde mit 5 Punkten bewertet, bei 28 ml/kg/min waren es nur 4 Punkte usw. Eine Übung mit 42 ml/kg/min stellt die doppelte Leistung dar wie eine solche mit 21 ml/kg/min, die erste bringt also 6, die zweite nur 3 Punkte ein. Dieses Prinzip ließ sich auf sämtliche Arten von Leibesübungen anwenden.
Das alles mag recht kompliziert erscheinen, doch sollte man sich deswegen nicht beunruhigt fühlen. Wer sich des Punktesystems bedienen will, muß ja nicht unbedingt in seine Entstehungsgeschichte eindringen. Immerhin wird es den einen oder anderen Leser interessiert haben, daß die Ziffernreihen unserer Tabellen nicht willkürlich entstanden sind, sondern auf wissenschaftlichen Überlegungen beruhen, und daß sie ihre endgültige Form einer intensiven Arbeit im Gelände und systematisch fortgeführten Untersuchungen und Aufzeichnungen im Labor verdanken.

Ich fasse noch einmal kurz zusammen:

- Eine mit 5 Punkten bewertete Tagesübung schafft einen guten Trainingseffekt.
- 5 Punkte sollten als der tägliche Durchschnitt einer Übungswoche von 6 Tagen betrachtet werden.
- Abweichungen von dieser durchschnittlichen Tagesleistung sind vertretbar, sofern die Wochenleistung von 30 Punkten nicht unterschritten wird. Am günstigsten sind je 6 Punkte an 5 Tagen in der Woche. Gegen 4 Übungstage mit je $7^1/_2$ Punkten ist nichts einzuwenden, aber 3 Tage mit je 10 Punkten sind schon ungünstig, denn wenn an vier von den sieben Tagen der Woche nicht geübt wird, so kommt man doch leicht wieder ›aus der Übung‹.
- Jede Veränderung der Wochenleistung von 30 Punkten verändert auch den Trainingseffekt; Abweichungen nach oben steigern ihn, 30 Punkte erhalten ihn aufrecht, bei weniger als 30 Punkten wöchentlich beginnt er abzunehmen, bis er schließlich verlorengeht.

In diesem Zusammenhang erheben sich zwei Fragen. Die erste: Warum gehen wir von 35 ml/kg/min Sauerstoffverbrauch aus, um einen Trainingseffekt zu erreichen, wenn wir doch beim 12-Minuten-Test 42 ml/kg/min als das Maß für ›gute‹ Kondition betrachten?

Antwort: In diesem Test wird der *maximale* Sauerstoffverbrauch festgestellt; es ist aber, um den Trainingseffekt zu erreichen, nicht erforderlich, das Äußerste zu leisten. Zu diesem Effekt kommt man ja schon durch bloßes Gehen. Werfen Sie noch einen Blick auf die Tabelle Seite 57. Beim Zurücklegen der Strecke von 1,6 km in fast 20 Minuten bewegt man sich im Schritt fort; und dennoch setzt man dabei 7 ml/kg/min Sauerstoff um und gewinnt einen Punkt. Eine Leistung von mindestens 30 Punkten pro Woche – die einzige unumstößliche Regel –, bewirkt eine Speicherung des Effekts, entsprechend einem maximalen Sauerstoffverbrauch von 42 ml/kg/min, auch wenn der Übende diesem Wert in keiner Minute der Woche nahekommt. Mit anderen Worten: 30 Punkte pro Woche bedeuten einen maximalen Sauerstoffverbrauch von 42 ml/kg/min, das heißt Leistungsgruppe IV, also gute Kondition.

Zweite Frage: Wenn die Punktwerte direkt aus dem in ml/kg/min ausgedrückten Sauerstoffverbrauch errechnet werden, warum bleibt man dann nicht bei den ml/kg/min-Zahlen und verzichtet auf die Umrechnung?

Nun – das wäre zu umständlich für den Benutzer der Tabellen. Es ist wesentlich einfacher, sich für seine Übungen jede Woche 30 Punkte zu merken als 1680 ml. Gar zu leicht geraten uns so große Zahlen im Gedächtnis durcheinander, während man ohne große Schwierigkeit die Zahl 5 behalten kann. Sollten

Sie dennoch an der medizinischen Grundlage Ihrer sportlichen Übungen interessiert sein, dann haben Sie ja immer die Möglichkeit, sich die Formel: 1 Punkt = 7 ml/kg/min zu vergegenwärtigen; 14 ml/kg/min entsprechen 2 Punkten usw.

Wenn es Ihnen nun klargeworden ist, was es mit den 30 Punkten pro Woche auf sich hat, dann werden Sie – nach Beendigung des Aufbautrainings – keine Schwierigkeit haben, selbst ein Programm für Ihr weiteres Training aufzustellen. Sie sind dann an keine festen Regeln mehr gebunden und müssen nur bei 30 Punkten in der Woche bleiben.

Ich halte es nicht für angebracht, Ihnen nun noch einzelne der sechs als günstig erkannten Übungsarten oder auch Kombinationen dieser Übungen besonders zu empfehlen, denn was für ein zeitlich bemessenes Aufbautraining schön und gut ist, spielt keine Rolle bei der Frage, wie man sich bis zu seinem Lebensende sportlich betätigen soll. Die Bedingungen wechseln ja täglich, mit jeder Jahreszeit und von Jahr zu Jahr. Bei jedem Menschen liegen die Verhältnisse anders, und entscheidend wird letzten Endes sein, wieviel Zeit er für den Sport aufbringen kann, welche Einrichtungen ihm zur Verfügung stehen und welcher Art seine persönlichen Neigungen sind. Aber das ist es, was für unser Punktesystem spricht und worin seine eigentliche Stärke besteht: Jeder kann seine Übungen beliebig kombinieren; sorgt man nur dafür, daß sie im ganzen 30 Punkte pro Woche ergeben, so kann man sicher sein, für das wissenschaftlich ermittelte Minimum gesorgt zu haben, damit Aktivität und Leistungsfähigkeit aufrechterhalten bleiben.

Die Wahl der Übungen kann nach den vollständigen Listen der Punktwerte auf S. 193–205 getroffen werden. Als Starthilfe lassen wir hier ein paar Musterbeispiele an Übungswochen folgen.

Sportart	*Strecke*	*Zeitdauer*	*Häufigkeit*	*Punkte pro Tag*	*Punkte pro Woche*
1. Laufen	2,4 km	12 Min.	Mo., Di., Do. u. Fr.	7 1/2	30

Mit einem wöchentlichen Zeitverbrauch von 48 Minuten ist dies der schnellste Weg, 30 Punkte zu gewinnen.

2. Wandern (Gehen)	1,6 km	19 Min.	2 × tägl., an 5 Tagen in der Woche	10	
Schwimmen	1000 m	30 Min.	Mo., Mi., Fr.	18	
Golf	18 Löcher		Sa.	3	31

Für Wochenendgolfspieler, die im Zentrum einer Großstadt, nicht weit von einem Schwimmbad entfernt tätig sind und sich noch 10 Punkte mit dem Fußmarsch vom und zum Bahnhof verdienen können.

	Sportart	*Strecke*	*Zeitdauer*	*Häufigkeit*	*Punkte pro Tag*	*Punkte pro Woche*
3.	Wandern (Gehen)	2,4 km	29 Min.	2 × tägl., an 5 Tagen in der Woche	15	
	Handball od. Tennis		35 Min.	Mo., Mi., Fr.	15¾	30¾

Für Achtstundenarbeiter, die es nicht weit zur Turnhalle haben.

4.	Laufen a. d. Stelle		10 Min.	6 × in der Woche	15	
	Wandern (Gehen)	2,4 km	29 Min.	2 × tägl., an 5 Tagen in der Woche	15	30

Für alle, denen es peinlich ist, zu zeigen, daß sie Sport treiben (auf der Stelle laufen kann man im Hause, und das Wandern sieht nicht nach Sport aus).

5.	Radfahren	5,8 km	11:30 Min.	2 × tägl., an 5 Tagen in der Woche	30	30

Geeignet für den Fabrikarbeiter, dessen Arbeitsplatz entsprechend weit von der Wohnung entfernt liegt.

Alle diese Programme und eventuell beabsichtigte Varianten können auch mit jahreszeitlich bedingten Sportarten kombiniert werden, so etwa mit Golf, Tennis, Rudern oder Skilaufen; wenn aber in Ihrem Programm nicht auch die Grundübungen wie Wandern, Laufen, Schwimmen oder Radfahren vertreten sind, wird es Ihnen kaum möglich sein, die nötige Punktzahl zu gewinnen.
Was mir nach allem in diesem Kapitel über das Punktesystem Gesagten noch notwendig scheint, sind ein paar Worte der Ermutigung, vor allem für jene, die ein Aufbautraining beginnen. Der Versuch, die durch lange Zeit der körperlichen Untätigkeit entstandenen Schäden zu beseitigen, wird möglicherweise ein verzweifelter Kampf, und nur allzu leicht kommt man dabei zu der Überzeugung, es sei durchaus nicht zu schaffen, man sei mit einem solchen Übungsprogramm einfach überfordert.

Man ist es nicht! Mit dieser Behauptung stütze ich mich auf Tausende mir bekannter Fälle. Einer davon ist mir noch besonders deutlich in Erinnerung.

Es handelte sich um einen im Büro tätigen New Yorker mittleren Alters, der am Wochenende Golf zu spielen pflegte und sich sonst kaum Bewegung verschaffte. Eines Tages erfuhr er von unserem Bewegungstraining, trat darauf einem Sportverein bei und begann, im Schwimmen zu trainieren.

Man habe ihm dort geraten, sagte er mir später, es für die erste Woche mit vier Bahnen (100 m) täglich zu versuchen. Aber am ersten Tage habe er kaum zwei geschafft und sei dabei fast ertrunken; er habe nicht aufgegeben und am nächsten Tag drei Bahnen schwimmen wollen, wobei er beinahe kollabierte. In der Mitte der Strecke mußte er anhalten und sich am Beckenrand festklammern. Mühsam hangelte er sich zum Nichtschwimmerteil vor und stieg völlig erschöpft aus dem Wasser.

Wochenlang übte er, mehr oder weniger vom Programm abweichend, mit Zähigkeit weiter. Etwa sechs Wochen dauerte es, bis er fünf Bahnen ohne Unterbrechung schwimmen konnte. »Zuweilen passierte es mir«, sagte er, »daß ich in der letzten Bahn in panischem Schrecken das Wasser zu bearbeiten anfing, überzeugt, daß ich niemals das Ende erreichen würde. Ich schaffte es zwar immer, blieb aber die nächsten fünf Minuten, keuchend zusammengesunken, am Rand des Schwimmbeckens; manchmal glaubte ich dann, auf der Stelle sterben zu müssen.«

Jedenfalls blieb er weiterhin dabei, immer ein wenig außerhalb des regulären Programms und mit sehr langsamen Fortschritten. Als er endlich soweit war, daß er 10 Bahnen in einem Zuge durchschwimmen konnte, machte sich der Trainingseffekt bemerkbar.

»Ich wollte es kaum glauben«, berichtete er, »aber sozusagen über Nacht war das Gefühl der Überanstrengung verschwunden. Ich hatte beim Schwimmen auf einmal nicht mehr das Empfinden, meine Lunge müsse bersten. Diese 10 Bahnen schaffte ich spielend; und einen Tag später, als ich es mit 12 Bahnen versuchte, war es dasselbe. Nun schwamm ich jeden Tag, das Programm mißachtend, zwei Bahnen mehr, bis ich es auf 40 gebracht hatte. Sechs Monate hatte ich mich abgemüht, um lumpige zehn Bahnen zusammenzubringen, alles übrige schaffte ich in vier Wochen. Heute kann ich mir gar nicht mehr vorstellen, was daran eigentlich so schwierig war.«

Ich bin überzeugt, er würde es, wenn er sich durchgehend an das Originalprogramm gehalten hätte, ebenfalls, aber mit weniger Mühe geschafft haben. Er hatte eine gute Körperhaltung und war ›soweit‹ gesund, was ihm, da er eine Privatmaschine flog, jedes Jahr in einer Pflichtuntersuchung bestätigt worden war. Seine ersten Schwimmversuche aber lieferten den Beweis für den damals mangelhaften Zustand seiner wichtigsten inneren Organe. Zum Teil waren die Schwierigkeiten, die er mit seiner Aufbauarbeit gehabt hatte, freilich darin begründet, daß er noch nicht gewußt hatte, *wie* man schwimmt; und das ist ein Problem beim Schwimmen überhaupt; es erfordert außer der nötigen Willenskraft ein gewisses technisches Können. Nun, ich bin immer froh, wenn jemand sein Trainingsziel erreicht, gleichviel auf welche Art.

Unserm Schwimmer ist seitdem äußerst wohl in seiner Haut, und er fühlt sich, wie er mir anvertraute, wenn er durch die von Menschen wimmelnden Straßen New Yorks geht, wunderbar überlegen. So ist es oft: Zuerst Angst und Niedergeschlagenheit, dann ein verzweifelter Entschluß, Fortschritt, Erfolg, schließlich Siegesbewußtsein.

Man sieht – auch das Gemüt kann davon profitieren. Ist das etwa nichts?

6. Die Teilnehmergruppen

Jake LaPresto wurde von seinem Arzt zu mir geschickt. Er war ein Mann, der sichtlich unter dem hektischen Betrieb in seinem Verantwortungsbereich litt; man hatte ihm Planungsaufgaben in einem Erweiterungsprojekt für eines unserer Krankenhäuser übertragen, und tagaus, tagein führte er einen Kampf gegen unüberwindlich scheinende Hindernisse.

Jake zeigte die klassischen Symptome eines Menschen, der seinem Ende entgegengeht.

Dazu muß man wissen, daß er Übergewicht hatte, täglich 50 Zigaretten rauchte, sich nicht im geringsten körperlich betätigte und von morgens 7 Uhr 30 bis Mitternacht, oft auch am Wochenende, in seine Aufgabe eingespannt war.

Zuerst bekam er ein Magengeschwür, danach Darmbeschwerden, schließlich wurden krankhafte Veränderungen des Dickdarms festgestellt. Er sollte deswegen operiert werden, aber der Chirurg erklärte, vorher müsse der Patient an Gewicht abnehmen und etwas für die Verbesserung seines äußerst schwachen Kreislaufs tun, bis dahin sei eine Operation zu riskant.

Und so bekam ich ihn zur Behandlung.

Jake war glücklicherweise ein folgsamer Patient. Er litt zwar an der für den Manager typischen körperlichen Trägheit, aber sobald er begriffen hatte, was dagegen zu tun war, tat er es auch. Er begann, täglich seine vorgeschriebene Meile zu wandern, legte sie später im Dauerlauf zurück und stand all jene Anfangsbeschwerden — Knöchelschmerzen, Blasen an den Füßen und Wadenmuskelkater — tapfer durch. »Jede früher gerauchte Zigarette«, sagte er, »sehe ich während des Trainings an mir vorbeimarschieren.«

Sein Gewicht ging von 185 auf 173 Pfund zurück, der Taillenumfang verringerte sich um gut 6 cm. Dies hatte er freilich nicht allein dem Training zu verdanken, er aß jetzt auch weniger; zwei Mahlzeiten täglich, fand er, seien durchaus genug.

Das Rauchen schränkte er ebenfalls ein. Er brauchte es nicht mehr zur Aufmunterung, da er sich nun viel frischer fühlte und nicht mehr unter seiner Dauermüdigkeit zu leiden hatte. Er schlief 7 Stunden ruhig und fest, damit war sein Bedarf gedeckt. Desgleichen schwanden die Symptome des Magengeschwürs. Fortschritte zeigten sich auch in seiner psychischen Verfassung, so daß er beruflichen Belastungen besser gewachsen war. Das Darmleiden meldete sich nicht mehr. Bis heute wurde Jake nicht operiert, und wahrscheinlich bleibt ihm dies überhaupt erspart.

Was den Erfolg des Trainings betrifft, konnte er sich nicht beklagen. Er beklagte sich dennoch.

»Ken«, sagte er eines Tages, »sehen Sie mich an, ich bin beinahe 50, und meine Krankengeschichte kennen Sie ja. Warum muß ich es eigentlich diesen jungen, gesunden Burschen gleichtun?«

Er wollte also, daß ich bei ihm geringere Maßstäbe anlegte. Solche Einwände kamen nicht nur von Jake; ich hörte sie immer wieder: »Mit meinen 250 Pfund schaffe ich niemals 30 Punkte ...«

Manche der Patienten wollten das Programm gerade wegen ihres Untergewichts ein bißchen erleichtert haben, wieder andere wegen zu kurzer Beine. Einer verwies auf seine acht Kinder, für deren Ansprüche allein ihm schon 20 Punkte gutzuschreiben seien. Jeder hatte irgend etwas vorzubringen, jeder schien sich als einen Sonderfall zu betrachten, für dessen Körper ein spezielles Trainingsprogramm nötig sei.

Dies, meine Freunde, ist jedoch ein grundlegender Irrtum. In Wirklichkeit besteht keine andere Spezialisierung im Organismus des Menschen als die durch das Geschlecht bedingte. Immerhin habe ich Verständnis dafür, wenn jemand persönliche Rücksichtnahme verlangt, denn es liegt in der Natur des Menschen, daß er seine persönlichen Schwierigkeiten als einmalig ansieht. Ärgerlich finde ich es dagegen, wenn Leute, die es besser wissen sollten, freigebig Sonderkonzessionen anbieten, ohne sich auf medizinische Daten stützen zu können. Jener Standard der 30 Punkte ist nicht meine Erfindung. Ich habe ihn nur entdeckt und teile hier die Entdeckung mit.

Natürlich möchte ich nicht behaupten, jemand, der nur 29 Punkte in der Woche leistet, sei weniger fit als einer, der es auf 30 bringt. Es ist eben ein Punkt weniger; aber 28 Punkte sind auch nur einer weniger als 29, und so könnte man weiter herunterhandeln bis Null. Auf unsere Forschungsergebnisse gestützt, betone ich, daß jene in 30 Punkten ausgedrückte Trainingsleistung das *Minimum* zur Erhaltung einer körperlichen Verfassung darstellt, welche die Medizin als nahezu gleichbedeutend mit dem Grundbegriff der Gesundheit erkannt hat. Dies gilt für den Neunzigjährigen ebenso wie für den Neunzehnjährigen.

Mit Neunzig, muß ich noch ergänzen, sollte man es wenigstens auf 30 Punkte bringen, mit Neunzehn dagegen auf wesentlich mehr. Angebracht ist also nicht die Frage, ob man im Alter mit weniger Punkten auskomme, sondern die, wieviel mehr man in jüngeren Jahren leisten könne.

Auf einige der Altersklassen, und innerhalb dieser auf gewisse Sondergruppen, möchte ich in den folgenden Abschnitten zu sprechen kommen. Ich werde darin mitteilen, welche Beobachtungen wir an ihnen machten und welche wöchentlichen Punktleistungen für jede dieser Gruppen zu empfehlen sind.

Unter 18 Jahren

Da nur selten jemand unter 18 seinen Militärdienst beginnt, können wir uns mit unseren Hinweisen für diese Altersgruppe fast nur auf die medizinischen Befunde anderer und auf die von Experten für Leibeserziehung gesammelten Erkenntnisse stützen.

Kinder unter 10 Jahren in ausgesprochenem Wettkampfsport zu trainieren, ist nicht ratsam, weil sich psychische Schäden daraus ergeben können. In diesem Alter sollte der Sport als Spiel ausgeübt werden; die beim Wettkampf notwendige strenge Disziplin wird, zu früh angewandt, häufig die Ursache nervöser Störungen. Kinder finden gewöhnlich ihre eigenen Wege der körperlichen Betätigung und brauchen den sogenannten Leistungssport nicht.

Nach vollendetem 10. Lebensjahr sollten die Kinder jedoch allmählich zur Ausübung von Sport in geregelter Form veranlaßt werden, vor allem, wenn sie in das Alter kommen, in dem sie sich, anstatt zu Fuß zu gehen, lieber Vaters Auto ausborgen. Das sind sehr kritische Jahre, die wichtigsten für die Entwicklung des jugendlichen Körpers, in denen Herz und Lunge auf die ihnen bevorstehenden lebenslangen Aufgaben trainiert werden müssen.

Durch mehrere Untersuchungen wurde hinreichend bewiesen, daß junge Leute, die tüchtig Sport treiben, sich auch auf der Schulbank und erst recht später, im Hörsaal der Universität bewähren. Sie sind aufmerksamer und vertrauen mehr auf ihren Erfolg als ihre sportlich ungeübten Kameraden. Man muß keine ›Sportkanone‹ werden, was eine natürliche körperliche Überlegenheit voraussetzt; es gibt genügend Übungen, zu denen nichts anderes nötig ist als der gute Wille.

Auch hier sind 30 Punkte pro Woche das Leistungsminimum, vorschlagen möchte ich aber für diese Altersklasse eher 50 Punkte.

Die traurige Wahrheit ist, daß viele der jungen Leute unter 18 Jahren noch nicht einmal das genannte Minimum erreichen. Woher ich das weiß? Nun – ich habe viele Rekruten, die das Alter von 18 Jahren kaum überschritten hatten, dem 12-Minuten-Lauftest unterzogen. Stets blieben nahezu zwei Drittel unterhalb der Kategorie ›gut‹. Natürlich haben sie keine Gebrechen, sonst wären sie nicht eingezogen worden, aber sie haben es bis dahin versäumt, durch genügend Bewegung in gute Kondition zu kommen. Wir nennen diesen Zustand ›passive Fitness‹.

Der betrüblichste Teil dieser Wahrheit aber ist, daß jene jungen Menschen, die 18 oder 20 geworden sind und bis zu diesem Zeitpunkt sehr wenig oder überhaupt nichts für ihre körperliche Ertüchtigung getan haben, gewöhnlich ihr Leben lang in

ihrer passiven Haltung verharren, und daß es fast unmöglich wird, sie aus ihrer Lethargie aufzurütteln.
Das Durchschnittsalter der Männer, die unter einem Herzanfall zusammenbrechen, sinkt weiterhin unaufhaltsam. Darüber sollten Eltern und Pädagogen einmal nachdenken.

18 bis 50 Jahre

Hauptsächlich Angehörige dieser Altersgruppe waren es, denen meine Untersuchungen galten, da sich vorwiegend aus ihnen das Militärpersonal zusammensetzt; selten stellen wir jemanden unter 18 ein, und ebenso selten wird die Dienstzeit über das 50. Lebensjahr ausgedehnt. Die meisten der von uns gewonnenen medizinischen Daten beruhen daher auf Untersuchungen dieser Jahrgänge. Ihnen rate ich stets zu einem Übungsminimum von 30 Punkten, für manche aber — darauf komme ich noch zurück — zu wesentlich mehr.
Die Rekruten — Männer von 18 bis Anfang 20 — schnitten im 12-Minuten-Test, wie bereits erwähnt, zu 65 % mit ›sehr schlecht‹, ›schlecht‹ oder ›mäßig‹ ab. Nach einem sechswöchigen Aufbautraining gehörten kaum noch 10 % zu den drei unteren Leistungskategorien, über 90 % waren nun in Gruppe IV oder V; ähnlich gute Resultate hatten wir an Offiziersschulen bei Männern von 28 und 34 Jahren. Als wir sie für das Training testeten, zeigten sie — vor allem die älteren — eine noch schlechtere Durchschnittskondition als die Rekruten. Ich fand das besonders deshalb erschreckend, weil es sich hier um Männer handelte, die schon lange gedient hatten und jedes Jahr obligatorisch auf ihren Gesundheitszustand untersucht wurden. Dies hatte also das Absinken ihres Leistungsniveaus nicht verhindern können. Wie mag es dann erst im Zivilleben um die körperliche Ertüchtigung bestellt sein, wo in dieser Hinsicht kein Zwang besteht? Was wird aus jenen Jugendlichen, die nicht zum Militärdienst eingezogen werden, wo sie wenigstens eine Zeitlang zu physischen Leistungen gezwungen wären, und die keinerlei Sport betreiben, sondern sich immer mehr der Trägheit hingeben? Wie hoch mag ihre Lebenserwartung sein, und wie werden sie sich mit zunehmendem Alter fühlen?
Man sagt, in unserer Zeit begännen bei den Männern die mittleren Jahre mit 28, und in diesem Alter sei schon die Saat gelegt für Herz- und Lungenbeschwerden, Magengeschwüre, Diabetes und eine ganze Reihe weiterer Krankheiten, die den Menschen später zum hilflosen Krüppel machen können.
Dies ist aber kein Grund, den Mut zu verlieren! Wie gesagt, war bei allen von uns getesteten Personen nach gezieltem Training ein wesentlicher Fortschritt zu bemerken, am augenfällig-

sten bei den Leuten, die hier, unter meiner Anleitung trainierten; über 60 % von diesen gelang es, schließlich 2,8 km in 12 Minuten zu laufen, d. h. in Gruppe V zu kommen. Ihr Durchschnittsalter betrug 28 Jahre, aber einige, wie der erwähnte J. LaPresto, waren nahezu 50.
Ich lasse ein paar willkürlich herausgegriffene Beispiele folgen.
Mein Stellvertreter, ein 38jähriger Major des Verwaltungsdienstes, war einer jener Männer über 35, die ihre einst gute Kondition zu verlieren beginnen. Er hatte zwar als Oberschüler eifrig Fußball gespielt, war dann aber in die bekannte gewohnheitsmäßige Trägheit verfallen. Den ganzen Tag saß er apathisch an seinem Schreibtisch, und nachts wälzte er sich ruhelos hin und her. Eines Tages begann er mit dem Lauftraining, und in dem Maße, wie sich seine Kondition verbesserte, erwachte wieder sein sportlicher Geist. Er brachte es bis auf 8 km täglich (60 Punkte in der Woche). Seinen Gürtel konnte er ein paar Löcher enger schnallen, und wie er versicherte, schlief er jetzt doppelt so lange und fest wie zuvor.
Ein 47jähriger Psychologe kam auf die Empfehlung eines Freundes zu mir. Er betrieb nach eigener Methode leidenschaftlich Gymnastik und war lange überzeugt, dies sei die einzig richtige Art, etwas für seine Gesundheit zu tun. Dann aber gewann er Interesse an den Zielen unseres Bewegungstrainings. Jetzt läuft er täglich 2,4 km, und er gesteht ein, daß ihn dies weit mehr gekräftigt habe als seine früheren ›situps‹ (Aufrichteübungen).
Ein Pharmakologe im Militärkrankenhaus meiner Einheit rauchte nach seinen eigenen Worten »wie ein Fabrikschlot«. Als wir wieder einmal eine Umfrage nach Freiwilligen für unsere Tests erließen, wurde er neugierig und stellte sich auf der Station ein. Nach 5 Minuten Tretmühlentest war er völlig ausgepumpt. Dies gab ihm zu denken, und eine Woche später war er wieder da, um auf unserer Bahn mit dem Lauftraining zu beginnen. Sechs Monate dauerte es, bis er 1,6 km in 8 Minuten schaffte, aber gegenwärtig läuft er bis zu 16 km am Tage. Er wurde auch Dritter in einem hier veranstalteten Marathonlauf und ist Mitbegründer eines ohne mein Zutun entstandenen ›Century Club‹, dessen Mitglieder eine Wochenleistung von mindestens 100 Punkten aufweisen müssen. Bemerkenswerter noch: er gab das Rauchen auf. Mehr als 20 Jahre lang hatte er durchschnittlich 2 Päckchen Zigaretten am Tage verbraucht, und jetzt verlor er auf einmal den Geschmack daran. Etwas anderes gewann er jedoch. Für ihn war es ein persönlicher Sieg, und unablässig redend warb er — ein Proselytenmacher im Kampf gegen das Rauchen — für unseren Klub. So mancher stieß auf seine Anregung hin zu uns, nur in der Hoffnung, sich auf diese Weise das Rauchen abzugewöhnen.

Eines der ungewöhnlichsten Mitglieder unseres Klubs ist der Pastor meiner Kirche; die Gemeinde zählt über viertausend Köpfe, und so war ich einigermaßen überrascht, als er mich eines Tages auf meine Arbeit hin anredete. »Was Sie zu bieten haben«, sagte er, »dürfte für mich gerade das Richtige sein«, und im weiteren stellte er mir dar, wie sehr er in den hektischen Betrieb der modernen Kirche eingespannt sei — er müsse reden, schreiben, Ratschläge erteilen, viel umherreisen; er spiele zwar ein wenig Golf, darüber hinaus aber habe er bisher nie Zeit gefunden, etwas für seine Gesundheit zu tun. Und nun hatte er auf einmal das Gefühl, er müsse doch unbedingt damit anfangen; nur wußte er nicht recht wie.
Bei ihm zeigten sich die typischen Ermüdungserscheinungen des Überbeschäftigten. »Schon früh am Nachmittag«, beschrieb er seinen Zustand, »verläßt mich jetzt meine Energie. An manchen Tagen, oft gerade dann, wenn ich besonders auf der Höhe sein müßte, empfinde ich diesen Mangel an Kraftreserven.«
Er folgte meiner Einladung zu unserer Station, wo wir ihn auf der Tretmühle und im 12-Minutenlauf testeten. Seine Leistung genügte für Gruppe III, war also nicht übel für einen Mann von 41 Jahren, der sich nicht regelmäßig sportlich betätigt. Sogleich begann er mit dem Lauftraining, und genau nach unserer Tabelle brachte er es innerhalb von 10 Wochen auf 2,4 km in etwas weniger als 12 Minuten. Seine Energiereserven stiegen wieder.
»Ihr Programm«, erklärte er gutgelaunt, »habe ich mit religiösem Eifer zu Ende geführt. Es hat wirklich funktioniert! Ich fühle mich nach diesem Training wie verwandelt, und ich werde mich weiter aktiv daran beteiligen und auch andere dazu ermuntern.«
Unter den klinischen Fällen habe ich J. LaPresto bereits erwähnt. Dann waren da ein Mann der Personalverwaltung von einem benachbarten Flugplatz und ein Captain mit über 4000 Flugstunden; bei diesen beiden hatte man kürzlich Zucker festgestellt. Der erste, ein Fünfundzwanzigjähriger, hatte 20 Pfund Übergewicht. Von seinem Leiden erfuhr er bei einer Routineuntersuchung. Der die Diagnose stellende Arzt wies ihn auf unser Konditionsprogramm hin und bedeutete ihm, daß es bei Fettleibigkeit schwierig sei, der Zuckerkrankheit beizukommen und daß er zunächst dafür sorgen solle, sein Fett durch Muskelarbeit teilweise abzubauen.
»Ich war zwar skeptisch«, meinte später der Patient, »aber als ich hierherkam und die anderen laufen sah, dachte ich mir, ich könnte es ja einmal versuchen.«
Innerhalb von 8 Wochen brachte er es auf 2,4 km am Tag. Er nahm nicht an Gewicht ab und wurde dennoch schlanker; sein

Taillenumfang hatte sich in dieser Zeit um 5 cm verringert. Seitdem waren bei ihm alle Zuckeruntersuchungen negativ.
Dann der Flugkapitän – ein Mann, für den das Fliegen den Reiz des Lebens ausmachte und der nun, erst 36 Jahre alt, das Ende seiner Tätigkeit gekommen sah. Von seinem Leiden hatte er gelegentlich einer der üblichen Pflichtuntersuchungen erfahren. Der Fall war eindeutig: den ganzen Tag verbrachte er sitzend – entweder im Cockpit oder am Schreibtisch –, er hatte 20 Pfund Übergewicht, rauchte täglich 30 Zigaretten und stammte dazu noch aus einer Diabetikerfamilie. Die Symptome waren Abgeschlagenheit, übermäßige Urinausscheidung und ständiger Durst, wie es für Zuckerkranke ganz typisch ist.
Er entschloß sich zum Lauftraining, doch wurde dabei seine Energie auf manche harte Probe gestellt. Da er schon zu lange ans Sitzen gewöhnt war, stellten sich bei ihm Gelenkschmerzen in einem Ausmaß ein, wie es sonst kaum der Fall ist; noch nach Wochen mußte er sich verschiedentlich wieder auf das Gehen im Schritt beschränken. Er gab jedoch nicht auf.
Als ihm schließlich 1,6 km in 7:30 Minuten bzw. 2,4 km in 12 Minuten gelungen waren, hatte sich sein Taillenumfang um 10 cm verringert, und 25 Pfund Fett waren durch Muskeln ersetzt.
Beide, der Verwaltungsmann und der Flieger, hatten sich für ein Sondertraining entschieden, bei welchem sie ihr Gewicht nicht bis auf das in der Normalgewichtstabelle festgelegte Maß reduzierten, aber Fett verloren. Dies war ein Versuch, durch den ich nachweisen wollte, daß der hohe Blutzuckergehalt, wie er bei Fettleibigkeit besonders häufig ist, durch Umwandlung von Fett- in Muskelgewebe eingedämmt werden kann. Um wieviel das Körpervolumen geringer wurde, konnten wir mit Hilfe von wassergefüllten Spezialtanks, sogenannten Archimedestanks, genau feststellen; in diese wird die Versuchsperson eingetaucht, und das aus der Wasserverdrängung erkennbare Volumen des Körpers wird mit seinem Gewicht verglichen. Das Verhältnis des Fettgewichts zum Muskelfleischgewicht ist aus einer Formel abzuleiten.
Tatsächlich erwies sich das Training als wirksames Therapeutikum. Besonders augenfällig war dies bei dem Flieger, dessen Gesundheitszustand sich nach 15 Wochen derartig gebessert hatte, daß seine Wiedereinstellung in den Flugdienst erwogen wurde.
Einer unserer Renommierfälle ist ein 42jähriger Major, Leiter der Abteilung für Berufsausbildung am Krankenhaus meiner Einheit. Bei ihm zeigten sich Symptome für Magengeschwüre, er wog etwa 25 Pfund zuviel, bekam Spritzen wegen Sehnenentzündung und litt unter Rückenschmerzen, was bei kleinen,

mit einem schweren Körper belasteten Menschen nicht ungewöhnlich ist.
Der Major begann mit dem Lauftraining; er litt anfangs unter Knöchelschmerzen, brachte es aber schließlich auf eine Meile in 8 Minuten. Nun war das Schlimmste überwunden, und täglich verlängerte er die Strecke, wobei seine Beschwerden in dem Maße abnahmen wie sein Gewicht. Als er so weit war, daß er 8 km am Tage lief, wog er nur noch 150 statt 175 Pfund. »Soviel weiß ich jetzt«, meinte er, »die richtige Tagesration für mich sind zwei Mahlzeiten und 8 km Dauerlauf.«
Seine Magengeschwüre meldeten sich nicht mehr, die Spritzen konnten eingestellt werden, und der Rücken war schmerzfrei.
Erwähnt sei noch, daß er als einer der wenigen in unserem Klub seinen Lauf von Anfang bis zu Ende wirklich genießt. Wenn er nicht läuft, pflegt er darüber zu reden, und wir haben seinen Trainingserfolg schon hundertmal mit ihm besprochen. Er ist Doktor der Psychologie, daher sind seine Kommentare von großem Wert für uns.
»Die physischen Gewinne liegen auf der Hand«, erklärte er, »denken Sie nur an meine Magengeschwüre! Bis vor kurzem konnte ich es nicht wagen, scharf Gewürztes zu essen, und jetzt kann ich mir das leisten, so oft ich will. — Aber das ist es nicht allein; der große Erfolg liegt darin, daß sich meine Einstellung zum Leben geändert hat. Meine Arbeit habe ich bisher immer als unbefriedigend empfunden, und nun macht sie mir auf einmal Vergnügen. Ich habe gelernt, mich zu entspannen; ich erledige daher bedeutend mehr als früher, und zwar ohne Ermüdung und Verdruß. — Das Bewegungstraining hebt die Gemütsverfassung ebenso wie die körperliche Leistungsfähigkeit; ich kann es jedem empfehlen, der unter Depressionen leidet.«
Er war es übrigens, der in dem bereits erwähnten, für Männer über Vierzig veranstalteten Marathonlauf gewann.
Wir hatten auch Erfolg mit Herzkranken.
Bei einem 29jährigen Hauptmann stellte man ein rheumatisches Herzleiden fest als Folgeerscheinung einer in seiner Kindheit durchgemachten *Polyarthritis rheumatica acuta* (akute rheumatische Gelenkentzündung), und verweigerte ihm daraufhin die Aufnahme in eine Lebensversicherung. Es wurde ihm davon abgeraten, zuviel Sport zu treiben. Dennoch kam er zu mir, nachdem er einen meiner Vorträge gehört hatte.
Mit Feuereifer stürzte er sich ins Training und brachte es innerhalb von 3 Monaten dazu, sich in der Woche durch fünfmaliges Üben 30 Punkte zu verschaffen. Mit seiner Gesundheit ging es jetzt rasch bergauf. Herzfrequenz und Blutdruck verringerten sich in dem Maße, wie seine Ausdauer im Laufen zunahm. Anfänglich schaffte er 1,8 km in 12 Minuten, jetzt 2,8 km.
Ein 32 Jahre alter Sergeant war wegen eines angeborenen Herz-

fehlers operiert worden. Die Operation war zwar erfolgreich verlaufen, seine Genesung machte jedoch nicht die erwünschten Fortschritte. Selbst das Sitzen strengte ihn an, er wurde immer kraftloser. Man hatte schließlich erkannt, daß dauernde Ruhe ihn nicht heilen konnte und schickte ihn zu uns.

Ein anderer Fall war ein 42jähriger Mann, der unter Herzschmerzen litt und deswegen im Krankenhaus behandelt worden war. Zwei Wochen nach seiner Entlassung hatte er einen Herzanfall. Er überstand ihn, aber die früher nur ab und zu aufgetretenen Schmerzen wiederholten sich jetzt täglich. Zur Linderung nahm er Nitroglyzerintabletten. Schließlich, nach dreieinhalb Monaten, wurde er zu uns geschickt. Wir ließen ihn nach dem Spezialprogramm für Herzkranke Gehübungen machen; eine Woche nach Beginn des Trainings ließen seine Schmerzen nach, und er kam nun mit weniger Tabletten aus.

Sechs Wochen später stellte sich jedoch ein Rückfall ein. Programmgemäß hatte er es bis dahin auf Märsche von 2,4 km gebracht; eines Tages wurde ihm während seiner Übung schwindlig, er setzte sich, und der Schmerz kam wieder. Daran war nach meiner Überzeugung nicht die Länge der zurückgelegten Strecke schuld, vielmehr die Tatsache, daß er sich unmittelbar nach dem Marschieren hingesetzt hatte. Inzwischen haben wir es, wie bereits erwähnt, so eingerichtet, daß die Herzkranken sich nach ihrer Gehübung am äußeren Ende der Bahn befinden und dann Gelegenheit haben, sich ›abzukühlen‹, indem sie gemächlich zur Station zurückkehren. Jedenfalls ist dieses Beispiel ein Hinweis darauf, daß es in manchen Fällen nicht angebracht ist, auf der strengen Durchführung eines Programms zu beharren, sondern mit dem Training auf individueller Basis und unter ständiger ärztlicher Überwachung fortzuschreiten. Es wird in solchen Fällen u. U. ein Jahr dauern, bis der gewünschte Effekt erreicht ist.

Bei einem Sanitätsfeldwebel unseres Lazaretts, 44 Jahre alt, mit Übergewicht, trat eine Arrhythmie auf; etwa einmal im Monat stieg sein Ruhepuls plötzlich bis zu 180 Schlägen in der Minute.

Er begann das übliche, mit Gehen im Schritt eingeleitete Lauftraining und schaffte nach einigen Monaten die 1,6 km in weniger als 8 Minuten; er kam schließlich zu einer Wochenleistung von über 30 km. Unregelmäßigkeiten im Puls zeigten sich bei ihm jetzt nur noch jeden vierten oder fünften Monat. Sein Fall spricht in besonderer Weise für den günstigen Einfluß des Bewegungstrainings auf bestehende Herzschäden.

Abgesehen von derartig ernsten Fällen und solchen, in denen heftige Gelenkschmerzen eine Verlängerung des Aufbautrainings notwendig machten, hielten sich die Mitglieder unseres

Klubs stets genau an das Punktesystem und kamen in der darin vorgesehenen Zeit in Gruppe IV mit 30 Punkten in der Woche; diese Leistung behielten sie danach auch weiterhin bei. Mehr als 60 % von ihnen brachten es jedoch bis auf 100 Punkte pro Woche und gehörten damit zur obersten Leistungsgruppe. Nach Berichten anderer amerikanischer Militäreinheiten, die dasselbe System anwandten, deckten sich die dort gemachten Erfahrungen vollständig mit den unsrigen.

Das System der 30 Punkte — im Labor wie auch im Gelände so oft bewährt — spricht also für sich. Erfolge waren bei allen Altersgruppen des militärischen Personals, vom blutjungen Rekruten bis zum nahezu 50jährigen Veteranen, zu verzeichnen und betrafen fast alle wichtigen Sparten der Medizin, von einfacher Konditionsminderung bis zu ernsten Herzerkrankungen. Alle, die beim Aufbautraining durchhielten, legen weiterhin Wert darauf, bei ihrer Leistung von mindestens 30 Punkten pro Woche zu bleiben und erfreuen sich guter Gesundheit.

Darüber hinaus hat sich ihr Leben verändert. Wie sehr sie selbst davon beeindruckt waren, geht aus dem weiter unten Angeführten hervor, auch wird noch in den Kapiteln über den Trainingseffekt und die klinischen Fälle von dieser psychischen Neubelebung die Rede sein. Fragt man die Mitglieder unseres Klubs, so bekommt man im großen ganzen immer dasselbe zur Antwort. Sie schlafen besser, halten die Arbeit länger ohne Ermüdung aus, fühlen sich ausgeruhter usw. Einer von ihnen erklärte auf meine diesbezügliche Frage hin sehr befriedigt, er könne sich jetzt schneller aus dem Sessel erheben. Dies mag wenig sein, aber eine derartige Äußerung läßt uns die Empfindungen eines Menschen erkennen, dessen Gesundheit dahinschwand und der sie eines Tages wiederkehren sieht. Für diesen Mann war das Überzeugendste an der Besserung, daß er schneller von seinem Sitz hochkam; für einen anderen ist es vielleicht etwas anderes, ebenso selbstverständlich wie wichtig.

Die Achtzehn- bis Fünfzigjährigen sollten, wie gesagt, im allgemeinen 30 Punkte als ihre wöchentliche Mindestleistung betrachten. Für die im folgenden aufgeführten, speziellen Gruppen sind jedoch größere Leistungen zu empfehlen.

Leute mit Übergewicht Alle militärischen Einheiten bekommen einen kleinen Prozentsatz an Rekruten, die, milde ausgedrückt, reichlich Übergewicht haben — so reichlich, daß es unmöglich ist, sie an der normalen Grundausbildung teilnehmen zu lassen. Was also tun?

Bei der Air Force wird dieses Problem gewöhnlich dadurch gelöst, daß man die ›Walfischbabys‹ zu einer Sondergruppe zusammenfaßt und ein Vortraining durchmachen läßt. Morgens um 5 Uhr ist Wecken, danach haben die Rekruten eine Stunde

Zeit, sich auf die Inspektion vorzubereiten. Um 6 Uhr geht es auf den Exerzierplatz, wo sie vier Runden laufen müssen. Dies dämpft ihren sonst so gewaltigen Appetit ein wenig, was nur von Vorteil sein kann, denn zum Frühstück gibt es lediglich ein Schälchen rohes Obst, zwei gekochte Eier, etwas trockenen Toast und Kaffee.

Nun folgt eine Stunde militärischer Grundausbildung, und um 8 Uhr beginnt das vierstündige Sporttraining des Vormittags; eingeleitet wird dieses durch 15 Minuten Gymnastik, danach kommt ein Marsch von 2½ km zur Turnhalle, in welcher sie wieder ein paar Runden laufen, Gewichte heben, sich an Zugapparaten betätigen, Kampfspiele treiben, zum Abschluß noch einmal Freiübungen machen und dann die 2½ km zur Kaserne zurückmarschieren.

Nach einem leichten Mittagessen geht es weiter: 2½ Stunden Leibesübungen, zu denen vor allem wieder Laufen und Marschieren gehören. Der Abendtisch ist ebenso knapp gehalten wie das Mittagessen. Schon um 8 Uhr geht es ins Bett, was ihnen keineswegs zu früh erscheint!

Normalerweise absolvieren unsere ›Walfischbabys‹ täglich 6½ Stunden Sport, darunter 12 km Laufen; sie schlafen 9 Stunden und nur 2½ Stunden bleiben ihnen zur freien Verfügung, die sie dazu benutzen, ihre Mannschaftsstube und sich selbst zu säubern. An Nahrung bekommen sie durchschnittlich 1100 Kalorien pro Tag, soviel also, wie man gewöhnlich bei einer einzigen Mahlzeit aufnimmt.

Dies mag etwas hart klingen, aber der Erfolg bleibt nicht aus. Alle nehmen dabei gewaltig ab, und zwar büßen sie hauptsächlich Fett ein. In einem Extremfall betrug der gesamte Gewichtsverlust — bei einem Fettverlust von 25 Pfund — nur 12 Pfund, da die restlichen 13 Pfund in Muskelgewebe umgewandelt waren.

Wenn Sie also die 30 Punkte in der Woche als eine Zumutung empfinden, dann denken Sie nur an unsere ›Walfischbabys‹ mit ihren 6½ Stunden täglicher Übungen bei 1100 Kalorien.

Leistungssportler Sie bilden, ob Amateure oder ›Profis‹, das andere Extrem. Man braucht ihnen nichts über ein Mindestmaß an Bewegungsübungen zu sagen, denn stets werden sie ohne solchen Rat auf weit mehr als 30 Punkte kommen. In den letzten Jahren bemühten sich die Sportler in aller Welt, wie man weiß, stärker denn je zuvor um Rekorde.

Heute werden Spitzenleistungen geboten, die früher als unmöglich galten, und doch werden sie ständig noch übertroffen. Die in 4 Minuten gelaufene Meile (1,6 km) ist bereits Routine, auch 5,20 m im Stabhochsprung sind nichts Ungewöhnliches mehr, desgleichen die 21 m im Kugelstoßen; seit langem ist man über

60 m im Diskuswerfen hinaus, und schon sind 2,10 m im Hochsprung erreicht. Wo werden die Grenzen liegen?
Verschiedentlich wurde versucht, die Gründe für solch erstaunlichen Leistungszuwachs zu finden. Die Ernährung ist offenbar nebensächlich, denn jede wohlausgewogene Diät gibt erwiesenermaßen genug Kraft für Rekordleistungen. Eine gewisse Rolle mag die Ausrüstung spielen, so hat z. B. beim Stabhochsprung die Verwendung von Glasfiberstangen zu besseren Ergebnissen geführt; aber das gilt nur für wenige Sportarten und erklärt daher nicht, warum heute in *sämtlichen* Disziplinen die früher als unübersteigbar geltenden Rekorde gebrochen werden. Mehrfach wurden Sportler verdächtigt, Drogen zu nehmen, aber inzwischen ließ sich durch entsprechende Tests nachweisen, daß solche Mittel die Leistung eher ungünstig beeinflussen und darüber hinaus noch schädliche Nebenwirkungen haben.
Der einzige gemeinsame Nenner, den die Experten finden konnten, ist die Überlegenheit moderner Trainingsmethoden gegenüber denjenigen, die man bis vor einigen Jahrzehnten anwandte, als von manchen der heutigen Rekorde nur geträumt wurde. Dem bewußter betriebenen, die Herz-Kreislauf-Reserven aufbauenden Bewegungstraining wird das Hauptverdienst am Zustandekommen der vielen neueren Rekorde zuerkannt.
Diese Trainingsform steigert die potentielle Energie des Körpers, d. h. es befähigt ihn, für längere Zeit zusätzlich Sauerstoff durch die Gefäße zu transportieren, ohne daß die Kräfte nachlassen. Da der Sportsmann dann also nicht nur während der Wettkämpfe, sondern zu jeder Zeit über größere Energiequellen verfügt, kann er, ohne zu ermüden, in der für ihn wichtigen Sportart trainieren und mehr Zeit auf die Verbesserung seiner Technik verwenden.
Daher ist das Bewegungstraining für alle sportlichen Disziplinen von Vorteil, selbst für diejenigen, die an sich keine Ausdauer erfordern.
Ich erfuhr einmal, wie ein bekannter Baseballspieler damit renommierte, daß er nur im Frühjahr trainiere und sich dann, bis zum Eintritt der Saison, am Badestrand ausruhe. »Sollen sich doch die andern vorzeitig erschöpfen!« erklärte er. Da mir aber seine Ausdauer in diesem Kampfsport bekannt war, vermute ich, daß er mit derartigen Äußerungen nur versuchte, seine Konkurrenten psychologisch zu beeinflussen. Falls sie nämlich seinem vorgeblichen Beispiel folgten und sich nach dem Training erst einmal tüchtig ausruhten, würden sie schon vor dem Abschluß der recht langen Baseballsaison ausgepumpt sein, während er, in Wirklichkeit ganzjährig trainierend, stets bis zum Ende durchhalten kann.
Der Trainer einer Chicagoer Berufsfußballmannschaft ließ, wie man sagt, seine Spieler täglich eine Geldstrafe zahlen, wenn sie

im Sommerlager zuviel Gewicht bekamen, und er führte dies so lange fort, bis sie ihr vorgeschriebenes Gewicht wiederhatten. Sein Ziel war offensichtlich, die Leute zu ganzjährigem Training zu veranlassen, damit sie ständig in Kondition blieben.

Sportlern, gleich welcher Disziplin sie angehören, rate ich zum Bewegungstraining, und zwar das ganze Jahr hindurch, damit sie dauernd in Form bleiben. Man wird es am Ende der Saison oder bei besonderer Beanspruchung, wie etwa in der letzten Viertelstunde eines Fußballspiels, schwer haben durchzuhalten, wenn man den Aufbau der Kraftreserven erst kurz vor der Saison begonnen hat. Falls dies dann überhaupt noch gelingt, wird wertvolle Zeit damit verloren gehen, die eigentlich genützt werden müßte, die Technik zu verbessern und den Gebrauch bestimmter Muskeln zu üben.

Als Leistungsminimum für die Zwischenzeiten empfehle ich jedem, der ernsthaft nach Erfolgen im sportlichen Wettbewerb strebt, 50 Punkte in der Woche; alle aber, deren Sportgattung größere Ausdauer erforderlich macht, wie dies bei Basketball, Fußball oder Boxen der Fall ist, sollten mindestens 100 Punkte erreichen. Unter ihnen stellen die Langstreckenläufer eine spezielle Kategorie dar, denn bei ihren Wettkämpfen ist die Dauerleistung der entscheidende Faktor. Hier sind für das Jahrestraining sogar 500 Punkte pro Woche notwendig. Tatsächlich laufen die meisten der Großen aus dieser Disziplin – z. B. Emil Zatopek, Peter Snell und Jim Ryun – wöchentlich 150 km oder mehr, und zwar nicht nur auf ebener Strecke.

Auch an sie sollten diejenigen denken, denen die 30 Punkte unseres Programms zu beschwerlich erscheinen.

Bevor wir uns nun von den Leistungssportlern ab- und einem anderen Thema zuwenden, möchte ich noch auf einen weit verbreiteten Irrtum zu sprechen kommen, nämlich, das ›Sportherz‹ sei so etwas wie eine Krankheit, und alle, die sich in jüngeren Jahren körperlich stark betätigten, hätten nicht genügend Kräfte für das mittlere und hohe Lebensalter übrig, sie seien dann ›verbraucht‹.

Über das Herz findet sich Näheres im folgenden Kapitel, hier aber sei schon gesagt, daß sich jene Ansicht aufgrund mehrerer Untersuchungen als unhaltbar erwiesen hat.

Vor allem unterscheidet sich das Sportherz dadurch vom normalen Herzen, daß es diesem überlegen ist. Das Herz ist ein Muskel und wird, wie jeder andere, durch vernünftiges Training stärker. Das bei vielen Sportlern übernormal große Herz ist infolge vermehrten Muskelgewebes wirksamer in seiner Funktion.

Wenn jemand aus unserem Verwandten- oder Bekanntenkreis gestorben ist und die Todesursache erörtert wird, heißt es manchmal, der Arzt habe von ›Herzerweiterung‹ gesprochen, und in der Tat sind kranke Herzen bisweilen vergrößert, aber es handelt sich dabei durchaus nicht um das, was man unter einem Sportherzen versteht. Ein erkranktes Herz kann ebenso anschwellen wie jeder andere erkrankte Muskel, doch bedeutet dies gewiß keine erhöhte Funktionstüchtigkeit, ganz im Gegenteil. Beim trainierten Sportsmann besteht das Herz aus gesundem, kräftig entwickeltem Muskelgewebe, im Falle der *Herzvergrößerung* aber ist das Gewebe krankhaft aufgetrieben und in seiner Leistungsfähigkeit beeinträchtigt.

Die Behauptung, der Sportler verkürze seine Lebenszeit, indem er seine Körperkräfte zu früh ›verbrauche‹, ist medizinisch nicht zu erhärten. Natürlich sterben auch manche Sportsleute jung, und von solchen Fällen zeigt sich die Öffentlichkeit stark bewegt; aber viel mehr Sportler erreichen ein hohes Alter, und auf ihren Tod weist nur eine kleine, unauffällige Zeitungsnotiz hin, weil es an noch lebenden Altersgenossen mangelt, die ihren einstigen Ruhm miterlebt haben und zu würdigen wüßten.

Vergleichende Studien auf diesem Gebiet, die sich teilweise auch auf das vorige Jahrhundert bezogen, ergaben sämtlich, daß Sportler im Durchschnitt mindestens ebenso alt wurden wie ihre nicht sporttreibenden Altersgenossen, in vielen Fällen jedoch wesentlich länger lebten als diese. Wichtiger als die Frage nach der Lebensdauer ist aber doch die, von welcher Art das Alter war, ob gesund oder nicht. Ein Leistungssportler, der nach Beendigung seiner Karriere vollständig in körperliche Untätigkeit versinkt, ist im Alter nicht viel besser daran als jemand, der überhaupt niemals Sport getrieben hat. Ich neige zu der Annahme, daß jene Legende vom ›zu frühen Verbrauch‹ der Kräfte auf eben die Sportler zurückzuführen ist, die während der Zeit ihrer Erfolge hart trainierten, dann aber ihre spartanischen Gewohnheiten endgültig aufgaben und deshalb um so schneller in ihren Kräften nachließen. So mancher Mann, der sich einst auf der Kampfbahn bewährte, tut dies eines Tages nur noch am Biertisch.

Nach allem kann man zum Leistungssport jedem raten, der dazu körperlich geeignet ist. Die Erkenntnis, daß der Kampf auf dem Sportplatz für den jungen Menschen eine gute Vorbereitung für die Selbstbehauptung im Alltag sein kann, ist nicht neu, und viele authentische Zeugnisse stützen die These, daß jemand, der im Sport Erfolg hat, ihn mit großer Wahrscheinlichkeit auch im Beruf haben wird.

Zu warnen ist allerdings davor, mit dem Kampf um den Lorbeer jede körperliche Betätigung enden zu lassen.

FLIEGER Die Lektüre der Unfallberichte ist eine der schmerzlichen Pflichten des Flugarztes. Bewundernswert ist dabei

jedoch, was man von dem großartigen Verhalten mancher Besatzungsmitglieder erfährt, die unter starker seelischer Belastung handeln.
Besonders hat mich der Bericht von einem schweren Düsenkampfflugzeug beeindruckt, bei dem sich während eines Übungsfluges ein höchst gefährlicher Zwischenfall ereignete. Als die Maschine, deren Kabinendruck den Verhältnissen in 3000 m Höhe entsprach, schon annähernd 10 000 m erreicht hatte, brach an einer Stelle das Kabinendach, worauf sich der Luftdruck in der Kanzel rapide verringerte und bald den Wert des Außendrucks annahm. Zum Unglück war gewisser Arbeiten wegen einer der Leute in diesem Augenblick nicht angeschnallt; er wurde vom Sog erfaßt und in das entstandene Loch nach oben gezogen. Wie durch ein Wunder verfing er sich mit einem Fuß am Armaturenbrett und hing nun halb draußen, einem rasenden, fast Schallgeschwindigkeit erreichenden Fahrtwind und der Eiseskälte ausgesetzt, wie sie in 10 000 m Höhe herrscht, dazu ohne Sauerstoffversorgung.
Während der Pilot seine Notmaßnahmen einleitete und sich bemühte, die Fahrt zu verlangsamen und tiefere Luftschichten zu erreichen, schnallten sich die beiden Kameraden des Verunglückten los und zogen ihn mit großer Anstrengung in die Kabine zurück. Dann führten sie ihm Sauerstoff zu, indem sie ihm abwechselnd ihre eigenen Masken vorhielten. Er konnte durch diese Maßnahme am Leben erhalten werden, verlor aber das Bewußtsein und erlangte es erst im Lazarett wieder, fünf Stunden, nachdem die Maschine gelandet war. Weder er noch die übrigen Besatzungsmitglieder erlitten bleibende Schäden außer zeitweilig auftretenden Ohrenschmerzen bei schneller Luftdruckabnahme.
Der Unfallbericht schloß mit der Feststellung: »Seine ausgezeichnete körperliche Verfassung trug zweifellos wesentlich dazu bei, daß er den Unfall überlebte.« Davon bin ich ebenfalls fest überzeugt. Auch glaube ich, daß die anderen drei Männer von überdurchschnittlicher Kondition waren, denn sonst hätten sie wohl kaum die physische und moralische Kraft aufbringen können, ihrem Kollegen unter derartig erschreckenden Bedingungen ausreichende Hilfe zu leisten und außerdem die angeschlagene Maschine sicher zum Landeplatz zu bringen.
Körperliche und gleichzeitige seelische Belastung sind an sich schon schwer zu ertragen, besondere Anforderungen werden in dieser Hinsicht aber an die Piloten moderner, mit Überschallgeschwindigkeit fliegender Militärmaschinen gestellt; die Kompliziertheit ihrer Bedienung verlangt, vor allem auf weiten Flügen, das Äußerste von diesen Männern.
Manche von ihnen brauchen, um ihren Aufgaben körperlich besser gewachsen zu sein, die Unterstützung der Ärzte, vor

allem derjenigen, die sich, wie der Verfasser, speziell mit Luftfahrt- und Raumfahrtmedizin befassen. Unser gesamtes Forschungsprogramm — und damit auch dieses Buch — entsprang letzten Endes der Notwendigkeit, Fliegern und Astronauten jene Hilfe zu bieten.

Man möchte meinen, daß Piloten schon selbst dafür sorgten, fit zu bleiben. Viele tun dies wohl auch, aber manchem scheint dazu doch der innere Antrieb zu fehlen, obwohl man bei allen unseren Piloten, die ja vor ihrer Ausbildung gründlichen Intelligenztests unterzogen werden, voraussetzen kann, daß sie sich der Bedeutung guter körperlicher Kondition für ihre Tätigkeit bewußt sind.

Ein Flugarzt, der ein Ausbildungsprogramm für eine Gruppe von Piloten aufstellte, warnte davor, zu viele Einzelhinweise zu geben, da dies oft als Unterdrückung der Persönlichkeit empfunden werde. Aber wenn dann einer dieser Flieger, die Sportschuhe unter dem Arm, bei unserer Station auftaucht, ist sein Persönlichkeitsbewußtsein meist etwas erschüttert; aus seinen Blicken spricht nur die Hoffnung, daß ich ihm helfen könne. In solchen Fällen bedaure ich, daß ich nicht früher helfend hatte eingreifen können.

Als unsere Untersuchungen noch im Anfangsstadium waren, publizierte ich bereits in einer Zeitschrift für Flugsicherheit einen Aufsatz über das Punktesystem. Es war das erstemal, daß es öffentlich erwähnt wurde und fand sofort starken Widerhall. Dies war etwas, das auch den selbstbewußten Piloten recht sein mußte — nur das Ziel war festgelegt, die Mittel aber konnte man wählen. »Sicherheit im Fliegerberuf« hieß der Artikel, und hier war natürlich nicht von Versicherungsprämien die Rede, sondern vom gesundheitlichen Selbstschutz durch Bewegungstraining.

Zwar bilden die Piloten nur einen geringen Prozentsatz der Menschheit, nichtsdestoweniger bringt man ihren Problemen, wie ich von meinen Vorträgen her weiß, heute allgemein großes Interesse entgegen, deshalb möchte ich auf diese Probleme und die Möglichkeiten ihrer Lösung noch etwas näher eingehen.

Moderne Luftfahrzeuge, insbesondere die Hochleistungsmaschinen der Überschallklasse, stellen in ihrer Konstruktion einen gewaltigen Fortschritt gegenüber allen früher gebauten Flugzeugen dar, angefangen bei dem, womit sich die Gebrüder Wright einst in die Luft erhoben, bis zu den bereits sehr viel höher entwickelten Kampfflugzeugen des Zweiten Weltkrieges. Heute braucht man beinahe ein Universitätsstudium, um nur die Elektronik und Aerodynamik der Maschinen zu verstehen, aber sie zu fliegen, ist mindestens ebenso schwierig. Dennoch füllen ständig die Namen vieler ehrgeiziger Anwärter die Warteliste.

Warum sollen sie sich nun sportlich auf eine Arbeit vorbereiten, die sie doch nur im Sitzen verrichten werden? Da ist zunächst einmal festzuhalten, daß allein schon die hohe Geschwindigkeit und die große Ausdehnung der Flüge sowie die Kompliziertheit der Maschinen bei dem, der sie steuert, eine außerordentliche Ermüdung bewirken, und zwar unabhängig davon, ob die Arbeit im Sitzen ausgeführt wird oder nicht. Je größer bei den Besatzungsmitgliedern die Energiereserven sind, desto längere Zeiträume hindurch sind sie einer solchen Belastung gewachsen und desto schneller werden sie sich auch wieder erholen, wenn doch einmal Ermüdungserscheinungen auftreten. Es ist auch zu bedenken, daß die infolge erhöhter Anforderungen immer langwierigere und kostspieligere Ausbildung die Tendenz nach sich zieht, die Dienstzeit des fliegenden Personals zu verlängern; das Durchschnittsalter des geschulten Piloten ist also im Steigen begriffen, und das Fliegen ist nicht mehr eine auf junge Männer beschränkte Tätigkeit. Die Bekämpfung der Ermüdbarkeit ist daher ein hochaktuelles Problem.

Was von den Fliegern gefordert wird, ist ständige Reaktionsbereitschaft; diese steht aber, wie Studien an Autofahrern und Piloten erwiesen haben, in unmittelbarem Zusammenhang mit guter körperlicher Gesamtverfassung. Jemand, der ermüdet ist, beurteilt sich selbst weniger kritisch, begeht mehr Fehler und reagiert in Notfällen langsamer. Wie furchtbar sich dies rächen kann, zeigen die Unfallberichte.

Dazu kommt das Problem der G-Toleranz, der Widerstandsfähigkeit gegen die Schwerkraft (G), die durch einen starken Rückstoß, wie z. B. bei den Raketenstarts, um ein Vielfaches verstärkt wird. Die Flugzeugbesatzungen bekommen dies jedesmal zu spüren, wenn ihre Maschine eine scharfe Kurve beschreibt oder steil aufsteigt; und je größer die Fluggeschwindigkeit, desto stärker wirkt sich die Größe G auf den menschlichen Organismus aus. Während der Körper die Bewegung der Maschine mitmacht, ist das Blut bestrebt, in entgegengesetzter Richtung, d. h. den Fußspitzen zuzuströmen. Untersuchungen über die Zusammenhänge zwischen der G-Toleranz und dem körperlichen Leistungszustand ließen erkennen, daß es von ungefähr 4 oder 5 G an eine große Rolle spielt, in welchem Gesundheitszustand sich der Mensch befindet. Es kann ihm ›schwarz vor den Augen‹ werden, wenn das Blut in Richtung der Beine zurückweicht und eine Blutleere im Gehirn entsteht. Bei guter Kondition aber besitzt der Körper die Fähigkeit, dem Entweichen des Blutes entgegenzuarbeiten; er zwingt es, schnell wieder zum Herzen zurückzukehren, und von dort aus kann es dann ins Gehirn hinaufgepumpt werden.

Die vier Männer in der Düsenmaschine waren mit jenen, für

den Flug in großen Höhen typischen Gefahren konfrontiert worden, der Hypoxie (Sauerstoffmangel in den Geweben) und dem plötzlichen Absinken des Luftdrucks. Hypoxie führt rasch zu einer sogenannten Sauerstoffschuld; man findet sie auch bei Sportlern, die sich in einem Wettkampf derartig anstrengen, daß ihr Körper nicht mehr genug Sauerstoff aufnehmen kann, um die benötigte Energie zu erzeugen. Bei Piloten bildet sich die Sauerstoffschuld, wenn sie in Höhen gelangen, in denen eine genügende Sauerstoffzufuhr nicht mehr möglich ist.

Dies war nun bei dem von seinem Sauerstoffgerät getrennten Besatzungsmitglied des Flugzeuges eingetreten. Was geht in einem solchen Fall im Körper vor sich und was hat dies mit guter Kondition zu tun? Hier begegnen wir wieder dem Trainingseffekt; er verleiht dem Körper die Fähigkeit, dem Nachlassen der normalen Sauerstoffzufuhr durch schnelleren Transport des Sauerstoffs entgegenzuwirken und dadurch die Gewebe ausreichend mit Brennstoff zu versorgen. Laborversuche bestätigten diesen Sachverhalt. In Spezialkammern wurden verschiedene Personen einem verringerten Luftdruck ausgesetzt, wie er in großer Höhe herrscht, und dabei erwies sich, daß Menschen, die Bewegungstraining betrieben, wesentlich länger reaktionsfähig blieben als andere. Wenn die Sauerstoffversorgung nachläßt oder ganz aufhört, leidet das Körpergewebe an Sauerstoffhunger; hiergegen ist das Gewebe des Gehirns besonders empfindlich, und daher tritt dann innerhalb von Minuten Bewußtlosigkeit ein. Von einem wohlkonditionierten Menschen, bei dem Herz und Lungen wirkungsvoller arbeiten und bei dem die Blutgefäße voluminöser und zahlreicher sind und damit die verschiedenen Gewebebezirke besser versorgen können, werden große Höhen mit ihrem Sauerstoffmangel länger ertragen; und wenn die Sauerstoffversorgung wieder einsetzt, kann er sich auch schneller erholen. Wäre er in schlechterer Kreislaufverfassung, dann würde für ihn unter gleichen Umständen die Zeitspanne vom Bewußtseinsverlust bis zur erneuten Versorgung mit Sauerstoff bereits einen dauernden Gehirnschaden oder sogar den Tod bedeuten.

Die zweite der genannten Gefahren des Höhenflugs, das rasche Abfallen des Luftdrucks, kann zu einer Dekompressionserkrankung, der sogenannten Druckluftkrankheit (Caissonkrankheit) führen. Sie wird durch den im Körper vorhandenen Stickstoff verursacht, welcher die Gewebe und Blutgefäße infiltriert und sich z. B. um die Gelenke anhäuft. Wenn ein Flugzeug, langsam aufsteigend, sich in große Höhen begibt und die Dekompression *allmählich* vor sich geht, bringt der Körper den Druckausgleich gewöhnlich ohne Schwierigkeit zustande. Ändern sich die Druckverhältnisse aber *plötzlich,* wie bei dem erwähnten Unglücksfall in der Düsenmaschine, so bildet der Stickstoff durch

sein rasches Austreten Bläschen, die, in den Gelenken oder in deren Nähe angesammelt, heftige Schmerzen oder gar Lähmungen verursachen. Dringen die Blasen in die Blutbahnen ein und gelangen über sie ins Gehirn, so führt dies oft zum Tode.
Im Grunde besteht diese Gefahr für Flugzeugbesatzungen immer dann, wenn die Maschine schnell größere Höhen erreicht. Stickstoff, der zu 79 % in unserer Atemluft enthalten ist, wird vom Körper nicht gebraucht, aber eine gewisse Menge wird vom Fettgewebe aufgenommen, und je mehr Fett der Mensch hat, desto aufnahmefähiger ist er für Stickstoff und folglich desto empfänglicher für die Druckluftkrankheit.
Die modernen Rettungsgeräte sind geeignet, die Gefahr bis zu einem gewissen Grade auszuschalten. Hochleistungsmaschinen führen meist einen Vorrat an reinem Sauerstoff mit sich. Atmet der Flieger diesen ein, bevor er in größere Höhen gelangt, so scheidet er viel von dem im Körpergewebe gelagerten Stickstoff aus. Der schlanke, wohlkonditionierte Besatzungsmann ist seinem beleibten Kollegen gegenüber dabei im Vorteil, weil sein Körper über ein stärker ausgebildetes Gefäßsystem verfügt und folglich den Stickstoff schneller ausscheiden kann, dagegen führt der Dicke den größten Teil seines Stickstoffs weiterhin mit sich, was unter gefährlichen Umständen zu einer Bedrohung für sein Leben werden kann.
In ihrem Dienst sind die Flugzeugbesatzungen heute noch einer anderen, sehr bedeutenden Gefahr ausgesetzt. Unfälle geschehen nun einmal, aber nehmen wir an, die Männer überleben einen Absturz oder eine Notlandung — was dann? Man muß an den internationalen Einsatzbereich der Air Force denken, um dieses Problem zu verstehen. Wie verhalten sich z. B. Leute, die gezwungen sind, über dem Meer, über den südamerikanischen Urwäldern, der afrikanischen Wüste oder im Polargebiet mit dem Fallschirm abzuspringen? Dies wird in besonderen Luftwaffenschulen gelehrt.
Die Techniken des Überlebens lernt man dort innerhalb einer Woche; was jene Lehrgänge aber nicht bieten können, ist die dazu nötige körperliche Verfassung. So mancher Bericht gibt das Schicksal von Männern wieder, die glücklich mit dem Fallschirm herunterkamen und sich danach vollkommen richtig verhielten, schließlich aber der Gewalt der Elemente unterlagen, weil ihr Körper zu schwach für die Strapazen war.
Noch eine letzte, ganz anders geartete Gefahr für den untrainierten Piloten ist zu nennen, die nämlich, daß er von seinem Dienst suspendiert werden kann. Während der Dauer meiner flugärztlichen Praxis waren die Hauptgründe für zeitweiliges oder bleibendes Flugverbot Herzfehler, Bluthochdruck, Zwölffingerdarmgeschwüre, grüner Star, Zuckerkrankheit und Fettleibigkeit. Von all diesen Übeln waren vorherrschend Leute

betroffen, die keinen Sport trieben. Manche von ihnen zeigten sich, nachdem sie disqualifiziert waren, sofort zum Konditionstraining bereit.
Flieger tragen überdurchschnittliche Verantwortung und sollten dafür sorgen, daß sie stets in überdurchschnittlicher Leistungsfähigkeit bleiben. Als wöchentliches Training muß die Mindestleistung 30 Punkte betragen, für Besatzungsmitglieder von Überschallflugzeugen jedoch 40 bis 50 Punkte.

ASTRONAUTEN Bewegungstraining ist für diese Gruppe wichtiger als für alle anderen, denn sie hat bei weitem die schwierigsten Aufgaben zu bewältigen. Die Bedienung der Raumfahrzeuge ist unvergleichlich viel komplizierter als die von Flugzeugen; die Flugdauer zählt nicht nach Stunden, sondern nach Tagen; das Medium, in welchem die Männer während dieser Zeit leben und arbeiten, ist der Raum ohne Atmosphäre, d. h. ohne Luftdruck und ohne Sauerstoff.
So muß an den körperlichen Zustand des Astronauten ein noch strengerer Maßstab angelegt werden als an den des auf die irdische Lufthülle beschränkten Fliegers.
Schon der langen Flugdauer wegen muß er sich äußerst widerstandsfähig gegen Ermüdung zeigen. Er muß imstande sein, blitzschnelle Entscheidungen zu treffen. Bruchteile von Sekunden können Leben oder Tod bedeuten.
Er muß über eine hohe G-Toleranz verfügen, denn beim Start wie auch beim Wiedereintritt in die Atmosphäre werden manchmal Gravitationskräfte von 10 oder 12 G erreicht.
Eventuelle Defekte an der Raumkapsel mit dem dadurch eintretenden Sauerstoffmangel oder plötzlicher Dekompression sind im Vakuum des Weltraums um ein Vielfaches gefährlicher.
Schließlich ist auch die Frage des Überlebens bei Landungen in unwirtlichen Gebieten der Erde ständig in Betracht zu ziehen.
Aber es gibt für Astronauten noch ein Problem, mit dem nur sie fertigwerden müssen — die Schwerelosigkeit. Ohne Ausnahme beschrieben sie diesen Zustand als sehr angenehm; seine Auswirkungen auf den Organismus bilden jedoch eine große Gefahr.
Auf der Erde müssen wir bei fast jeder unserer Bewegungen der Erdanziehungskraft entgegenwirken. Schon wenn man einen Arm hebt, braucht man daher eine gewisse Menge an Energie. Beim Fortfall der Gravitationskraft wird für die meisten Bewegungen kaum noch Muskelkraft benötigt. Stellt man sich dazu die Enge der Raumkapsel vor, wo ohnehin die Bewegungsmöglichkeiten stark eingeschränkt sind, so wird klar, daß hier alle Voraussetzungen für den Abbau der körperlichen Funktionstüchtigkeit gegeben sind. Bewegungsmangel — oder auch Mühe-

losigkeit bei der Bewegung – bedeutet, daß der Körper nicht mehr trainiert wird, was sich viel schneller als allgemein vermutet, ungünstig auf die Gesamtverfassung auswirkt. Die an Astronauten nach den bisherigen Raumflügen vorgenommenen ärztlichen Untersuchungen beweisen das. In dem Maße, wie die Flüge zeitlich ausgedehnt werden, dürfte dieses Problem an Bedeutung gewinnen.

Über einen Teil jener ungünstigen Wirkungen konnten wir uns durch Experimente auf unserer Station Klarheit verschaffen. Dabei mußten die Versuchspersonen bis zu 20 Tage lang im Bett bleiben; dies entsprach etwa der körperlichen Passivität der Astronauten bei Schwerelosigkeit. Kalziumverlust der Knochen, nachlassende Spannkraft der Muskeln und Schwächung des Herz-Kreislauf-Systems wurden nachgewiesen. Solche Veränderungen können für die Männer bei Wiedereintritt in die Erdatmosphäre, wenn sie all ihre Kräfte brauchen, bedenkliche Folgen haben.

Das Kalzium wird durch die Nieren mit dem Harn ausgeschieden. Dieser Vorgang kann sich bei langer Flugdauer erheblich steigern, und dann besteht die Gefahr, daß sich Steine bilden und in den engen Kanälen zwischen Nieren und Blase – den Nierenbecken und Harnleitern – ablagern, was große Schmerzen verursacht.

Muskelschwund tritt ebenfalls bei längerem Bewegungsmangel ein, dabei wird ein Teil des Muskelgewebes in Fett umgesetzt. Das kann jeder Sportler bestätigen, der das Training aufgegeben hat, desgleichen jeder, der einmal längere Zeit das Bett hüten mußte oder ein Glied im Gipsverband liegen hatte. Muskeln müssen arbeiten, wenn sie fest bleiben und nicht verfetten sollen.

Wohl die schlimmste Folge des Bewegungsmangels und der Schwerelosigkeit sind aber ihre Auswirkungen auf Herz- und Kreislaufsystem. Hier haben wir die Umkehrung des Trainingseffekts. Dem Herzen wird viel weniger abverlangt als es leisten kann, daher wird es kleiner und schlägt schneller. Die Blutmenge nimmt ab, desgleichen die Zahl der roten Blutkörperchen, und die Gefäßwände erschlaffen infolge verminderter Beanspruchung.

Dies alles wäre noch relativ unwichtig, wenn der Astronaut während des Fluges nichts anderes zu tun hätte, als auf seinem Polstersitz in der Kommandokapsel ruhig zu verharren. Doch er muß gegen seine Müdigkeit ankämpfen und sich die Reaktionsfähigkeit bewahren, die Belastungen des Wiedereintritts in die Erdatmosphäre und der Landung stehen ihm noch bevor, unvorhergesehene Notfälle können sich jederzeit ereignen: diesen Problemen steht der Astronaut bei einer stark beeinträchtigten gesundheitlichen Gesamtverfassung gegenüber.

Noch andere Schwierigkeiten sind beim Raumflug zu bewältigen. Als die Astronauten begannen, sich außerhalb ihrer Kapsel zu bewegen und dort ein Arbeitsprogramm durchzuführen, das zu den Vorbereitungen der Mondlandung gehörte, wurde beobachtet, daß dies sehr viel anstrengender für sie war, als man vorausgesehen hatte. Bei einem der Männer stieg die Herzfrequenz während seiner scheinbar einfachen Tätigkeit an der Außenwand der Kapsel auf 170 Schläge in der Minute, und bei anderen Raumfahrern, die das Gleiche unternahmen, waren die Befunde ähnlich. Schließlich erkannte man, daß die Arbeit im freien Raum deshalb so anstrengend war, weil die Astronauten immer wieder ein wenig von der Kapsel abgetrieben wurden und erhebliche Energie verbrauchten, um zu ihr zurückzugelangen. Deshalb brachte man später an der Außenwand Griffe und ein System von Haltegurten an. Als ein noch wirksameres Mittel, die Herzbeanspruchung bei der Arbeit außerhalb der Kapsel zu verringern, erwiesen sich jedoch Ruhepausen von je 2 Minuten, die etwa alle 10 Minuten eingelegt wurden.

In Zukunft werden Ausdehnung und Schwierigkeit der Raumflüge weiter zunehmen, daher ist es wichtig, die Astronauten nicht nur vor dem Start gut zu trainieren, sondern auch dafür zu sorgen, daß sie sich während des Fluges in Form halten können.

Astronauten, die sich auf ihren Start vorbereiten, achten durchweg selbst darauf, daß sie in gutem Trainingszustand bleiben, denn der Konkurrenzkampf ist groß. Viele Kandidaten melden sich zur Teilnahme an den Raumflügen, doch auch für diejenigen, die in die engere Wahl kommen, bietet sich nur selten diese Chance. Sie wissen also, daß sie, um überhaupt auf die Liste zu kommen, in Form bleiben müssen. Dies ist z. B. für Testpiloten kein Problem, da sie ja einigermaßen sportlich geschult sind. Wissenschaftler aber, die sich um die Teilnahme bewerben, haben meist große Schwierigkeiten zu überwinden, um körperlich fit zu werden.

Hauptsächlich rekrutieren sich die Astronauten der NASA jedoch aus den Reihen der Militärflieger; sie verabscheuen jede Trainingsvorschrift und halten sich daher an kein festes Übungsprogramm. Viele von ihnen bevorzugen Handball, einige laufen und schwimmen oder betreiben je nach Jahreszeit noch andere Sportarten.

Obwohl bei den Raumfahrern der Air Force das Bewegungstraining Vorrang genießt, üben sie stets auch muskelbildenden Sport aus. Fast alle laufen täglich mindestens anderthalb Kilometer, betreiben zusätzlich Handball oder andere sportliche Spiele und machen daneben Lockerungsübungen.

Aber es gibt, wie gesagt, noch das schwieriger zu lösende Problem, die Astronauten während des Raumfluges in Form zu

halten. Wie kann man im Zustand der Schwerelosigkeit trainieren? Die Mannschaften von ›Mercury‹ und ›Gemini‹ benutzten einen Expander, den sie zwischen Händen und Füßen hielten und streckten, doch erwies sich dies als ungenügend, um die Körperkräfte aufrechtzuerhalten. Die Leute litten sämtlich unter Kalziumverlust und Muskelschwund und unter Schwächung des Herz-Kreislauf-Systems. Einer von ihnen bekam beim Test nach dem Fluge einen Schwindelanfall.
Ein Teil des Problems sind, wie ich bereits erklärte, die engen Raumverhältnisse der Kabine. Da aber die Raumschiffe der Zukunft größer sein werden und für die Astronauten eine Art Wandelgang innerhalb der Kapsel vorgesehen ist, wird man bei längeren Flügen schließlich auch ein Ergometer darin anbringen, mit dessen Hilfe die Mannschaft etwas für ihre körperliche Kondition tun kann.
Dieser Möglichkeit trugen wir Rechnung bei unseren Bettruhetests. Zweimal täglich trainierten einige der Versuchspersonen, die, wie die übrigen, 20 Tage lang die horizontale Lage beibehielten, an einem am Bett befestigten Fahrradergometer. Während die untätig Bleibenden dieselben körperlichen Verfallserscheinungen zeigten wie die Astronauten nach dem schwerelosen Zustand, konnten die Trainierenden ihre Kondition noch verbessern.
Ich bin überzeugt, daß solche Geräte die künftigen Astronauten in bestem körperlichen Zustand erhalten können, auch bei sehr langem Aufenthalt im Weltraum, wie er zur Bemannung von stationären Satelliten notwendig wird, ferner bei regelmäßigen Verbindungsflügen zwischen Mond und Erde oder bei Flügen, die über den Mond hinausgehen. Ohne eine derartige Hilfe würden sie irgendwelchen Sonderbeanspruchungen während dieser Reisen nicht gewachsen sein.
Für Astronauten, die sich an Flügen in den kommenden großen Raumschiffen beteiligen wollen, halte ich ein Vorbereitungstraining von mindestens 50 Punkten pro Woche für angemessen.

Über 50 Jahre

Ben Kartman war 57, als er wegen eines blutenden Magengeschwürs operiert wurde. Vier Fünftel des Magens wurden dabei entfernt, und der Chirurg sagte ihm später, seine Chancen, lebend vom Operationstisch zu kommen, seien nicht groß gewesen.
Nun – er beschloß, alles zu tun, um weiterzuleben, und dieses Ziel verfolgte er mit vorbildlicher Beharrlichkeit.
Kartman war vor seiner Pensionierung Herausgeber einer Illustrierten; den größten Teil seines Lebens hatte er am Schreibtisch sitzend verbracht. Bei ihm war die Aversion gegen sport-

liche Betätigung fast krankhaft. Seine ältere Schwester war als Kind auf einem Spielplatz tödlich verunglückt, daher hielten ihn seine Eltern, was nicht ganz unverständlich ist, ängstlich von jeder Teilnahme an Leibesübungen fern. Aber das rächte sich schließlich. Er zeigte Neigung zur Fettleibigkeit, sein Beruf war nervenaufreibend, der Bewegungsmangel tat das Seinige, und dann kam das Magengeschwür.
Als er sich von der Operation erholt hatte und sein Gewicht weiter zunahm, überwand er endlich seine Abneigung gegen den Sport und begann, Schwimmunterricht zu nehmen. Ein Sechzigjähriger, der nie Sport getrieben hat, stößt dabei naturgemäß auf große Schwierigkeiten. Aber er bewies viel Ausdauer, und sein Schwimmlehrer muß die Geduld eines Heiligen besessen haben. Lassen wir unseren Sportjünger selbst erzählen!
»Zweimal wöchentlich nahm ich Unterricht, und nach 8 Wochen war ich soweit, daß ich mit Mühe und Not das Schwimmbecken am flachen Ende einmal überqueren konnte. Alle anderen Kursteilnehmer hatten sich inzwischen freigeschwommen.«
Er gab es zunächst auf, aber nach 3 Monaten entschloß er sich, es doch noch einmal mit Privatunterricht zu versuchen.
»Es dauerte dann noch fast ein Jahr, bis ich mich in den tiefen Teil des Beckens wagen konnte; vor allem die Atemtechnik machte mir zu schaffen. Als ich schließlich dahintergekommen war, beendeten wir jede Unterrichtsstunde damit, daß ich eine Bahn schwamm, vom tiefen zum flachen Ende. Nachdem ich dies wenigstens sechsmal geschafft hatte, schlug mir mein Lehrer vor, es doch einmal in der umgekehrten Richtung zu versuchen. Aber das brachte ich nicht über mich; der Gedanke, auf das tiefe Wasser zuzuschwimmen, jagte mir Angst ein.«
Er versuchte es dennoch; beim fünften Mal hatte er sich überwunden und schwamm diese eine Bahn — ein Jahr nach Beginn des Unterrichts.
»Mein Lehrer sagte mir später, er habe mich lange Zeit als einen hoffnungslosen Fall betrachtet. Alles, meinte er, habe dagegen gesprochen, daß ich es schaffen würde: mein Alter, die kurzen Arme und Beine, meine Unfähigkeit, Bewegung und Atmung aufeinander abzustimmen, dazu eine Wasserscheu, wie er sie schlimmer noch nicht erlebt habe.«
Nachdem Kartman seine Furcht endlich besiegt hatte, nahm die Zahl seiner jeweils geschwommenen Bahnen rasch zu, und bald qualifizierte er sich in einem Schwimmverein, indem er bei jedem Besuch 400 oder 800 m schwamm.
»Anfangs ging ich fünfmal wöchentlich in den Verein und nahm durch das Schwimmen tüchtig ab, entwickelte aber eine feste Muskulatur. Jetzt habe ich schon 30 Pfund weniger, und mein Taillenumfang hat sich um 25 cm verringert. Der Arzt

meint, dies werde mir zehn zusätzliche Lebensjahre einbringen.«
Ben Kartman und ich haben einen gemeinsamen Freund. Als er sich kürzlich mit diesem traf, hatte er gerade seinen 66. Geburtstag damit gefeiert, daß er sich für eine höhere Klasse seines Schwimmvereins qualifizierte. Er war das älteste Mitglied dieser Gruppe und gehörte zu den zehn besten Schwimmern des Vereins. Sein Magengeschwür war längst in Vergessenheit geraten. Er aß jetzt wieder, was er wollte, und zwar mit dem größten Appetit.
Alles in allem ein schöner Erfolg für einen Mann, der sein Leben lang keinen Sport getrieben hatte und beinahe unter dem Messer des Chirurgen geblieben wäre!
Sein Fall ist nur ein Beispiel von vielen – ein Beispiel alter Männer, welche den Uhrzeiger zurückdrehten. Die meisten aber resignieren frühzeitig und begnügen sich mit der Feststellung: »Ich werde alt!« Sie strengen sich immer weniger an und passen ihre Gewohnheiten ihrem Alter an, anstatt die früheren beizubehalten oder neu zu aktivieren, wie es durchaus möglich ist.
Ich erwähnte bereits, daß mich mein Dienst bei der Air Force nicht mit vielen Männern über 50 zusammenführt, aber die medizinische Literatur ist voll von Krankengeschichten älterer Menschen, die denselben Kampf durchgefochten haben wie Ben Kartman; außerdienstlich hatte ich oft Gelegenheit zu Kontakten mit Leuten aus dem Zivilleben und mit früheren Militärpersonen, die in vorgeschrittenem Alter, zum Teil nach schwerer Krankheit, mit gezieltem Training begannen oder einen in der Jugend angefangenen und dann aufgegebenen Übungsplan schließlich fortführten.
Dies alles zeigt doch deutlich, wie anpassungsfähig der menschliche Körper ist, wie sehr er durch Übung an Leistungsfähigkeit gewinnt, aber geschwächt wird, wenn man aufhört, ihm etwas zuzumuten.
Die beiden ältesten Mitglieder meines Klubs sind höhere Offiziere von etwas über 50 Jahren. Der eine repräsentiert die Gruppe derjenigen, die erst spät im Leben Sport zu treiben angefangen haben. Er wurde dick, fühlte sich nach dem Abendessen todmüde und war es noch, wenn er morgens aufstand. So kam er eines Tages zu uns auf die Station und fing mit dem Lauftraining an. Nach einiger Zeit lief er 3 km täglich. Er wurde sein Übergewicht los, ebenso aber seine ständige Müdigkeit.
Der andere unserer beiden Senioren, der sich nach Beendigung seiner militärischen Laufbahn als Psychologe niederließ, hatte aufs Geratewohl Sport getrieben, doch genügte es ihm eines Tages nicht mehr, sich einigermaßen in Form zu fühlen. Bis er

zu uns kam, war er in seinem Sportverein immer einige Runden gelaufen und hatte aufgehört, wenn er meinte, es sei genug. Den lange gesuchten Standard fand er im Punktesystem, das ihm neuen Auftrieb gab.

Eine beträchtliche Zahl älterer Leute nahm an den ursprünglich nur für junge Menschen gedachten, gesundheitsfördernden Aktionsprogrammen des YMCA (entspricht dem deutschen CVJM) teil.

Am meisten machte eines dieser Programme von sich reden, das Ende der fünfziger Jahre in Cleveland (Ohio) anlief, gerade zu der Zeit, als die Medizin sich wieder für Leibesübungen als heilendes, nicht nur als vorbeugendes Mittel zu interessieren anfing. Geschäftsleute von 50, 60 oder mehr Jahren begannen im Rahmen dieses Trainingsprogramms mit Laufübungen. Manchen von ihnen verlangte dies viel Mut ab; es waren Herzkranke dabei, auch solche, die schon den zweiten oder dritten Herzinfarkt hinter sich hatten und denen von ärztlicher Seite bis dahin noch kaum zu solcher Form der Therapie geraten worden war. Da hieß es gewöhnlich: »Immer mit der Ruhe!« oder »Denken Sie an Ihr Alter!« Das Cleveland-Programm aber lieferte den Beweis, daß man sich im Alter durchaus auch wie ein Junger betätigen kann.

Ich erwähne diese Aktion vor allem deshalb, weil sie eine der wenigen Unternehmungen dieser Art war, bei denen exakte, wissenschaftlich verwertbare Daten gewonnen wurden, da man die Teilnehmer vor und nach dem Training untersuchte. In dem Kapitel, das die klinischen Fälle behandelt, werde ich näheres darüber mitteilen; einiges davon geht über die reine Medizin hinaus.

Das allgemeine Interesse, dem diese Gruppenveranstaltungen begegnen, hat seine Ursache zum Teil natürlich in der geselligen Natur des Menschen. Ein akademischer Sportlehrer, bekannt als Trainer der Langstreckenläufer für die Olympiade, kündigte kurzfristig an, er habe die Absicht, einen zwanglosen »joggers«(to jog: gemütlich gehen)-Klub zu gründen, aber er mußte die Sache dann einstweilig abblasen und umorganisieren, weil sich 1500 Mann, unter ihnen auch viele ältere Leute, dazu meldeten.

Ernsthaftes Training braucht jedoch im Grunde keine Geselligkeit, und viele der bekannten Senioren halten sich in Form, ohne daß jemand zusieht oder mitmacht. Berühmte Sportsleute sind in diesem Zusammenhang zu nennen, wie Paavo Nurmi, der große finnische Läufer der zwanziger Jahre, oder der Amerikaner Joey Ray, der an drei Olympiaden als Sieger teilnahm (er ist Mitte der 60 und läuft täglich 3 km), dann der unvergessene Fußballtrainer Amos Alonzo Stagg, der noch mit 96 Jahren lief.

Auch die Leute vom Schaugeschäft wissen die günstige Wirkung des Bewegungstrainings zu schätzen. Es hält ihre Kräfte rege, die sie vor der Kamera und dem Publikum brauchen. Das sieht man an dem über sechzigjährigen Fred Astaire, der sich auf diese Weise, zum Erstaunen des Publikums, noch immer großartig hält. Rudolph Friml überlebte mehrere der Stars, für die er seine Songs schrieb; er radelt, läuft und schwimmt mit rund 90 Jahren noch regelmäßig.

Unter den bekannten Politikern sorgte der frühere Präsident Harry Truman dafür, daß der ausgedehnte Morgenspaziergang in Amerika populär wurde.

Ein mir persönlich bekannter Militärkapellmeister war mit 65 in den Ruhestand getreten; er bekam Herzbeschwerden und litt unter Rückenschmerzen, fand sich aber nicht damit ab, sondern beschloß, sich durch sportliches Training zu verjüngen. Eines Tages fing er an, regelmäßig Rad zu fahren, und fünf Jahre später legte er durchschnittlich 400 km in der Woche zurück. Seine körperliche Leistungsfähigkeit entsprach jetzt der eines Vierzigjährigen! Bei einer Gelegenheit fuhr er mit dem Rad von seiner Heimatstadt Houston in Texas bis nach Washington. Er schaffte das in 11 Tagen, bei einer Durchschnittsleistung von 225 km pro Tag. Als er sich an einem Geländerennen auf einer Strecke von 100 km beteiligte, bei dem sonst hauptsächlich Zwanzig- bis Dreißigjährige mitfuhren, ging er als Fünfter durchs Ziel. Zufrieden war er mit diesem Ergebnis nicht, erklärte aber zu seiner ›Entschuldigung‹, er sei eben den größten Teil der Strecke mit einem schlechten Reifen gefahren.

Solchen wackeren alten Knaben gebührt unsere Bewunderung; oft schon pensioniert, schlagen sie ihrem Alter ein Schnippchen und schreiten zur Selbsthilfe. Wie aber steht es mit denen, die nicht mit diesem Lebenswillen ausgerüstet sind? Auch dafür kenne ich Beispiele.

Einer meiner besten Freunde, ein Offizier, entschloß sich, als seine Mutter starb, den etwas kränklichen Vater zu sich zu nehmen. Aber dann bekam er ein Kommando in Übersee und brachte seinen Vater, da er es nicht richtig fand, ihn mitzunehmen, in einem Altersheim unter.

»Ich tat es sehr ungern«, sagte er zu mir, bevor er aufbrach, »aber irgend jemand muß sich ja um ihn kümmern.« Als mein Freund ein paar Jahre später wieder zurückkam, nahm er seinen Vater wieder bei sich auf. Auf meine Frage, wie sich der alte Herr befinde, bekam ich die düstere Antwort: »Er sitzt den ganzen Tag auf der Veranda und starrt vor sich hin.«

Hier sehen wir die eigentliche Tragödie des alternden Menschen: Hoffnungslosigkeit, Einsamkeit und das Gefühl, nicht mehr gebraucht zu werden. Aus seinem gewohnten Kreis entfernt, nur noch fremde Gesichter um sich, verliert er jedes In-

teresse an seiner Umgebung, sehr bald auch daran, sich Bewegung zu verschaffen.
Erste Verfallssymptome machen sich bemerkbar. Der Vorgang des Alterns beschleunigt sich nun. Alle Muskeln verlieren, weil sie nicht mehr benutzt werden, an Substanz und Spannung und hängen geradezu von den Knochen; auch diese werden schwächer, und die Bruchgefahr erhöht sich. Dazu kommt, daß der alte Mensch durch vermehrte Wasserausscheidung meist gezwungen ist, mehrmals in der Nacht aufzustehen und dann, beim Herumtappen im Dunkeln, leicht fällt, zumal jene die Tätigkeit der Glieder kontrollierenden Eigenreflexe nachlassen. Der Schlaf ist ebenfalls gestört.
In dem Maße, wie sich diese Symptome häufen, kann wiederum der Seelenzustand in Mitleidenschaft gezogen werden. Man gibt einfach auf, setzt sich nicht mehr gegen niedergedrückte Stimmung zur Wehr. Jede Nervenbelastung kann nun zu einer lähmenden Reaktion führen, mit welcher der geschwächte Organismus nicht mehr fertig wird. Dies bedeutet unter Umständen das Ende.
Man kann den Altersheimen und auch den Krankenhäusern keine Vorwürfe machen, weil dort Menschen sterben. Beide Einrichtungen nehmen mit jedem Menschen zugleich dessen Probleme auf. Ich behaupte aber weiterhin, daß körperliche Bewegung darüber entscheidet, ob das Alter eines Menschen durch Passivität und Resignation oder durch eine tatkräftige, optimistische Haltung gekennzeichnet ist, ferner, daß sie die meisten der bekannten physischen Altersbeschwerden abwenden kann, indem sie die Muskeln fest und die Knochen stark erhält, die Darmtätigkeit reguliert und den Schlaf verbessert.
In manchen Altersheimen werden die Insassen zu Leibesübungen angehalten. Einer meiner Kollegen leitet ein solches Heim in Oklahoma. Als er seinen Posten antrat, war es das übliche Bild. Die Bewohner saßen einfach herum und taten gar nichts. Er ermunterte sie, soweit sie dazu fähig waren, aufzustehen und kleine Spaziergänge zu machen, und bemühte sich auch sonst in jeder Weise, sie zum Tätigsein anzuregen. So etwa ließ er sie auf kleinen Erhebungen des Terrains junge Bäume anpflanzen und bat sie dann, diese regelmäßig zu begießen; dazu mußten sie immer wieder die Hügel hinauf- und wieder herabsteigen.
Für die bettlägerigen Patienten ließ er Fahrradergometer am Fußende der Betten befestigen, um ihnen täglich körperliche Bewegung zu verschaffen — eine sehr gute und ungefährliche Methode, den Organismus auch solcher Menschen zu aktivieren, die zu längerem Liegen verurteilt sind. Tatsächlich konnten nach einiger Zeit manche dieser Alten das Bett verlassen und umhergehen.

Auch sonst waren die Erfolge bei den Insassen des Heims recht ermutigend. Mehr und mehr wuchsen ihre Zuversicht und ihr Selbstvertrauen. Voll Stolz wiesen sie ihren Mentor täglich auf das Geleistete hin, erzählten ihm z. B., wie weit sie marschiert waren; stets gab er dann zum Ausdruck, wie sehr er sich mit ihnen darüber freue. Manche der tüchtigen Spaziergänger waren bei ihrer Aufnahme in das Heim im Rollstuhl gebracht worden.
Dreißig Punkte mögen als sehr viel erscheinen für Leute, die im achten oder neunten Lebensjahrzehnt stehen; wie wir aber an unserem radelnden Kapellmeister gesehen haben, der noch bedeutend mehr leistete, ist dies durchaus nicht unmöglich.

Die Frauen

»Sport ist für die Frau einer der wirksamsten Wege zur Gesunderhaltung und Vervollkommnung des Körpers, zur Vorbereitung auf Mutterschaft und Kindererziehung, zu einem in höchstem Maße produktiven Leben.«
Diese Worte, denen ich meine volle Zustimmung gebe, entstammen einem Aufsatz über Frauensport. Leider erschien er nicht bei uns, sondern in einer russischen Zeitschrift. Es täte Not, solchen Gedanken auch in der westlichen Welt zu größerer Popularität zu verhelfen.
Unverständlich ist es mir, wie gering das Interesse der meisten unserer Frauen an sportlicher Betätigung ist. Zugegeben, daß auch vier Fünftel der Männer in dieser Hinsicht zu wünschen übrig lassen, aber diese ärgern sich wenigstens ab und zu über ihre Entschlußlosigkeit. Frauen tun noch nicht einmal das! Sie fallen auf jeden modischen Unsinn herein und verschwenden ihre Zeit, anstatt etwas für ihre Leibesertüchtigung zu tun, lieber für Frisur und Make-up. Kennzeichnend ist die Äußerung einer jungen Hausfrau aus den Südstaaten, die sich einen meiner Vorträge über Frauensport angehört hatte. Die ganze Zeit, während ich sprach, war sie mit der Politur ihrer Fingernägel beschäftigt, kam anschließend aber mit einer Frage zu mir. Um Herz und Lunge mache sie sich weiter keine Sorgen, erklärte sie; was sie brauche, sei nur »so eine nette kleine Übung für die Taille«.
Ich versuchte, ihr den Sinn und die Anwendung unseres Bewegungsprogramms zu erklären und begann, ihr am Beispiel der Männer meines Klubs deutlich zu machen, wie man durch solches Training etwas für seine Gesundheit tun und dabei ohne weiteres auch die Figur verbessern oder erhalten könne. Aber sie schnitt mir das Wort ab:
»Es fällt mir nicht ein, wie eine Blödsinnige auf irgendeinem langweiligen Sportplatz herumzurennen.«

Leider hatte sie nicht begriffen, worauf es ankommt, und sie ist damit nur ein Beispiel für viele. Man würde sich etwas vormachen, wenn man daran vorbeisähe, daß unsere Frauen weniger an ihrer Gesundheit als an ihrem Aussehen interessiert sind. Zehn Minuten auf dem Sportplatz sind ihnen schon zuviel, nicht aber vier Stunden im Schönheitssalon. Es scheint nicht möglich zu sein, ihnen klarzumachen, daß es ihrem Aussehen, besonders ihrer Figur, ganz besonders aber ihrem Gemütszustand zugute käme, wenn sie die geeigneten Maßnahmen zur Aufrechterhaltung ihrer Gesundheit träfen. Und so schwierig ist dies ja tatsächlich nicht; das Punktesystem bietet auch Frauen alle Chancen, mit einem Minimum an Zeitaufwand das angestrebte Ziel zu erreichen.

Dafür liegen bei uns mancherlei Beweise vor.

Unter den Frauen, die bei der Air Force Dienst tun, waren einige in unser Forschungsprogramm einbezogen. Es erwies sich dabei, daß das Punktesystem auf Frauen ebensogut anwendbar ist wie auf Männer und zum selben Trainingseffekt führt. Gewisse, geschlechtsbedingte Abweichungen in Kraft und Gewandtheit sind natürlich zu berücksichtigen; so gehörten unter den Frauen vor Trainingsbeginn nur 20 % zur Leistungsgruppe ›gut‹, und nach Beendigung des Aufbautrainings waren es 45 %, aber bei allen waren Fortschritte zu verzeichnen, und zwar gerade in der Leistungsfähigkeit von Herz, Lunge und Gefäßsystem. Diese Organe sind bei beiden Geschlechtern gleich, deshalb war hier der Trainingseffekt derselbe wie bei den Männern. Was den jungen Mädchen natürlich besonders gefiel, war, daß sie schlanker wurden. Dennoch zeigten sie weit weniger Begeisterung bei der Durchführung des Programms als die Männer. Die meisten konnten einfach nicht begreifen, warum sie so schnell laufen sollten.

»Es ist so scheußlich, daß man dabei schwitzt«, sagte eine von ihnen.

»Aber wenn Sie tanzen, schwitzen Sie doch auch, nicht wahr?«

»Das ist doch etwas anderes!«

Ja — beim Vergnügen nimmt man's hin.

Gar nicht so viele Jahre ist es her, daß der Schweiß als etwas Selbstverständliches zum Alltag der Frau gehörte. Man arbeitete am Waschbrett und schrubbte, auf Händen und Knien rutschend, den Fußboden. Heute werden einige Druckknöpfe betätigt, und schon ist ein großer Teil der Hausarbeit getan; die Frau des Hauses verbringt meist noch mehr Zeit vor dem Fernsehgerät als ihr sitzgewohnter Gatte.

Ein mir bekannter College-Sportlehrer versicherte mir einmal, er finde es ekelerregend, im Schulgelände all diese schwammigen Mädchen herumsitzen zu sehen, die, noch nicht erwachsen, schon wie Matronen aussehen. Dies alles mag übertrieben klin-

gen, aber die Statistiken sprechen für sich. Früher, als die Frauen im allgemeinen ihre Männer um viele Jahre überlebten, trieben sie ebenfalls keinen Sport, und eine Erklärung hierfür mochte die Hausarbeit sein; heute ist der Unterschied in der Lebenserwartung der Geschlechter weniger groß, aber nicht etwa, weil die Männer länger leben, sondern weil die Frauen früher sterben. Herzkrankheiten sind auch beim schönen Geschlecht im Zunehmen begriffen, und verantwortlich dafür ist wahrscheinlich der Mangel an körperlicher Betätigung.
Hausarbeit kann heute das Problem nicht mehr lösen, denn da sie weitgehend maschinell erledigt wird, ist sie nicht geeignet, den Trainingseffekt zu erzeugen. Auch ›nette kleine Freiübungen‹ haben höchstens als Schlankheitskur Erfolg, aber Leistungsreserven schaffen sie nicht.
Dies kann nur ein Bewegungstraining, und dabei müssen annähernd 30 Punkte in der Woche erreicht werden.
Die Auffassung, der Dauerlauf sei eine wenig damenhafte Beschäftigung, kann hoffentlich als altmodisch abgetan werden; auf jeden Fall ist er der beste und schnellste Weg, zu der erwünschten Punktzahl zu kommen. Dazu genügt es, wenn man täglich 1,6 km in 9 Minuten läuft, was gewiß nicht zuviel verlangt ist. Ich kenne eine junge Dame, die ihr Training damit begann, jeden Tag die 24 km lange Strecke zur Schule zu laufen. Auf eigene Faust schloß sie sich dem offiziell ohne Damenbeteiligung veranstalteten Bostoner Marathonlauf an; sie lief die 42 km in weniger als 3½ Stunden und ließ, als sie durchs Ziel ging, viele der beteiligten Herren hinter sich. Die Opernsängerin Roberta Peters läuft regelmäßig im Central Park von New York; sie ist überzeugt, daß dies ihr Atemvolumen — und damit ihren Gesang — günstig beeinflußt.
Meine Frau hat ihre eigene Trainingsmethode entwickelt. Morgens begleitet sie mich bis zu meinem Arbeitsplatz und legt dann den Weg zu unserem Wohnviertel im Dauerlauf zurück, wobei sie das Baby im Kinderwagen vor sich her schiebt und den Hund an der Leine mitlaufen läßt. Das Ergebnis ist ausgezeichnet; als sie sich einmal auf unserer Station testen ließ, lief sie in 12 Minuten etwas über 2 km — diesmal ohne Baby und Hund.
Den Frauen, die dem Laufen keinen Geschmack abgewinnen können, empfehle ich als zweitbeste Bewegungsart das Schwimmen. Dies ist nun ganz gewiß damenhaft, dazu ist es gesellig und bietet Gelegenheit, den schicken neuen Badeanzug vorzuführen. Es ist ein Sport, den man sein Leben lang üben kann. Die amerikanische Schauspielerin Gladys Cooper, um nur ein prominentes Beispiel zu nennen, schwimmt seit ihrer Kindheit jeden Tag, ob Sonnenschein oder Regen, und sie gibt zu, weit über 70 zu sein.

Auch das Radfahren ist ein für die Damenwelt passender Sport und jedenfalls sehr gesundheitsfördernd. Im schmucken Sportdreß fährt man, von Bekannten oder vom Gatten begleitet, wie zu seinem Vergnügen ins Grüne und merkt kaum, daß man dabei eigentlich eine körperliche Leistung vollbringt. Das Seilhüpfen, früher bei den jungen Mädchen allgemein beliebt, kann, wie das Laufen auf der Stelle, zu Hause betrieben werden und ist durchaus eine gute Methode, sich körperlich fit zu halten (siehe Anhang, S. 205). Und so gibt es noch manche andere, für Frauen geeignete Sportarten wie Golf, Eislauf, Skifahren und Wandern, mit denen man leicht seine wöchentliche Punktzahl erreichen kann.
Also bitte, meine Damen, die Zugehörigkeit zum schwachen Geschlecht ist kein Grund, sportliche Betätigung zu meiden. So schwach sind Sie gar nicht! Es geht um Ihre Gesundheit. Bewegung wirkt sich nicht nur auf Ihre körperliche Verfassung wohltuend aus, sie wird Ihrer ganzen Persönlichkeit zugute kommen.
Einige der männlichen Mitglieder meines Klubs, die das Lauftraining in der Nähe ihres Hauses betreiben, lassen sich auf dem Wege zum Park oder zum Sportplatz von ihren Frauen begleiten, die ihnen während der Übung langsam im Wagen folgen. Manchen der Damen wurde das langweilig; sie gaben den Sitz am Steuer auf und liefen mit. Bald konnten sie die üblichen Veränderungen an sich wahrnehmen: Gewichtsabnahme, festerer Schlaf, zunehmende Widerstandsfähigkeit.
»Ich fühle mich jetzt so entspannt«, sagte mir eine von ihnen, »und bin nicht mehr so oft deprimiert wie früher.«
Das will ich ihr gern glauben.

7. Der Trainingseffekt

Ein mir befreundeter Arzt hatte einen prominenten Mann im Mittelwesten behandelt, der dann nach langer Krankheit starb. Er versuchte, das, was geschehen war, einem Lokalreporter zu beschreiben.

»In einer Arterie löste sich ein Thrombus, verstopfte ein Koronargefäß und rief einen Myokardinfarkt hervor,« sagte er. »Das EKG zeigte akute ischämische Veränderungen, die durch Abweichungen im S-T-Segment und in den T-Wellen kenntlich wurden. Die Todesursache war eine Ventrikulär-Fibrillation, die zum Stillstand des Herzens führte.«

Der junge Reporter starrte ihn mit großen Augen an, schließlich fuhr er sich mit der Hand über den Kopf und sagte:

»Doktor, ich bin nur ein armer Bursche vom Lande und versuche, mich auf meine Weise durch die Welt zu schlagen. Würden Sie so freundlich sein, mir das, was Sie da sagten, in die Zeitungssprache zu übersetzen?«

»Gern! Der Mann hatte einen Herzschlag.«

»Oh!«

Dieser Zusammenbruch der Verständigung zwischen Ärzten und Laien ist nicht ungewöhnlich. Er passiert mir immer wieder. Wir haben so viel mit diesen medizinischen Ausdrücken zu tun, daß es manchmal schwer ist umzuschalten. Ein Verfasser medizinischer Sachbücher sagte mir einmal, er habe noch nie einen Arzt getroffen, der die Landessprache benutzt.

Ich erwähne das hier, weil ich nun auf mein Versprechen zurückkomme, medizinische Einzelheiten über die Wirkung des Bewegungstrainings, d. h. der aerobischen Übungen, im menschlichen Körper mitzuteilen.

In diesem Kapitel will ich die physiologischen Auswirkungen des Trainings, d. h. die Reaktion der einzelnen Organe auf das richtige Maß von Übungen schildern. Im nächsten, die klinischen Fälle (wie z. B. Herzattacken) betreffenden Kapitel werde ich darlegen, wie und warum das ganze Körpersystem krank und leidend wird und wie es durch ein vernünftiges Übungsprogramm unter Umständen wiederhergestellt werden kann. Und ich will versuchen, alles dies in Worten auszudrükken, die jedem begreiflich sind.

Zunächst sei daran erinnert, daß der Sauerstoff der Schlüssel zum Verständnis dessen ist, was dabei vor sich geht. Ausreichende Versorgung des Körpergewebes mit Sauerstoff ist das grundlegende Ziel des Aufbautrainings. Man kann sich das System, das den Sauerstoff ins Blut bringt und weiterleitet, als

ein riesiges, bewundernswert exakt arbeitendes Fließband vorstellen, vervollständigt durch Hilfsfließbänder zur Aufnahme der Abfälle, und dies alles angetrieben durch die herrlichste Maschine, die je entwickelt worden ist.
Ich bitte Sie nun, mir auf einem Rundgang durch den menschlichen Körper zu folgen und sich einmal anzusehen, wie das ganze Verfahren arbeitet.

Lunge

Alles beginnt hier, wo die eingeatmete Luft aufbereitet und der Sauerstoff in den Blutstrom gelenkt wird, der ihn über sämtliche Bezirke des Körpers verteilt. Die Menge an Luft aber, welche die Lunge eines Menschen verarbeiten kann, ist der erste begrenzende Faktor seines Gesundheitszustandes.
Um zu verstehen, warum die Lungen beim trainierten Menschen mehr Luft verarbeiten können, ist es nötig, sich dieses Aufbereitungsverfahren klarzumachen. Die Lungen sind etwa einer Molkerei vergleichbar, in der die Sahne von der unverarbeitet eingelieferten Milch getrennt und abgefüllt wird und danach über ein Fließband zur Verteilung gelangt. Die Leergefäße kommen auf einem andern Fließband zurück, werden durchgespült und wieder auf das erste Fließband geleitet, um aufs neue mit Sahne gefüllt zu werden und dann denselben Weg zu gehen wie vorher.
Der Sauerstoff ist die ›Sahne‹ der Luft, die wir atmen. Wenn die unbearbeitete Luft in unsere Lunge gelangt, wird ihr der Sauerstoff entnommen und gewissermaßen ›auf Flaschen gefüllt‹, d. h. er wird in den roten Blutkörperchen — genauer gesagt im Hämoglobin dieser Blutkörperchen — auf dem Fließband des Blutstromes zur Verteilung abgesandt. Wenn diese ›Flaschen‹ das Gewebe erreichen, tauschen sie den Sauerstoff gegen Kohlensäure aus und transportieren dann die Abfälle zurück zur Lunge, wo sie ›ausgewaschen‹ werden. Die ›Flaschen‹ sind nunmehr bereit, neuen Sauerstoff aufzunehmen und den ganzen Weg von neuem zu beginnen.
Die Luft, die wir einatmen, besteht zu annähernd 21 % aus Sauerstoff und 79 % aus Stickstoff, mit geringen Spuren anderer Gase. Dieses Verhältnis bleibt stets gleich, veränderlich aber ist die Menge an Luft, die wir verarbeiten können. Ist dies unserer Lunge nicht in ausreichendem Maße möglich, so wird dem Körper nicht genügend Sauerstoff zur Energieerzeugung zugeführt. Zwei Faktoren sind es, welche der Fähigkeit der Lunge, Luft zu verarbeiten, Grenzen setzen.
Erstens haben die Lungen keine Eigenmuskulatur, sondern sind hinsichtlich ihrer Ausdehnung und Zusammenziehung voll-

ständig auf die Muskeln des Brustkorbes und des Zwerchfells angewiesen; diese schaffen beim Einatmen einen größeren Lungenraum mit geringerer Luftdichte, und das so zwischen der äußeren Umgebung und dem Lungenraum entstandene Druckgefälle bewirkt, daß sofort Luft einströmt. Beim Ausatmen drängen die Muskeln, teilweise unterstützt durch die natürliche Elastizität der Lunge und der Brustwand, die Luft gegen den atmosphärischen Luftdruck hinaus. Beim Einatmen wird also die Luft eingesogen, beim Ausatmen wird sie hinausgedrückt.
Das ist der äußere Atmungsvorgang des Körpers im Ruhezustand, und wir erinnern uns, daß in diesem Fall jeder Körper etwa dieselbe Menge Sauerstoff verbraucht und infolgedessen auch ungefähr dieselbe Menge Luft ein- und ausatmet. Aber wenn wir nun auf irgendeine Weise aktiv werden, wird die Luftmenge, die wir ein- und ausatmen können, einmal von der Größe des Vakuums bestimmt, das die Muskeln im Lungenraum schaffen können, und zum andern vom Ausmaß der erwähnten, das Vakuum wieder verringernden Elastizität des Brustkorbs und der Lungen.
Es ist klar, daß ein Mensch bei gesteigerter allgemeiner Leistungsfähigkeit auch die Möglichkeit hat, bei Bedarf mehr Luft einzuatmen, und zwar für einen längeren Zeitraum, und mehr ›Abfälle‹ auszuatmen, weil die seine Lunge umgebenden Muskeln für größere Arbeitsleistung trainiert sind.
Ein Beispiel dafür, welch erstaunliche Arbeit diese Muskeln leisten können, lieferte ein junger Luftwaffensoldat, der in Lackland an einem unserer häufigen Geländetests teilnahm. Als ich mir den Mann näher ansah, wollte ich meinen Augen nicht trauen. Die rechte Seite seines Brustkorbs war, offenbar durch einen Geburtsfehler, zum größten Teil ohne Muskeln, also buchstäblich nur Haut und Knochen.
Außer Hörweite fragte ich seinen Ausbilder, wie dieser Mann überhaupt zum Militärdienst gekommen sei. Der Sergeant zuckte mit den Schultern: »Er ist Freiwilliger; ich vermute, daß er die Mindestanforderungen erfüllt, und daß man ihm das übrige nachgesehen hat.«
Ich trat zu dem Soldaten und fragte ihn, ob er den Test wirklich mitmachen wolle.
Er lächelte nur und sagte: »Ja, Sir.«
An diesem Tage lief ich mit und behielt ihn im Auge. Es war quälend, aber eindrucksvoll, ihn beim Laufen zu beobachten. Er neigte dabei den Oberkörper in einem Winkel von fast 45 Grad nach rechts. Seine linke Schulter hob und senkte sich, als ob alle nur irgend verfügbaren Rippenmuskeln Überstunden machen wollten, um genügend Luft in die Lungen hinein- und wieder hinauszubekommen. Ab und zu rief ich über meine Schulter zurück: »Fühlen Sie sich noch wohl?«

»Ausgezeichnet, Sir, ausgezeichnet!«
Er besaß schätzungsweise 55 % des normalen Lungenraums, dennoch brachte er es nach dem Aufbautraining auf 50 Punkte wöchentlich und steigerte seinen maximalen Sauerstoffverbrauch auf 49 ml/kg/min. Bei einem späteren 12-Minuten-Test lief er 2,7 km — in Kampfstiefeln!
An diesen Fall muß ich immer denken, wenn ich einen unserer Durchschnittsbürger mit gesundem Körper schon bei dem kurzen Lauf zur Bushaltestelle außer Atem geraten sehe.
Alles dies bezieht sich auf den Zustand der Muskeln, die die Lunge umgeben. Das zweite, was ihre Fähigkeit begrenzt, Luft zu verarbeiten, sind die Verhältnisse *innerhalb* der Lunge. Lungen variieren im Volumen, wobei die Körpergröße natürlich eine Rolle spielt. In der Medizin sind wir aber weniger an der Größe der Lunge, d. h. an ihrem absoluten Fassungsvermögen interessiert als vielmehr daran, wieviel von diesem Fassungsvermögen im Einzelfalle verwendbar ist. Dieser nutzbare Teil wird die *Vitalkapazität* genannt; wir messen sie im Labor an der Luftmenge, die beim Atmen auf einmal ausgestoßen werden kann.
In unseren Tests haben wir gefunden, daß die Vitalkapazität eines gesunden Mannes etwa 75 % seiner gesamten Lungenkapazität beträgt. Aber nicht immer bedeutet diese Größe der Vitalkapazität einen allgemein guten Leistungszustand; deshalb führen wir einen weiteren Test durch, der das *Atemminutenvolumen* betrifft, d. h. die Luftmenge, die man während einer Minute angestrengter Übung verarbeiten kann, und dabei zeigt sich gewöhnlich erst die wahre Leistungsfähigkeit der Lunge. Ist diese, wie beim trainierten Menschen, sehr hoch, so kann etwa das Zwanzigfache der Vitalkapazität in einer Minute von den Lungen angenommen werden, während bei verminderter Leistungsfähigkeit kaum das Zehnfache erreicht wird. Es fehlt dann eben an Muskeln und an Ausdauer, um eine höhere Leistung zu erzielen.
Einige Tests, denen wir unsere Luftwaffensoldaten zu Beginn und während des Aufbautrainings unterzogen, ergaben, daß ihr Atemminutenvolumen durch sechswöchige Übungen vom Zehnfachen auf das Zwanzigfache ihrer Vitalkapazität angehoben werden konnte. Diese Zahlen sind gleichzeitig eine Anklage und eine Bestätigung. Die noch sehr jungen Männer zeigten mit ihrer anfänglich so geringen Lungenleistung, daß sie in ihrem bisherigen Leben fast ganz auf sportliche Betätigung verzichtet hatten, denn wie hätten sie sonst so früh in eine derart schlechte Verfassung geraten können? Aber — und das ist meine Bestätigung — nach nicht mehr als anderthalb Monaten des Trainings waren sie bereits in guter Kondition!

Ein Teil des Lungenvolumens bleibt als sogenanntes *Restvolumen* konstant und kann auch bei guter körperlicher Verfassung nicht ausgeatmet werden. Die Lunge eines neugeborenen Kindes würde, wenn es auch nur einen Atemzug getan hat, im Wasser nicht untersinken, weil der Luftrest nicht ausgeatmet werden kann. Dieser Test wird manchmal verwendet, um zu bestimmen, ob ein Kind tot geboren ist oder für kurze Zeit gelebt hat.

Ein zu großes Restvolumen ist jedoch ungünstig. Wenn der Körper infolge mangelnder Tätigkeit oder durch Krankheit geschwächt ist, kann der nicht genutzte Anteil an Volumen zunehmen; wenn dann kein energisches Training einsetzt, wird immer mehr Lungenraum versperrt, und immer weniger Raum zum Atmen bleibt übrig. Das hat Kurzatmigkeit zur Folge, die sich selbst bei geringster Anstrengung, z. B. beim Treppensteigen, bemerkbar macht.

Wer also seinen Körper durch Bewegungsmangel verfallen läßt, wird für sein weiteres Leben allein an seiner Lunge zwei Arten der Behinderung in Kauf nehmen müssen. Wenn er schnell zusätzlich Sauerstoff benötigt, werden einmal jene die Atmung regulierenden Muskeln nicht in der Lage sein, große Luftmengen durch die Lunge zu pressen, und zum andern ist der verwendbare Raum innerhalb der Lunge selbst erheblich reduziert worden.

Geeignetes Training kann beide Entwicklungen umkehren, indem es Kraft und Wirksamkeit der Brust- und Zwerchfellmuskeln verbessert und indem es durch Erhöhung der Vitalkapazität und durch Verkleinerung des Restvolumens mehr verwendbaren Lungenraum schafft. Beides bedeutet, daß die Lungen funktionstüchtiger werden, d. h. mehr Luft verarbeiten und dem Körper eine größere Menge des wichtigen Sauerstoffs zuführen.

Blut

Von den Lungen aus gelangt der Sauerstoff direkt in den Blutstrom, auf das ›Fließband‹ unseres Körpers.

Das geschieht folgendermaßen. Die Lunge besteht zum Teil aus Millionen kleiner Bläschen (*Alveolen*), über deren Wandungen Kapillaren führen. Diese mit Luft gefüllten Bläschen hängen wie Trauben am sogenannten Bronchus. Die Luft wurde, wie wir gesehen haben, durch den atmosphärischen Druck in diese Bläschen hineingepreßt. Nun bewegt sich der Sauerstoff, dem Gesetz der Gasdiffusion folgend, aus den Alveolen in die roten Blutzellen, in denen der Druck niedriger ist (die roten Blutzellen sind jetzt die ›leeren Flaschen‹, die ihre Ladung an Sauer-

stoff abgeliefert und, zurückgekehrt, die ›Abfälle‹ beseitigt haben).
Wir müssen ferner daran denken, daß die einschränkenden Faktoren hier die Zahl der roten Blutkörperchen und die Menge des in ihnen enthaltenen Hämoglobins einschließen. Selbst wenn die Lunge mehr Sauerstoff verarbeiten könnte, kann das Körpergewebe nur dann mehr Sauerstoff empfangen, wenn genügend ›Flaschen‹ vorhanden sind, um ihn zu transportieren.
Der Trainingseffekt besteht u. a. darin, daß mehr Hämoglobin, mehr rote Blutzellen, mehr Blutplasma und infolgedessen eine größere Gesamtmenge an Blut erzeugt wird. Tests in unseren und in anderen Laboratorien haben wiederholt gezeigt, daß Menschen in gutem körperlichen Zustande eine gleichbleibend größere Blutmenge besitzen als solche in weniger guter Kondition von etwa derselben Körpergröße. Ein Mann von durchschnittlicher Größe kann sein Blutvolumen durch Bewegungstraining um nahezu ein Viertel vermehren, und in entsprechendem Maße nimmt dann auch die Zahl der roten Blutzellen zu.
Alles dies bedeutet, daß es nun erstens mehr ›Flaschen‹ für den Transport von Sauerstoff zu den Gewebezellen gibt, dann aber auch mehr ›Leergut‹ zum Fortschaffen der Abfallstoffe. Gegen die Müdigkeit, zur Erhöhung der Ausdauer wie zur Erzeugung von Energie überhaupt ist der Abtransport von Kohlensäure und anderen Abbaustoffen ebenso wichtig wie die Sauerstoffzufuhr. Es ist wie mit unserer Wohnung. Um auf die Dauer darin leben zu können, brauchen wir nicht nur eine gut gefüllte Speisekammer; auch für die regelmäßige Beseitigung der Abfälle muß gesorgt werden.
Wenn die ›Flaschen‹ zum Gewebe gelangen, den Sauerstoff abladen und die ›Abfälle‹ aus den Gewebezellen übernehmen, dann vollzieht sich ein Vorgang, der als *Osmose* bezeichnet wird, ein Begriff, an den sich viele noch vom Biologieunterricht ihrer Schulzeit her erinnern werden. Der Sauerstoff und die Nahrungsteilchen, jetzt in flüssiger Form, dringen durch die Zellmembran ein, und die Abbauprodukte drängen in der entgegengesetzten Richtung hinaus — eines der großen Wunder des Lebens. In diesem Austausch liegt der ganze Lebenszyklus begründet; die der Ernährung und Energieerzeugung dienenden Stoffe dringen ein, während zugleich die Verbrennungsprodukte aus den Zellen hinauswandern. Wenn die austretende Kohlensäure, die der Blutstrom in den Venen abtransportiert, die Lunge erreicht, dann arbeitet das Gesetz der Gasdiffusion in umgekehrter Richtung und vollendet damit den Kreislauf. Der Druck der Kohlensäure in den Venen ist höher; deshalb dringt die Kohlensäure leicht in die Alveolen ein und wird mit der Exspirationsluft ausgestoßen.
Der Wirkungsgrad dieses Kreislaufs und seine Ausdehnung

sind abhängig vom Trainingseffekt und nehmen zu, wenn man den Körper regelmäßig Belastungen aussetzt. Sitzt man jedoch herum und tut nichts, dann erlahmt der Kreislauf.

Blutgefäße

Die Vorteile des körperlichen Trainings sind damit aber nicht erschöpft. In dem Maße, wie das Blutvolumen sich vergrößert, steigert sich auch die Blutversorgung der Muskeln.

Diese verbesserte Blutzufuhr, nämlich die vermehrte Bildung von Blutgefäßen, ist vielleicht die bemerkenswerteste Erscheinung beim Trainingseffekt. Es ist, als wenn unsere ›Molkerei‹ ihre regulären Anlieferungswege verbessert und zu breiten Straßen ausgebaut, dazu neue, kleinere Wege zu den Ablieferungsstellen angelegt hätte.

Die Verbesserung bereits existierender Blutgefäße kann eine günstige Wirkung auf den Blutdruck haben. Wer sich jemals auf seinen Gesundheitszustand untersuchen ließ, wird wohl auch erlebt haben, daß ihm vom Arzt der Ärmel hochgestreift und um den Oberarm eine spezielle Manschette gelegt und mit Luft aufgepumpt wurde. Die Manschette ist an ein Manometer angeschlossen, von dessen Skala der Arzt Werte wie z. B. ›120:80‹ abliest.

Diese Zahlen stellen die Höhe des Blutdrucks dar. Die höhere Zahl ist der systolische Druck, d. h. der Druck des Blutes gegen die Wände der Arterien, wenn das Herz Blut in das Gefäßsystem hineintreibt. Die niedrigere Zahl ist der diastolische Druck, d. h. der Druck während der Entspannungsphase des Pumpvorganges. Mit anderen Worten: Die beiden Zahlen bedeuten den höchsten und den niedrigsten Druck innerhalb der Blutgefäße.

Bei einem Menschen in guter Kondition ist der Blutdruck verhältnismäßig niedrig, denn die Gefäßwandungen sind geschmeidig, d. h. sie können ihre Spannung verändern und sich der Stärke des Blutdurchflusses anpassen. Bei schlechter Kondition sind beide Zahlen höher, weil die Arterien hier die Neigung zeigen, ihre Elastizität zu verlieren und weil dadurch der Widerstand gegen den Blutdurchfluß wächst.

Dies trifft freilich nur auf den Körper im Ruhezustand, bei normaler Herztätigkeit zu. Physische und auch seelische Anspannung heben, sobald der Pulsschlag schneller wird, den Blutdruck, weil das Herz das Blut in größerer Menge und mit höherer Geschwindigkeit in das Gefäßsystem pumpt. Das kann Gefahr bedeuten.

Bei unseren Tretmühlentests starten gut trainierte Männer mit einem diastolischen Druck von etwa 70, steigern ihn während des Laufes nur leicht und kehren nach dessen Beendigung innerhalb weniger Minuten wieder zu ihrem normalen Blutdruck zurück. Männer ohne körperliche Tätigkeit, besonders fettleibige, starten vielleicht mit einem diastolischen Druck von 90, also einem für den niedrigsten Druck schon ziemlich hohen Wert. Während der Übung klettert dann der Blutdruck auf 105 hinauf und braucht 10 Minuten oder mehr, um sein Ruheniveau wieder zu erreichen.

Viele der Läufer unseres Klubs, besonders die klinischen Fälle, verminderten ihren Blutdruck während des Übungsprogramms erheblich. Die Blutgefäße zeigten als Folge ihrer regelmäßigen harten Arbeit dieselbe großartige Anpassung wie viele andere Organsysteme des Körpers.

Vor Jahren noch war es üblich, bei hohem Blutdruck ›Ruhe und Entspannung‹ vorzuschreiben, weil zu hoher Blutdruck gewöhnlich mit dem Streß des modernen Lebens im Zusammenhang steht. Neuerdings hat sich regelmäßige körperliche Übung als ein gutes Mittel erwiesen, die unvermeidbare tägliche Anspannung auszugleichen.

Ein Mitglied unseres Klubs, ein wahres Nervenbündel, geriet beim Gehen meist ins Stolpern, wenn man ihm unversehens etwas zurief. Jetzt, Monate danach, ist es mit seiner übermäßig gespannten, ängstlichen Haltung vorbei, und bewußt vermeidet er jede Hast. Es ist freilich schwer zu sagen, ob er sich so entspannt hat, weil mit dem Training Veränderungen in seinem Körper vor sich gegangen waren, oder ob diese Veränderungen erst möglich wurden, weil ihn das Training gelehrt hatte, sich zu entspannen. Möglicherweise besteht hier eine Wechselwirkung.

Ein weiterer Einfluß des Trainings auf die Blutgefäße ist noch wichtiger, nämlich die verstärkte Blutversorgung durch Neueinsprossung von Gefäßen in das Muskelgewebe, ein als *Vaskularisation* bezeichneter Vorgang.

Berühmt wurde ein Versuch, der diesen Vorgang auf amüsante Weise demonstriert. Ein Forscher setzte sich, um den Mittelfinger seiner Hand eine Schnur gewickelt, an einen Tisch. Die Schnur war über eine an der gegenüberliegenden Tischkante befestigte Rolle mit einem auf dem Fußboden stehenden Gewicht verbunden. Nun begann der Forscher, das Gewicht nach dem Takt eines Metronoms anzuheben. In der ersten Woche war das äußerste, was er schaffte, ein 25maliges Anheben; dann erlahmte seine Fingerkraft. Um das Experiment zu erweitern, veranlaßte er gelegentlich einen Monteur des Hauses, es darin mit ihm aufzunehmen, und der Mann schlug ihn jedesmal.

Eines Tages, etwa zwei Monate später, stellte der Forscher fest, daß sein Finger bei 25 noch nicht ermüdet war; so fuhr er dies-

mal mit der Übung fort und kam bis 100. Er konnte sich denken, was geschehen war und brachte den Test zu einem ziemlich unorthodoxen Abschluß. Er bat den Monteur wieder zu sich und wettete mit ihm, daß er ihn schlagen würde. Der Monteur nahm an — und verlor. So kann es in einem Forschungslaboratorium zugehen.
Was der Forscher natürlich schon vermutet hatte, war die Vaskularisation seiner Fingermuskeln: Mehr Blutgefäße waren gebildet worden und hatten neue Wege für die Belieferung des Gewebes mit Sauerstoff geschaffen; interessant war daran vor allem, daß sie sich nicht einzeln, sondern in einem ganzen Netzwerk auf einmal zu öffnen schienen.
Inzwischen fanden weitere Beobachtungen statt, die einen solchen Schluß rechtfertigen; einige von ihnen haben wir in diesem Buch kennengelernt. Da quält sich mancher monatelang, um durch Training in bessere Kondition zu kommen und dem Energie spendenden Sauerstoff den Weg in alle Bezirke seines Körpers zu bahnen; dann, plötzlich, passiert es: sozusagen über Nacht wird die Übung fast mühelos. Leistungssportler berichten von einer ähnlichen Form ihres Fortschritts; sie verbessern sich nicht allmählich, sondern sprunghaft.
Die Vaskularisation, diese Neubildung von Blutgefäßen, ist wesentlich, wenn es darum geht, Ausdauer zu entwickeln und die Ermüdbarkeit der Skelettmuskeln zu reduzieren, denn so wird der Bedarf der Gewebe an Sauerstoff besser gedeckt, und außerdem können die Abbaustoffe leichter aus dem Körper entfernt werden. Der Vorgang ist auch ein lebenserhaltender Faktor für die Gesundheit des wichtigsten aller Muskeln, des Herzens; eine Vermehrung oder Erweiterung der Blutgefäße, die das Herzmuskelgewebe mit energieerzeugendem Sauerstoff versorgen, vermindert die Gefahr erheblich, daß dieses zentrale Organ versagt. Selbst dann noch, wenn eine Herzattacke droht, kann die gesteigerte Blutversorgung des umgebenden Gewebes entscheidend zu einer schnellen Wiederherstellung beitragen.
Schließlich sei noch ein anderes, unsere Blutgefäße betreffendes Problem erwähnt — der Fett-Metabolismus.
Das Wort Metabolismus klingt recht großartig und bedeutet doch einfach: Veränderung, in diesem Fall Stoffwechsel. Wir haben bereits den Energie-Metabolismus kennengelernt. Nahrungsstoffe werden durch Verbrennung (biologische Oxydation) in Energie umgesetzt. Ein weiterer Metabolismus ist der des Gewebes. Dies ist ein Vorgang, bei dem ebenfalls Stoffe umgesetzt werden, hier aber, um neue Gewebe aufzubauen.
Fett ist zwar für den Aufbau der Gewebe nicht weniger wichtig als z. B. Eiweiß und Kohlehydrate, aber für die Blutgefäße hat es besondere Bedeutung als einer der Hauptfaktoren bei der Entwicklung der Arteriosklerose. Unter den Fetten kommt vor

allem das Cholesterin an den Innenwänden arteriosklerotisch verdickter Arterien vor.
Eine gewisse Menge Fett kann unser Körper ohne Schwierigkeit umsetzen; durch übermäßig fetthaltige Kost kann er aber überfordert werden. Nach einer opulenten Mahlzeit zirkulieren während einer längeren Zeitspanne Fettpartikel im Blutstrom. Wie lange das Blut braucht, um das Fett wieder loszuwerden, hängt vom allgemeinen Leistungszustand des Körpers ab.
Als Amerikaner hört man seine Freunde und Bekannten manchmal über die ›gute alte Zeit‹ oder auch über die ›alte Heimat‹ reden. Sie sagen, Vater und Mutter, die auf der Farm geblieben waren, oder Verwandte, die Europa niemals verlassen hatten, seien gesünder gewesen als die heutigen Amerikaner. Das sind recht vage Hinweise, aber einige meiner Kollegen, die sich für dieses Problem interessierten, gingen ihm mit wissenschaftlicher Methodik zu Leibe.
So wurde das Schicksal von mehr als 150 Brüderpaaren irischer Herkunft untersucht, von denen jeweils einer nach den Staaten emigriert und der andere in Irland geblieben war. Die in Irland lebenden Männer aßen, wie der Forscher herausfand, mehr, und zwar auch mehr tierisches Fett, als ihre amerikanischen Brüder; trotzdem war ihr Körpergewicht geringer, sie hatten weniger Cholesterin im Blut, und die Fälle von Herzgefäßkrankheiten waren bei ihnen viel seltener.
Eine andere Studie war den in Ostafrika lebenden Massai gewidmet. Diese Nomaden nehmen ständig große Mengen tierisches Fett zu sich, dennoch gibt es unter ihnen fast keine Herzkrankheiten, ihr Cholesterinspiegel ist niedrig und steigt auch bei zunehmendem Alter nicht an.
Die dritte Untersuchung galt schweizerischen Milchbauern, die natürlich jeden Tag große Mengen fetter Milch- und Käseerzeugnisse verbrauchen, und auch sie bleiben dabei offensichtlich gesund und arbeitsfähig bis ins hohe Alter.
Alle drei Studien führten zu dem Schluß, daß die körperliche Tätigkeit, zu der diese weit voneinander entfernt lebenden Gruppen gezwungen sind, eine der wesentlichen Ursachen für ihre Gesundheit und Langlebigkeit darstellt. Die gute Kondition der Leute bewirkt die Beseitigung jener potentiell gefährlichen Fettmengen und die Verringerung der von ihnen ausgehenden Gefahr für die Gesundheit.
Zusammen mit einer Gruppe freiwilliger Versuchspersonen, zu der gut trainierte Männer sowie solche von mittlerer und noch andere von ausgesprochen schlechter Kondition gehörten, unterzog ich mich verschiedenen genaueren Tests. Wir alle fasteten vom Vorabend an, um den Einfluß anderer Nahrungsmittel auszuschließen, und am Morgen des Tests nahmen wir jeder als einzige Nahrung des Tages 1½ Pinte (0,71 Liter) Sahne zu uns.

Dann ließen wir in Abständen von einigen Stunden Blutproben entnehmen, um festzustellen, innerhalb welcher Zeit das Fett aus dem Blutstrom ausgeschieden wurde. Bei den bestkonditionierten Teilnehmern wurde das normale Fettniveau schon nach 4 Stunden erreicht, bei denen mit der schlechtesten Kondition dauerte dieser Vorgang etwa 10 Stunden, d. h. mehr als zweimal so lange!

Hier hatte es sich nur um die durchschnittliche Fettmenge einer einzigen Mahlzeit gehandelt, wie wir sie sonst mindestens dreimal täglich zu uns nehmen. Wenn wir das bedenken, verstehen wir auch, welch beträchtliche Arbeit dem Körper, zumal dem schlechtkonditionierten, täglich zugemutet wird, um ein Zuviel an Fett wieder auszuscheiden. Manchmal wird er damit nicht fertig, und dann sind Gesundheitsstörungen unvermeidlich.

Ideal gefördert wird der Fettstoffwechsel durch die Kombination von fettarmer Diät mit Bewegungstraining; wichtiger aber ist zweifellos das Training. Eine Lebensweise mit fettreicher Kost und körperlicher Übung ist, wie die Untersuchungen gezeigt haben, einer solchen mit fettarmer Kost und ohne körperliche Übung vorzuziehen.

Das Training bewirkt also im wesentlichen drei Dinge zugunsten der Blutgefäße: es erweitert sie und macht sie geschmeidiger gegenüber dem Druck des durchfließenden Blutes; es erhöht ihre Zahl und begünstigt damit die Sättigung der Gewebe mit Sauerstoff; und es hilft, das Innere der Gefäßwände von Ablagerungen freizuhalten, was einen ungehinderten Durchfluß ermöglicht.

Gewebe

Sie sind sozusagen das Ende unseres Fließbandes. Hier wird der Sauerstoff an den Verbraucher übergeben, und die für den Rücktransport bestimmten Abbauprodukte werden entgegengenommen.

In unserem Körper gibt es sehr verschiedene Gewebearten: Knochen, Muskeln, Nerven usw. Die kleinste Einheit ist stets die Zelle; sie ist der Endverbraucher im Stoffwechsel.

Jede Zelle ist wie eine kleine Fabrik, mit ihren eigenen Empfangs- und Transporteinrichtungen und Lagerräumen, mit einem Kraftwerk zur Erzeugung von Energie, Wärme und neuem Protoplasma, dem Stoff, aus dem alle Zellen – also jede lebende Substanz – bestehen. So kompliziert der Körper ist, so leicht versteht man das Prinzip seiner Organisation. Dieser winzig kleinen Fabrik dient alle Nahrung, die wir zu uns nehmen und der Sauerstoff, den wir einatmen. Ob sie besser oder schlechter funktioniert, hängt weitgehend davon ab, ob wir

Nahrung und Sauerstoff im richtigen Verhältnis zueinander auf das Fließband schicken. Leider wird das Verhältnis meistens zugunsten der Nahrung verschoben. Der Nährstoffüberschuß wird im ›Lagerraum‹ gestapelt; er liegt dort nutzlos, weil kein Bedarf für ihn besteht, und selbst wenn der Bedarf entstünde, könnten die Stoffe nicht verbraucht werden, weil der nötige Sauerstoff zum Betrieb des ›Kraftwerks‹ fehlt.

Damit habe ich versucht, den Vorgang so einfach wie möglich darzustellen. Wenn Sie sich fragen, ob körperliche Übung lohnt, dann halten Sie sich bitte immer vor Augen, daß Sie damit genügend Sauerstoff durch alle Bezirke Ihres Körpers pumpen würden, um diese unendlich vielen, winzig kleinen Kraftwerke mit Brennstoff zu versorgen und ihnen die Möglichkeit zu geben, die gestapelte Nahrung aufzuarbeiten.

Um nun von der mikroskopisch kleinen Zelle zu höheren Größenordnungen zurückzukehren: eine Gruppe spezialisierter Zellen bildet zusammen das Gewebe, wie z. B. Knochen, Muskeln und Nerven; verschiedene Gewebe vereinen sich zu Organen, wie Herz, Lunge und Magen; und mehrere Organe und geordnete Teile vereinigen sich zur Bildung ganzer Systeme, etwa des Atmungs- und des Herz-Kreislauf-Systems. Zwei weitere – das Verdauungs- und das Muskelsystem – sind in bezug auf den Trainingseffekt einer näheren Betrachtung wert.

Verdauungssystem

Aerobische Übungen haben, wie wir sahen, eine entspannende Wirkung auf den Körper im allgemeinen, in besonderer Weise aber auf das Verdauungssystem.

In einem früheren Kapitel war von Leuten mit allen Anzeichen der Magengeschwürbildung die Rede, bei denen körperliche Übungen Besserung brachten. Sie gehörten zu den Menschen, die sich nicht anders als durch Bewegung von ihren Spannungen befreien können. Mir selbst geht es auch so. Magengeschwüre habe ich zwar nie gehabt, aber denen, die mich näher kennen, fällt an mir eine gewisse zeitweilige Verkrampfung auf; sie raten mir, hin und wieder einmal eine Pause zu machen.

Ich mußte jedoch bei meinem Lauftraining als Beruhigungsmittel bleiben. Meine tägliche Arbeit ist recht anstrengend. Morgens um 7 Uhr fange ich an und arbeite gewöhnlich bis 5 Uhr nachmittags durch. Das Mittagessen wird am Schreibtisch eingenommen. Fast jeden Abend bringe ich einige Arbeit mit nach Hause, die ich selten vor Mitternacht beende. Aber in jedem Beruf ist es so, daß man an manchen Tagen vom Morgen bis zum Abend arbeitet und am Ende trotzdem nicht recht vorwärts gekommen ist. So freue ich mich auf meinen Lauf um 5 Uhr

nachmittags. Er weckt meine Lebensgeister. Schon Hunderte habe ich dasselbe von sich sagen hören.
Einer der Mittagsschwimmer erzählte mir: »Die Vormittage sind manchmal hart. Aber nach dem Schwimmen fühle ich mich wieder wohl; es ist, als begänne man einen neuen Tag. Um 4 Uhr nachmittags gebe ich sogar dem Chef noch contra!«
Spannungszustände sind nicht immer seelisch bedingt; zum Teil gehen sie auch auf körperliche Ursachen zurück. Menschen in guter Verfassung produzieren gewöhnlich weniger Magensäure. Körperliche Betätigung hilft übermäßige Magensäurebildung und die mit ihr zusammenhängenden Beschwerden beseitigen. Nervöse Naturen, die körperlich untätig bleiben, greifen oft nach Beruhigungspillen oder anderen Pseudo-Entspannungsmitteln. Aber auf die Dauer hilft dies nicht.
Körperliches Training bewährt sich übrigens auch als ein natürliches Mittel, die Verdauung zu regulieren; es regt die Darmmuskeln zu verstärkter Arbeit an und beschleunigt damit die Entleerung. Tatsächlich ist es den meisten Langstreckenläufern schon einmal passiert, daß sie ihren Lauf aus diesem Grunde plötzlich unterbrechen mußten. In der Sportliteratur wird man darüber allerdings nur selten etwas finden.
Körperliche Bewegung und regelmäßige Verdauung sind, das ist erwiesen, eng miteinander verbunden. Daher ist, namentlich für ältere, zu chronischer Verstopfung neigende Menschen tägliche Bewegung sehr wichtig.

Muskelsystem

In unserem Körper gibt es drei nach ihrer Funktion verschiedene Arten von Muskeln: willkürliche, d. h. solche Muskeln, die wir nach eigenem Willen betätigen können, wie z. B. unsere Arm- und Beinmuskeln; unwillkürliche Muskeln, die unserem Willen nicht unterliegen, wie z. B. diejenigen, welche die Blutgefäße oder den Verdauungsapparat begleiten; und schließlich den Herzmuskel, der eine Sonderstellung einnimmt. Unser Herz, das zwar unabhängig von unserem Willen schlägt, spricht immerhin auf seelische Erregung an.
Wie wir in den Abschnitten über die Blutgefäße und das Verdauungssystem gesehen haben, kann körperliche Betätigung auch die Ausbildung der unwillkürlichen Muskeln fördern, aber nicht in demselben Maße wie die willkürlichen Muskeln und den Herzmuskel, auf den wir gleich noch zu sprechen kommen werden. Zunächst soll nur von den willkürlichen, den Skelettmuskeln die Rede sein.
Damit wären wir wieder einmal bei jenen Muskeln, deren Entwicklung für unser Äußeres, die Taille, den Bizeps usw., eine

Rolle spielen kann. Wer mir in den vergangenen Jahren mehr als die üblichen Sorgen bereitete, waren Männer und Frauen, die den Sport nur als einen Weg zum guten Aussehen betrachteten. Es ist schwer, ihnen Verständnis dafür zu vermitteln, daß Gymnastik, Gewichtheben, Isometrik und andere, ausschließlich dem Aufbau der Skelettmuskeln geltende Übungen keinen Trainingseffekt bewirken.

Einer von ihnen stand bei einer Besprechung auf und rief: »Sind Sie eigentlich ein Muskelgegner oder so etwas?«

Für ihn und für alle andern möchte ich hier wiederholen, was ich schon früher betont habe, nämlich, daß solche rein muskelbildenden Übungen sehr gut sind, wenn sie *zusätzlich zu den 30 Wochenpunkten aerobischer Übungen vorgenommen werden, deren Ziel die Gesunderhaltung der wesentlichen Organe, des Herzens und der Lunge ist.* Führt man sie aber *anstelle* des aerobischen Trainings durch, dann baut man auf Kosten wichtiger Organsysteme ein Gewebe von zweitrangiger Bedeutung auf, das von jenem auch noch ernährt werden muß.

Während man jedoch die allgemeine Gesundheit durch Muskelübungen nicht fördern kann, nützt ein die allgemeine Gesundheit förderndes Bewegungstraining zugleich den Muskeln. Dies ist ein Nebeneffekt, der sich von selbst ergibt. Man kann z. B. nicht laufen, ohne Arme und Beine zu trainieren. Dasselbe gilt für das Schwimmen und die meisten anderen grundlegenden aerobischen Übungen. Bei jedem der 30-Punkte-Programme wird Fett- in Muskelgewebe umgewandelt, d. h. die Muskulatur nimmt zu. Aber das Wesentliche ist, daß die Muskeln dabei, wenn auch vielleicht nicht umfangreicher, so doch entschieden gesünder werden: Jedes ausgesprochene Muskeltraining, wie z. B. das Gewichtheben, läßt ein dickeres, knotiges Gewebe entstehen, wodurch die vorhandenen Blutgefäße gezwungen werden, sich weiter voneinander zu entfernen; doch zeigen sie nicht die Neigung, neue Abzweigungen für die Versorgung der Gewebszellen zu bilden. Die Zellen werden daher nicht mehr so gut mit Sauerstoff versorgt und können sich auch weniger leicht von ihren Schlacken befreien. Solches Gewebe ermüdet schneller.

Bewegungstraining hingegen bewirkt, daß die Gewebsfasern länger und schmaler werden. So bleibt stets mehr von ihrer Oberfläche im Bereich der Versorgungswege. Dazu kommt, daß durch diese Art von Training in jedem Fall neue Gefäße gebildet werden. So ist ein aerobisch gut trainierter Körper praktisch in allen Bezirken gut mit Blutgefäßen ausgestattet.

Dies ist wahrscheinlich der Hauptgrund, weshalb sportlich trainierte Menschen, selbst wenn sie ihr Beruf zu vorwiegend sitzender Lebensweise zwingt, meist weniger leicht ermüden. Ihre ›Fließbänder‹ sind in so guter Verfassung, daß sie mehr ›Fabriken‹ beliefern, mehr ›Kraftwerke‹ in Gang halten können.

An aerobisch trainierten Muskeln sind noch andere Nebeneffekte festzustellen. Der amerikanische Tänzer Ray Bolger, mit 60 Jahren noch immer aktiv, spielte sein Leben lang Fußball. Er hatte zu diesem Sport eine einleuchtende Theorie. Befragt, warum die heutigen Spieler, obwohl sie im Durchschnitt größer sind als die vergangener Jahrzehnte, sich dennoch flinker zeigen als diese, sagte er: »Sie bilden sich in diesem Sport heute wie Tänzer aus. Dabei entwickeln sie längere, elastischere Muskelfasern. Die alte Auffassung der Fußballspieler war, man müsse über massige Muskeln verfügen. Inzwischen ist bekannt, daß der Umfang der Muskeln keinen wesentlichen Einfluß auf die Schnelligkeit des Spielers hat. Deshalb bevorzugt man jetzt ein Training, das auf Schnelligkeit und Gewandtheit abzielt. Wenn wir heute an die Spieler aus den Pioniertagen des Fußballs denken, kommen sie uns wie schwerfällige Tölpel vor.«
An einer unserer Universitäten werden tatsächlich Ballettübungen als Fußballtraining durchgeführt.
Außer Schnelligkeit und Gewandtheit gewinnt der aerobisch trainierte Mensch aber auch eine erhöhte Spannkraft der Muskeln. Das Wort Spannkraft führen die Muskelenthusiasten viel im Munde; der Mediziner versteht darunter Festigkeit des Muskelgewebes, einen Zustand dauernder leichter Kontraktion auch dann, wenn der Muskel nicht in Gebrauch ist. Bei manchen Leuten, besonders älteren, fühlen sich die Muskeln an, als hingen sie lose um die Knochen, weil sie mit Fettgewebe durchsetzt sind.
Muskelspannung ist ein Hinweis auf allgemeine Gesundheit. Die Muskeln eines gesunden Menschen sind gewöhnlich straff und fest. Eine der deutlichsten Auswirkungen des Bewegungstrainings ist das Wachsen der Muskelspannung am ganzen Körper, besonders natürlich der am meisten gebrauchten Muskeln, beim Läufer also die der Beine, beim Schwimmer die der Arme usf.
Zu allen diesen günstigen Einflüssen der Bewegungsübungen kommt noch die Zunahme der Muskelkraft. Eigentlich geprüft haben wir das hier zwar niemals, aber mittelbar war der Kraftzuwachs an allen zu beobachten, die aerobisch trainierten. Die Daten einer Gruppe von 600 Luftwaffenleuten zeigten, daß zu Beginn des Trainings von denjenigen, die eine Meile in 8 Minuten laufen konnten, 85 % auch den Mindestanforderungen der Gymnastik – Aufrichteübungen, Liegestütze usw. – genügten. Am Ende des Trainings konnten 97 % der Läufer, die eine Meile in 8 Minuten zurücklegten, jene Freiübungen durchführen, aber viele andere, die geringere Laufleistungen zeigten, schafften dieselben gymnastischen Übungen, hatten also die gleiche Muskelkraft. Dies besagt, daß guter aerobischer Trainingszustand stets mit guter Muskelkraft verbunden ist,

obwohl umgekehrt eine gute Ausbildung der Skelettmuskeln nicht unbedingt auf allgemeine Fitness schließen läßt. Dies war eine für die Air Force wichtige Beobachtung; sie bedeutete, daß der bei Massenuntersuchungen sehr zeitraubende gymnastische Test vom Lauftest abgelöst werden konnte, denn wer diesen bestand, würde mit fast hundertprozentiger Sicherheit auch durch den Gymnastiktest kommen.
Gelegentlich wurde mir das auch von anderer Seite bestätigt. Ich denke z. B. an den Fall eines Geschäftsmannes, der einem unserer öffentlichen Gesundheitsklubs beitrat und dort ein Muskeltraining begann.
»Ich hielt es für die richtige Art, etwas für meine Gesundheit zu tun«, sagte er mir. »Einmal ging ich in die Sauna, dann wieder in die Turnhalle, wo ich mich mit den Gewichten und Zuggeräten beschäftigte. Das Schwimmbecken interessierte mich damals noch nicht. Dann hörte ich aber von Ihrem Programm, versuchte es sogleich mit dem Schwimmen und vergaß darüber das Turnen – für etwa ein Jahr. Ich war danach in sehr guter Kondition, und eines Tages ging ich, nur so aus Neugier, wieder einmal in die Turnhalle. Flott machte ich dort das ganze frühere Programm durch und brachte an jedem der verschiedenen Übungsgeräte 25 Wiederholungen zustande. Vorher hatte ich immer nur 15 bis 20 geschafft und war davon schon erledigt. Und dabei war ich ein Jahr lang nicht dort gewesen! Wie war das nur möglich?«
Ja, wie war das möglich?
Und nun, nachdem Sie, meine Leser, etwas mehr über das Wesen Ihrer Muskeln und auch darüber wissen, wie diese Gewebe auf aerobische Übungen ansprechen, möchte ich Ihnen noch den wichtigsten aller Muskeln vorführen und damit zum letzten Glied des menschlichen Blutkreislaufs kommen.

Herz

Diese erstaunliche Maschine, die das ganze ›Fließband‹ in Betrieb hält, führt das sauerstoffgefüllte Blut aus den Lungen fort und pumpt es durch den Körper. Danach pumpt das Herz das in den Geweben mit Kohlensäure angereicherte Blut zurück in die Lunge.
Es begann zu arbeiten, bevor wir den ersten Atemzug taten, und es wird arbeiten, solange wir leben. Was haben Sie für Ihr Herz getan? Haben Sie jemals versucht, ihm seine schwere Aufgabe zu erleichtern?
Es scheint paradox, daß unser Herz um so schneller und weniger wirksam arbeitet, je mehr wir es schonen. Ein gesunder, regelmäßig Sport treibender Mensch hat im Ruhezustande

einen Puls von etwa 60 Schlägen pro Minute, manchmal noch weniger. Der gänzlich untrainierte Mensch hat dagegen einen Ruhepuls von 80 oder mehr Schlägen pro Minute.

Nehmen wir einmal an, unser Körper befinde sich für 24 Stunden in vollständiger Ruhe, und vergleichen wir dann die Tagesleistung des Herzens bei 60 und bei 80 Schlägen in der Minute.

Im ersten Falle ergibt dies für eine Stunde: 60 x 60 = 3600 Schläge; pro Tag muß dann das Herz 24 x 360 = 86 400 mal schlagen.

Im zweiten Fall (bei 80 Schlägen pro Minute) hat das Herz stündlich 60 x 80 = 4800 Schläge zu tun, das sind, mit der Stundenzahl 24 multipliziert, 115 200 Schläge. So zwingen wir unser Herz, wenn wir es nicht trainieren, sogar bei vollständiger Ruhe an einem einzigen Tage etwa dreißigtausendmal mehr zu schlagen. Aber niemand ist 24 Stunden am Tage in vollständiger Ruhe, und bei gewöhnlicher Tätigkeit, wenn wir z. B. vom Stuhl aufstehen, durch das Zimmer gehen, ein paar Treppenstufen hinaufsteigen, muß das ungeübte Herz entsprechend schneller schlagen als ein Herz, das voll zu arbeiten gewöhnt ist.

Deshalb kann man nicht oft genug an die Notwendigkeit fast täglicher anstrengender Bewegung erinnern. In zweierlei Hinsicht nützt das Training dem Herzen; das Herzmuskelgewebe wird gekräftigt und zugleich seine Arbeitslast verringert.

Das Herz besteht ganz aus Muskelgewebe, und im Gegensatz zur Lunge kann es daher seine Aufgabe, zweifellos die wichtigste im gesamten Organismus, aus eigener Kraft erfüllen. Die Funktionsfähigkeit dieses Gewebes hängt weitgehend von seiner Größe und auch davon ab, daß es ausreichend mit Blutgefäßen durchsetzt ist.

Mit der Größe des Herzens haben wir uns schon beschäftigt, als wir über das ›Sportherz‹ sprachen. Ich muß hier noch einmal darauf zurückkommen. Grundsätzlich kann man drei Herztypen unterscheiden. Da ist zunächst das normale, aber ungeübte Herz; es ist verhältnismäßig klein und schwach, weil es, wie jeder wenig gebrauchte Muskel, bis zu einem gewissen Grade verkümmert ist.

Ein krankhaft vergrößertes Herz nahm seine Form gewöhnlich an, um irgendeinen Mangel im Kreislaufsystem, z. B. Bluthochdruck oder einen Herzklappenfehler, auszugleichen. Es hat natürlich nicht die Leistungskraft eines durch Training vergrößerten Herzens. Sein Innenraum entspricht nicht dem äußeren Umfang; dieser bedeutet daher nicht, daß mit dem einzelnen Schlag mehr Blut gepumpt wird.

Das ›Sportherz‹ ist nicht nur verhältnismäßig groß, es ist zugleich stark und gesund. Seine hohe Leistungsfähigkeit beruht darauf, daß es mit dem einzelnen Schlage mehr Blut in Bewegung setzt als ein Herz von normaler Größe, ohne sich dabei mehr anzustrengen. Es ist sehr elastisch und würde dem Physiologen, wenn er es sehen könnte, einen prächtigen Anblick bieten. Wie ein großer Sportsmann vollbringt es mühelos seine großen Leistungen.

Außer der Größe spielt aber für die Funktionstüchtigkeit des Herzens, wie gesagt, auch das Ausmaß seines Blutgefäßsystems eine Rolle, denn es braucht ja für seine eigene Energieerzeugung Sauerstoff wie alle anderen von ihm mit Sauerstoff versorgten Muskeln des Körpers. Ein gesundes Herz ist charakterisiert durch besonders günstige Verteilung der Gefäße, d. h. also, es ist reichlich von diesen durchsetzt.

Zur Verdeutlichung sei der Vergleich mit einem großen Rasen gestattet, dessen Bewässerung mittels eingebauten, gleichmäßig über die ganze Fläche verteilten Sprühern oder etwa mit einer Gießkanne erfolgen kann. Mit der Kanne wird man dem Rasen im allgemeinen auch genügend Wasser zuführen können, aber während einer Periode starker Hitze wäre dieses Verfahren nicht wirksam genug, und ein Teil des Rasens würde verbrennen. Für einen Rasen ist das nicht weiter gefährlich, er erholt sich, wenn Regenwetter einsetzt, meist bald wieder; aber wenn unser Herz ›verbrennen‹ würde, weil es nicht ausreichend benetzt wird, dann könnte das eine schwere Attacke bedeuten.

Die Blutversorgung des Herzens wird auch vom Innendurchmesser der vorhandenen Gefäße bestimmt. Wie sehr dieser durch Training zunehmen kann, demonstriert das Beispiel eines amerikanischen Sportsmannes namens Clarence DeMar, der heute selbst in Amerika fast in Vergessenheit geraten ist. Zu seinen Lebzeiten nahm er als Langstreckenläufer an mehr als tausend Wettkämpfen teil, 34mal allein am Bostoner Marathon, wobei er 7mal gewann; bei 15 weiteren Läufen war er unter den zehn Ersten. ›Mister Marathon‹ war ein Mann, dem das Laufen ein Vergnügen bedeutete. Nachts arbeitete er als Korrektor für eine Zeitung, daneben bewirtschaftete er eine kleine Farm und fand auch noch Zeit, Unterricht in einer Knabenerziehungsanstalt zu geben, alles zusätzlich zu seinem Training für den Langstreckenlauf.

Sein letztes Rennen — auf einer einfachen Strecke von 10 Meilen — lief er mit 69; er starb ein Jahr später an Krebs. Noch zwei Wochen vor seinem Tode war er seiner Arbeit nachgegangen. Mit Zustimmung seiner Familie wurde die Sektion vorgenommen; das Herz war geradezu ein Museumsstück, doch das Erstaunlichste war der Zustand der Koronararterien — der den Herzmuskel versorgenden Kranzgefäße. Sie zeigten das Zwei- bis Dreifache des normalen Querschnitts.

Bei Menschen mit rein sitzender Lebensweise sind diese Arterien an sich schon eng, aber außerdem wird der Blutdurchfluß

durch allerlei Schlackenstoffe, die sich in ihnen ablagern, behindert.
Voraussetzung für die Leistungsfähigkeit des Herzens ist ein gesundes Muskelgewebe, und Muskeln können nur gesund sein, wenn sie voll mit genügend weiten Blutgefäßen durchsetzt sind. Der Ausbau dieses Systems von Versorgungswegen, die Vaskularisation, gehört zu den Hauptvorteilen des Trainingseffekts und ist nirgends augenfälliger und auch wichtiger als beim Herzen.
Der zweite über den Zustand des Herzens Aufschluß gebende Faktor ist der Puls. Das hochtrainierte Herz zeigt durch eine typische Pulssenkung, daß es kräftiger und voluminöser ist und mit den einzelnen Schlägen mehr Blut durch die Adern befördert. Bei fast allen namhaften Langstreckenläufern war eine extrem niedrige Herzfrequenz festzustellen. Einer der ersten, die eine Meile (1,6 km) in weniger als 4 Minuten liefen, soll einen Ruhepuls von 32 Schlägen pro Minute gehabt haben. Bei einem mir bekannten, über 60 Jahre alten Marathonläufer betrug die Herzleistung, als ich ihn vor einigen Jahren untersuchte, 36 Schläge pro Minute, während der normale Büroarbeiter, obwohl meist viel jünger, durchschnittlich eine Pulszahl von 75 bis 80 hat.
Wie verhält es sich damit bei Ihnen? Setzen Sie sich einmal 5 Minuten lang ruhig hin; fühlen Sie sich danach, während Sie auf den Sekundenzeiger Ihrer Uhr schauen, den Puls. Wenn Sie 80 oder mehr Schläge in der Minute zählen, sind Sie nicht in guter Kondition. Sie sollten in diesem Fall unverzüglich daran gehen, Ihrem Körper Bewegung zu verschaffen. Damit können Sie Ihrem Herzen in Zukunft einen großen Teil der zwanzig- oder dreißigtausend zusätzlichen Schläge ersparen, zu denen Sie es bisher jeden Tag gezwungen haben. Dies zu erreichen, ist gar nicht so schwer. Der früher im öffentlichen Gesundheitsdienst der USA tätige Dr. J. Skinner gewann eine Gruppe von Schreibtischarbeitern — Bürobeamte von 35 bis 55 Jahren — für ein sechsmonatiges Trainingsprogramm. Nach dessen Beendigung hatte sich bei den Teilnehmern der Ruhepuls um durchschnittlich 10 Schläge in der Minute vermindert.
Bisher war nur von der Arbeit des Herzens bei ruhendem Körper die Rede; aber das Bewegungstraining reduziert auch die maximale Herzfrequenz, was ebenso wichtig ist. Der Puls eines trainierten Herzens wird bei erschöpfender Anstrengung auf höchstens 190 Schläge in der Minute ansteigen, der eines untrainierten Herzens aber auf 220 oder mehr; das ist bereits ein gefährlich hoher Wert.
Wir haben die Leistungen unserer Prüflinge auf der Tretmühle gemessen und festgestellt, daß diejenigen mit trainiertem Herzen durchweg bei niedrigerem Puls doppelt soviel leisten — dop-

pelt so schnell und doppelt so weit laufen – wie diejenigen mit untrainiertem Herzen. Einige hochtrainierte Leistungssportler, wie der bekannte Langstreckenläufer Peter Snell, sind auf der Tretmühle bis zur Erschöpfung angestrengt worden, dennoch stieg dabei ihr Puls nur auf 165 bis 170. Eine niedrige Frequenz bedeutet für das Herz schon bei ruhendem Körper eine große Energieersparnis, denn es hat dann täglich mindestens 15 000 Schläge weniger zu tun; und auch bei außergewöhnlicher Belastung wird ein zu schnelles Schlagen und damit eine gefährliche Überanstrengung vermieden.

Bewegungstraining befähigt das Herz schließlich auch, eine fast maximale Anstrengung für längere Zeit ohne Ermüdung auszuhalten. Einige der Gemini-Astronauten hatten, wie ich früher erwähnte, während ihrer ganzen, äußerst anstrengenden Arbeit außerhalb der Kapsel unverändert 170 Pulsschläge in der Minute. Ich möchte auch an die Skandinavier erinnern, jene norwegischen Langstrecken-Skiläufer, die bekanntlich 2½ Stunden lang bei einem Puls bis zu 170 durchhielten.

An diesen extremen Beispielen, die nicht etwa als allgemeines Vorbild gelten sollen, wird besonders deutlich, bis zu welchem Grade sich das menschliche Herz durch geeignetes Training kräftigen kann, und daß es damit immer widerstandsfähiger gegen Ermüdung wird. Wer ein aufbauendes Bewegungsprogramm beginnt, wird sich in den ersten Wochen oder gar Monaten nach den jeweiligen Tagesübungen strapaziert fühlen; dann kommt jedoch der Punkt, an dem man die Schwierigkeiten überwunden hat und die notwendigen 30 Wochenpunkte erreicht, ohne einen Kräftenachlaß zu spüren. Von da ab wird man seine Übungen nicht mehr als etwas Lästiges empfinden.

Der Puls erhöht sich nicht nur durch körperliche Aktivität. In der Medizin sprechen wir von Erwartungs- oder Spannungspuls, der bei jeder seelischen Erregung festzustellen ist, z. B. wenn mitten in der Nacht plötzlich das Telephon klingelt; dann kann man, zum Apparat stürzend, sein Herz beinahe schlagen hören. Oder jemand erwartet eine Beförderung im Beruf und ist schon beim Gedanken daran erregt; solche und manche anderen kleinen Krisen des Alltags beschleunigen vorübergehend den Puls. Daß dies nicht im Übermaß geschieht, kann durch Training bewirkt werden.

Ich sagte schon, daß unserem Herzen, da es gleichermaßen auf Einwirkungen körperlicher und seelischer Natur anspricht, eine Sonderstellung unter den Muskeln in unserem Organismus zukommt. Zwei Systeme im Körper lösen jeweils den Aggressions- oder den Fluchttrieb aus und veranlassen das Herz, mehr Sauerstoff in Umlauf zu bringen, bevor auch nur eine Bewegung gemacht wurde. In Fällen akuter seelischer Anspannung wirkt der Sympathikus – ein Teil des autonomen vegetativen

Nervensystems, von welchem gewisse Drüsen, das Herz und die glatte Muskulatur (also nicht die Skelettmuskeln) gesteuert werden — im Zusammenhang mit den Hormonausschüttungen der Nebenniere auf das Herz ein, was eine erhebliche Beschleunigung der Pulsschläge und verstärkte Herzmuskelkontraktionen zur Folge hat.

Solche Reaktionen sind an sich von Vorteil, denn sie geben dem Herzen die Möglichkeit, größere Mengen an Blut dorthin zu pumpen, wo es gerade erfordert wird. So können Sportler im Wettkampf auf ihre äußersten Energiereserven zurückgreifen, um auf Biegen oder Brechen zum Ziel zu gelangen. Gewöhnlich wirkt dann ein anderer Teil des vegetativen Nervensystems, der Parasympathikus, dämpfend, indem er den Hormonzufluß unterhalb einer Sicherheitsgrenze hält.

Ist das Herz aber geschwächt, dann funktioniert dieser Ausgleich manchmal nicht, die Pulszahl erreicht eine bedrohliche Höhe, und es kann zu einer Herzattacke kommen. Beim trainierten Herzen ist diese Gefahr nicht akut; die Pulssteigerung bleibt hier im allgemeinen unter Kontrolle, denn ein unheilvoll hoher Hormonspiegel wird kaum erreicht.

Und dies ist wiederum dem Trainingseffekt zu danken. Der trainierte Körper wird von diesen Hormonen weniger stark beeinflußt, sei es infolge ihrer wirksameren Verarbeitung oder auch einer verminderten Erzeugung. Das Herz eines trainierten Menschen ist durch das gesteigerte Schlagvolumen imstande, die maximale Frequenz verhältnismäßig niedrig zu halten, so daß der Sportler durch die körpereigenen Schutzvorrichtungen weitgehend gegen die von seelischer Erregung ausgehende Gefahr gesichert ist. Über diesen Schutz verfügt der untrainierte Mensch nicht, und wenn er auch noch überempfindsam ist, wenn er zu den Naturen gehört, die auf geringste Erschütterungen wie Seismographen reagieren, dann befindet er sich in zweifacher Not.

Demnach ist der Trainingseffekt in verschiedener Weise günstig für das Herz. Er entwickelt es zu einem gesunden Muskel, der sowohl in den Augenblicken der Ruhe als auch in denen höchster physischer und seelischer Belastung exakt arbeitet, da er über große Kraftreserven verfügt. Wenn Sie in den letzten Jahren nichts für Ihr Herz getan haben, dann fangen Sie möglichst bald damit an! Trainieren Sie diesen wichtigen Muskel! Er wird sich dankbar dafür zeigen.

Was ich zum Schluß noch über den Nutzen des Trainingseffekts zu sagen habe, beruht vor allem auf subjektivem Empfinden, entzieht sich also weitgehend der exakten Messung, dennoch sind die Wirkungen eindeutig erkennbar.

Möglicherweise sind Sie selbst mein bester Zeuge in dieser Sache. Sollten Sie aber nicht zu denen gehören, die aus eigener Erfahrung sprechen können, so werden Sie doch sicherlich schon Beispiele jener beiden Menschentypen kennengelernt haben – einmal den äußerst aktiven, der weniger schläft als die meisten anderen und dennoch während der übrigen Stunden hellwach ist, und andererseits den wenig tatkräftigen, der, auch wenn er zehn Stunden im Bett bleibt, sich am nächsten Tag lustlos fühlt.

Wir haben dieses Problem bei einem unserer Bettruhe-Tests untersucht. An die Versuchsanordnung wird man sich erinnern; es waren zwei Personengruppen, und beide blieben volle drei Wochen, flach auf dem Rücken liegend, im Bett. Die eine Gruppe übte dreimal täglich an den Fahrradergometern, die wir an den Betten befestigt hatten, die andere Gruppe blieb untätig. Die übende Gruppe hatte durchweg einen ruhigen, achtstündigen Schlaf zu normaler Nachtzeit. Die untätig bleibenden Versuchspersonen aber schliefen unruhig und entwickelten allmählich eine chronische Schlaflosigkeit; einige von ihnen bekamen Verdauungsbeschwerden.

Diese Untersuchungsergebnisse gewannen Bedeutung für die Raumfahrt. Die Gemini-Astronauten schliefen, besonders bei längeren Flügen, sehr unregelmäßig. Der Mangel an Energieaufwand und der bereits früher festgestellte körperliche Verfall bei schwerelosem Zustand sind ein dringender Hinweis darauf, daß für Astronauten bei längeren Raumflügen körperliche Übungen erforderlich sind. Dies würde ihnen zu einem besseren Schlaf verhelfen, so daß sie für die Zeit ihrer verantwortungsvollen Tätigkeit über uneingeschränkte geistige Frische verfügen.

Dieselben Regeln gelten auf der Erde. Wenn jemand den Tag über teilnahmslos und mißmutig bleibt, dann kann man im allgemeinen annehmen, daß er die Wohltat eines gesunden, festen Nachtschlafs nicht erfahren hat. Die meisten der trainierten Sportler, mit denen ich bekannt bin, haben einen sehr tiefen Schlaf, und die Mitglieder meines Klubs versicherten ausnahmslos, die erste physische Auswirkung ihres Aufbauprogramms sei eine erholsame Nachtruhe gewesen. Einer dieser Männer sagte mir, er schlafe spätestens fünf Minuten nach dem Hinlegen und sei morgens hellwach, sobald der Wecker klingelt. Andere stellen fest, daß sie seit Beginn des Lauftrainings nicht mehr gähnen müßten.

Für mich besteht kaum ein Zweifel, daß all dies eine direkte Folge der körperlichen Betätigung ist. Sie sorgt für Entspannung, der Schlaf kommt leichter, und man hat mehr von ihm, auch wenn er kürzer ist als bei den meisten anderen Menschen.

Bewegungstraining – für den Körper von unbestreitbarem Nutzen – kann in der Förderung und Erhaltung der geistigen Kräfte ebenfalls von großer Wirkung sein. Jede von uns oder anderen angestellte Untersuchung dieser Frage ergab eindeutig das Vorhandensein einer engen Beziehung zwischen körperlicher Fitness, geistiger Regsamkeit und Ausgeglichenheit des Gemüts.
Mehrfach wies ich darauf hin, daß der Körper bei erhöhter Ausdauer sich weniger anfällig für Ermüdung zeigt, und dies trägt zur Vermeidung von Fehlleistungen geistiger wie auch körperlicher Art bei. Zudem kann jedwede berufliche Arbeit für längere Dauer und ohne die sonst notwendigen häufigen Unterbrechungen durchgehalten werden.
Diesen Zusammenhängen trug man bereits in vielen Ländern Rechnung, indem man Berufstätigen, deren Arbeitsleistung zeitweilig nachläßt, Gelegenheit zu ausgiebiger sportlicher Betätigung gibt. Leider nehmen manche amerikanischen Geschäfts- und Industrieunternehmen, soweit ich unterrichtet bin, gerade den gegenteiligen Standpunkt ein; sie setzen eine hohe Sterblichkeitsquote unter den Führungskräften voraus und bilden, um später den Platz eines einzigen Spitzenfunktionärs besetzen zu können, immer gleich drei Leute aus!
In einer Studie von Dr. Lloyd Appleton und Col. Frank J. Kobes von der U. S. Military Academy in West Point wurden die körperliche Eignung der Kadetten und ihr Erfolg in der Akademie miteinander verglichen. Daraus ergab sich, daß diejenigen, die bei ihrem Eignungstest zu Beginn ihrer militärischen Laufbahn am schlechtesten abschnitten, während der nächsten vier Jahre doppelt so häufig krank wurden wie ihre bestkonditionierten Kameraden. Besonders hoch war die Ausfallquote unter denen, die während ihrer Entwicklungsjahre niemals an sportlichen Übungen teilgenommen oder sich auf andere Weise körperlich betätigt hatten. Ihrem Organismus war, während er heranwuchs, der günstige Einfluß anstrengender Bewegung versagt worden, und so hatten diese jungen Leute nun die größten Schwierigkeiten, ihre Ausbildung in West Point durchzustehen.
Einige von denen, die bei ihrem Eintritt zur körperlich niedrigsten Leistungsstufe gehörten, hatten außerdem auch schwere seelische Hemmungen gegenüber ihrer neuen Umwelt zu überwinden. Colonel Kobes wies in seiner Studie den Zusammenhang zwischen sportlichen Fähigkeiten und der Entwicklung von Führungseigenschaften eindeutig nach. Eine kürzlich von Studierenden der Stabsoffiziersschule angestellte Untersuchung bestätigte ebenfalls eine direkte Beziehung zwischen der Lei-

stung beim 12-Minuten-Test einerseits und akademischen Leistungen und Führungseigenschaften andererseits. Es könnte also ein Kommandeur während eines solchen Tests an der $1^1/_2$-Meilen-Marke Aufstellung nehmen und sich nach der Reihenfolge, in der die Prüflinge gelaufen kommen, ein Bild von ihrem späteren Erfolg im Soldatenberuf machen; die für diese Laufbahn weniger Geeigneten würden schon hier die Nachzügler sein.

Die Ergebnisse dieser Studie zeigen, daß die oft vertretene Ansicht, sportliche und geistige Fähigkeiten schlössen einander aus, auf Vorurteilen beruht. Gewiß gibt es ›Sportkanonen‹, die ihre Erfolge allein einer angeborenen physischen Überlegenheit verdanken und keine Geistesriesen sind. Aber um diese wenigen Berühmtheiten des Leistungssports geht es hier ja auch nicht. Ohne es ihnen gleichzutun, kann man in ausgezeichnete körperliche Verfassung kommen, und wer Einsicht genug besitzt, für die Erhaltung seiner Kondition Sorge zu tragen, wird im allgemeinen auch in akademischen Berufen, als Offizier und in allen anderen Tätigkeitsgebieten seinen Mann stehen.

Zudem verleiht das Bewußtsein einer guten körperlichen Kondition stets ein gewisses Maß an Selbstvertrauen, und schon dies erhöht die Aussicht auf Erfolg im Leben, gleichviel, mit welcher Art von Talenten man ausgerüstet ist und wozu man sich aufgrund seiner Neigung getrieben fühlt.

Der Trainingseffekt stellt im ganzen eine Fülle von Vorteilen für den körperlichen und seelischen Zustand dar, die ich hier noch ein letztes Mal, in kurz zusammengefaßter Form, wiederholen möchte.

- Zwei Dinge vor allem sollten Sie im Auge behalten: Das Bewegungstraining erzeugt diesen Effekt in Ihren Organsystemen, indem es Ihren Körper zwingt, in allen seinen Bezirken mehr Sauerstoff aufzunehmen; und andererseits bildet die Gesamtmenge an Sauerstoff, die Ihr Körper verarbeiten kann, ein Maß für den Gesundheitszustand dieser Systeme.
- Der Trainingseffekt verhilft Ihren Lungen zu wirksamerer Arbeit.
- Er bedeutet, daß sich Ihre Blutgefäße erweitern und geschmeidiger werden, so daß der Widerstand gegen die Bewegung des Blutstroms verringert wird.
- Er bringt eine bessere Blutversorgung mit sich, vermehrt vor allem die roten Blutkörperchen und das Hämoglobin.
- Mit dem Trainingseffekt wird das gesamte Körpergewebe gesünder, weil es besser mit Sauerstoff versorgt ist.
- Das Training hat eine hervorragende Wirkung auf Ihr Herz; dieses wird zu einem starken, gesunden Muskel, der sich im Ruhezustand entspannt und langsam arbeitet, jedoch fähig ist,

sich zu beschleunigen und Dauerleistungen zu vollbringen, ohne übermäßig zu ermüden oder sich anzustrengen.

- Der Trainingseffekt hebt Ihren Appetit, Sie verdauen besser und sind imstande, Ihren Körper gründlicher zu entschlacken. Sie schlafen tief und fest.

Alles dies beruht keineswegs auf Mutmaßungen; es ist, wie wir gesehen haben, durch Beobachtungen, Untersuchungen, Messungen erhärtet.

In erster Linie betrachte ich den Trainingseffekt als ein Mittel zur Krankheitsverhütung. Er bildet ein Bollwerk gegen die meisten schädigenden Vorgänge im Körper. Fangen Sie mit dem Bau dieses Schutzwalls an, die zu Beginn notwendigen 10 Punkte pro Woche werden Sie leicht schaffen. Haben Sie diese Leistung allmählich bis auf 30 Punkte gesteigert, so ist die Festung vollendet.

Wenn Sie aber etwas spät mit Ihrem Training angefangen haben, wenn jene Schädigungen sich schon in Ihrem Körper bemerkbar machen, dann kann der Trainingseffekt ebensogut zu einer Heilkur werden.

Dies sollen Ihnen die folgenden Beispiele deutlich machen.

8. Die klinischen Fälle

Captain Yarrington war 30 Jahre alt und das Idealbild eines forschen jungen Kampffliegers. Er wirkte frisch und männlich, auf seinem Gesicht lag ständig ein leichtes Lächeln, und die Fliegermütze trug er verwegen schief über dem kurzen Bürstenhaarschnitt – alles in allem der Typ jener übermütigen, sorglosen Helden, wie man sie aus den Hollywood-Filmen kennt. Dabei war er, wie mir sein Kommandeur sagte, ein zuverlässiger Pilot (er flog den Überschalljäger F-104, Starfighter, eine der schnellsten Maschinen am Himmel) und tat auch am Boden einwandfrei seine Pflicht. Er hatte bereits 2300 Flugstunden.

Da geschah es . . .

»In jener Nacht war ich zu Hause«, erzählte mir der Pilot später, »und auf einmal hatte ich so ein seltsames Gefühl in der Brust. Ich dachte mir nichts weiter dabei, da ich ohnehin in der letzten Zeit mit dem Magen zu tun und auch etwas Sodbrennen hatte. Immerhin war es diesmal anders; ich verspürte einen Druck in der Brust und hatte plötzlich das Bedürfnis aufzustehen und mir Bewegung zu schaffen. So ging ich ins Souterrain und machte ein paar Liegestütze. Sie halfen zwar nichts, aber das beklemmende Gefühl ließ nach einer Weile von selbst nach, und am nächsten Morgen war es vorbei. Bald hatte ich es vergessen.«

Aber die Ursache war nicht verschwunden. Es fügte sich, ob zum Glück oder nicht, daß er zwei Tage später zu seiner jährlichen Fliegeruntersuchung mußte. Sein EKG zeigte »invertierte T-Wellen in den Leitungen II, III und ein Vf, mit Krümmung des S-T-Segments«; Diagnose: Herzinsuffizienz mit Hinterwandherzmuskel-Ischämie. Für einen Flieger der Air Force war dies praktisch gleichbedeutend mit Versetzung zum Bodendienst.

Für Yarrington, der schon in seiner Kindheit davon geträumt hatte, einmal am Steuer jener imponierenden Maschinen zu sitzen, war dies beinahe der Weltuntergang. Die Verurteilung zum Fußdienst wäre das Ende seiner Pilotenlaufbahn. Nie wieder würde er in ein eigenes Cockpit steigen.

»Kann ich da nichts machen, Doktor? Gar nichts?« fragte er seinen Arzt immer wieder. Er ließ sich vielfach untersuchen, aber das Ergebnis war stets dasselbe.

Bei einem dieser Tests erwähnte der Flugarzt unsere Arbeit in Wilford Hall. Yarrington griff danach wie ein Ertrinkender nach dem Strohhalm und richtete es – etwa vier Monate nach dem ersten Auftreten der Krankheitssymptome – ein, daß er für zwei Wochen zu uns kommen konnte. Als er, versehen mit den ärztlichen Gutachten und seinen Sportschuhen, bei mir erschien, sah er nicht gerade glücklich aus und starrte, die Hände ineinander verkrampft, auf den Fußboden, während ich die Befunde durchlas.

»Was halten Sie davon, Doktor?«

Seine Chancen waren sehr gering, dennoch war ich dafür, es mit einem vorsichtigen Training zu versuchen. Außer der durch das EKG aufgezeigten Herzschädigung hatte ich keine organischen Veränderungen gefunden.

Wir testeten ihn nun nach unserer eigenen Methode (sein EKG zeigte inzwischen wieder eine normale Kurve). Ich empfahl ihm, das Rauchen aufzugeben. Zunächst ließen wir ihn Gehübungen machen, auf der Tretmühle und dann auch im Freien, bei langsamer Steigerung bis zu einer Meile. Am Ende der zwei Wochen lief er täglich zwei Meilen und hatte etwas von seinem Selbstvertrauen wiedergewonnen.

Es ist leicht, die Fortschritte eines Patienten zu überwachen, den man regelmäßig sieht; aber der Captain mußte zu seinem Standort (zum Bodendienst!) zurückkehren, und ich war nicht sicher, ob ich ihn je wieder zu Gesicht bekäme. So hegte ich einige Befürchtungen hinsichtlich der Fortführung seines Trainings. Schon andere Leute mit guten Vorsätzen waren letzten Endes ein Opfer ihrer Willensschwäche geworden. Als wir uns verabschiedeten, gab ich ihm als Richtlinie ein Übungsprogramm für Gruppe I. Es begann mit einer Meile (1,6 km) täglich, die er, zunächst langsam, dann immer schneller laufen sollte, bis er die Strecke in 9 Minuten schaffen würde; sie war dann auf 1½ Meilen (2,4 km) auszudehnen. Das Ziel war, ihn durch allmähliche Steigerung innerhalb von 6 Monaten auf 6 Meilen (10 km) täglich zu bringen.

Ich hatte, wie gesagt, keine große Hoffnung, daß er dies durchhalten würde, wußte allerdings damals nicht, daß sich hinter seiner unbekümmerten Haltung eine außergewöhnliche Willenskraft verbarg. Im Mai war er bei uns gewesen, und danach ließ er noch brieflich oder telephonisch von sich hören.

Im Juli lief er 3 Meilen nonstop täglich, mit einem Meilendurchschnitt von nicht ganz 8 Minuten. Im August brachte er es auf 4, im September auf 5 Meilen, die er in 40 Minuten lief. Mit dem Oktober nahte das Ende seines Aufbauprogramms, und bis dahin lief er 6 Meilen (ca. 10 km) in 46 Minuten.

Um diese Zeit kam er nach Wilford Hall zu einer weiteren Überprüfung, ganz Kraft und Unternehmungslust. »Wann geht's los?« fragte er, als er in mein Büro stürmte.

Wir machten zuerst ein EKG, um eine sichere Grundlage zu haben. Es war ganz normal. Dann setzte ich ihn auf die Tretmühle.

»Wie möchten Sie es haben?« fragte ich ihn.

»So anstrengend wie möglich, Doktor!«

»Gut«, sagte ich zu meinen Laboranten, »wir werden einmal seine Ausdauer prüfen.«

Yarrington schnaubte verächtlich über das anfangs langsame Tempo der Maschine, aber wir ließen die Geschwindigkeit und den die Steigung simulierenden Bremswiderstand allmählich zunehmen, wobei wir das EKG ständig überwachten. Die Schwierigkeit für den Prüfling lag darin, daß er weder anhalten noch sein Tempo vermindern konnte. So brachten wir ihn schließlich zur Erschöpfung, aber bis dahin war er ohne Unterbrechung gelaufen und hatte damit die bisherigen Rekorde auf unserer Tretmühle gebrochen. Er erreichte einen maximalen Sauerstoffverbrauch von nahezu 60 ml/kg/min. Dies schaffen weniger als 1 % aller Piloten der Air Force. Sein Puls war dabei nicht über 180 gestiegen. Yarrington war in besserer Verfassung als irgend jemand, den ich bisher untersucht hatte.

Nun fand ich, es sei an der Zeit, bei den zuständigen Dienststellen um eine Aufhebung des Flugverbots zu ersuchen. Die Antwort war kurz: »Empfehlen Ablehnung des Antrags.«

Captain Yarrington war keineswegs entmutigt, sondern überlegte sich sofort, wie er seinen Wunschtraum durchsetzen könne.

»Warum soll ich nicht am Bostoner Marathon teilnehmen?«

Für einen Augenblick verschlug es mir die Sprache. Ich selbst hatte dieses mörderische Rennen als Harvard-Student zweimal mitgemacht; es verlangte vom Gesunden das Äußerste, und hier war einer, der sich gerade erst von einer Herzkrankheit erholt hatte. Rundheraus sagte ich ihm, ich sei dagegen.

Aber er verbiß sich in diese Idee. Das Rennen würde Schlagzeilen machen. Ein Angehöriger der Air Force — mit Flugverbot wegen Herzfehler — läuft 42 km! Es ließ ihm keine Ruhe.

»Also gut!« sagte ich endlich, etwas zögernd. »Aber sorgen Sie dafür, daß Sie bis dahin in der entsprechenden Verfassung sind!«

Er sorgte dafür. Drei Stunden lief er jetzt täglich und kam auf eine Streckenleistung von weit über hundert Kilometer in der Woche. Bis Dezember lief er 25 km nonstop in 1 Stunde 45 Minuten.

Dann geschah etwas sehr Ärgerliches; er bekam eine Fußinfektion, die ihn zwang, sein Training für drei Wochen zu unterbrechen. So verpaßte er den Marathonlauf.

Nur für kurze Zeit war er etwas niedergeschlagen, erklärte dann aber, er werde »es ihnen schon zeigen«.

Hartnäckig trainierte er weiter. Wenn er auch anderen seinen Marathonlauf nicht hatte vorführen können, so wollte er doch wenigstens sich selbst beweisen, daß er ihn geschafft hätte.

Innerhalb eines Monats war er wieder in Hochform, dann steckte er eine Strecke von 42 km ab, stellte an den Endpunkten einige seiner Kameraden als Zeugen auf und lief sein eigenes Marathon in der beachtlichen Zeit von 3 Stunden 58 Minuten. Er tat das im Grunde, ohne zu hoffen, daß etwas anderes dabei herauskommen könnte als eine weitere Verbesserung seiner Kondition.

Ich nahm diesen Lauf jedoch zum Anlaß, ein zweites Mal die Aufhebung des Flugverbots zu beantragen. Das Resultat war wiederum negativ.

Yarrington trainierte weiterhin an 6 Tagen der Woche, wobei er jeweils 5 bis 8 km zurücklegte. Immer noch hoffte er auf ein Wunder. Bisweilen lief ich mit ihm zusammen. Ich war nicht wenig stolz auf meinen Schützling. Obwohl ich ein gutes Tempo vorlegte, blieb er an meiner Seite. Einmal aber sagte er, als wir etwa Dreiviertel der Strecke zurückgelegt hatten: »Wenn Sie nichts dagegen haben, laufe ich jetzt ein bißchen voraus.« Dann sprang er nach vorn und war innerhalb weniger Minuten außer Sicht.

Nach diesem Beweis seines ungebrochenen Lebenswillens dachte ich über einen weiteren Weg zu seiner Rehabilitierung nach. Ich hatte gehört, daß private Versicherungsgesellschaften keine höheren Prämien mehr von Leuten mit früheren Herzstörungen verlangten, falls ein Angiogramm erwies, daß die Koronararterien wieder normal waren. Das neue Testverfahren gestattet eine Untersuchung des Gefäßinneren.

Unter Hinweis auf diese Entwicklung im Versicherungswesen erbat ich von der Gesundheitsabteilung der Air Force die Genehmigung, einen solchen Test bei Captain Yarrington in der Universitätsklinik in Houston, Texas, vornehmen zu lassen.

Der dort beamtete Herzspezialist führte in die Ellenbogenarterie von Yarringtons linkem Arm einen Katheter (eine Sonde) ein und brachte ihn bis in die unmittelbare Nähe des Herzens. Durch den Katheter injizierte er eine spezielle Farblösung in die Koronararterie und machte Röntgenfilmaufnahmen, welche den Weg zeigten, den der Farbstoff durch die das Herz versorgenden Arterien nahm. Was er zu sehen bekam, beeindruckte ihn stark.

Im Befund hieß es unter anderm: »... der Innenquerschnitt seiner Koronararterien erscheint größer, als es der Umfang des Herzens erwarten ließe, und hieraus kann auf einen ausgezeichneten Gesundheitszustand geschlossen werden.«

Kurz, man fand seine Verfassung erstaunlich, und der Kardiologe fragte ihn, was er denn unternommen habe, um seine Arterien in einen so hervorragenden Zustand zu bringen.

Yarrington warf den Kopf in den Nacken: »Ich laufe ein bißchen.«

Dieses Treffen fand übrigens einen lustigen Abschluß. Als ich in der Klinik noch einmal vorsprach, um den Befund abzuholen, sagte mir die Krankenschwester, der Professor habe nach der Untersuchung bis zum Eintritt der Dunkelheit gewartet und sei dann im Trainingsanzug hinausgegangen; er sei eine Meile gelaufen, um sich Klarheit über seine eigene körperliche Verfassung zu verschaffen.

Mit diesem günstigen medizinischen Gutachten bewaffnet, bemühte ich mich noch einmal um die Aufhebung des Flugverbots, das ja auf dem ursprünglich anormalen EKG des Captains basierte. Jetzt wurde dem Antrag stattgegeben.

So kehrte Yarrington — fast zwei Jahre nach seiner Versetzung zum Bodendienst — zum Fliegerstatus zurück. Die Krankengeschichte, so hieß es in der Dienstsprache, habe »Veränderungen im EKG von möglicherweise ischämischer Natur« gezeigt, »wahrscheinlich aber als Folge einer entzündlichen Karditis«.

Unter seinen Kameraden war Yarrington nun so etwas wie ein Volksheld geworden.

Um recht zu würdigen, was die Rückkehr zur Fliegerei für ihn bedeutete, muß man sich die wilde Unabhängigkeit der Militärpiloten, besonders der Kampfflieger, vorstellen. Sie fügen sich zwar der militärischen Disziplin und lieben ihre Air Force, aber sie winden sich unter dem Zwang einer anonymen, gesichtslosen, als bedrucktes Papier in Erscheinung tretenden Macht. Sie wollen mit wirklichen Menschen zu tun haben, ob mit Freunden am Boden oder mit dem Gegner in der Luft. Yarringtons Feinde waren ein paar Ausschläge auf dem EKG-Diagramm und ein Formular, in dem ihm mitgeteilt wurde: »Gemäß Air Force-Handbuch 160—1, Kap. 5 § 77d (7), datiert v. 3. 2. 1964, erfüllen Sie nicht die Voraussetzungen für die Fliegerklasse II . . .«, mit den entsprechenden Abschriften an alle Kommandostellen.

Der Captain stellte sich diesen Feinden entgegen, der Tradition zum Trotz, und leitete damit vielleicht einen neuen Abschnitt der Militärmedizin ein.

Unter allen Rehabilitationsfällen, mit denen ich zu tun hatte, erinnere ich mich des Falles Yarrington besonders gern, und ich habe ihm ja auch viele Zeilen in diesem Buch gewidmet. Ich hoffe, niemanden vor den Kopf zu stoßen, wenn ich sage, daß die meisten Ärzte bald jene vielen Patienten vergessen, denen mit ein paar Pillen geholfen war, daß sie aber fast zärtlich an den einen Fall zurückdenken, der hoffnungslos schien und schließlich doch ein Erfolg wurde. Solche Kranken, die wider Erwarten noch einmal den Anschluß an das tätige Leben erreichen, haben eines miteinander gemein: den unbeirrbaren Willen zur Gesundung.

Die Medizin kennt viele Vorkammern des Todes; manche sind nah, andere fern, aber aus keiner von ihnen gibt es einen Weg zurück ohne die Willenskraft des Patienten. Auf einige dieser ›Vorkammern‹ will ich nun zu sprechen kommen, und zugleich auf die Wege, die aus ihnen herausführen; aber vorher möchte ich noch einmal folgendes klarstellen: Herzleiden und andere innere Krankheiten sind unendlich vielfältig; nicht zwei Fälle gleichen einander, und ich würde mich einer groben Fahrlässigkeit schuldig machen, wenn ich starre Regeln für ihrer aller Behandlung aufstellte. Die körperliche Übung als Therapie ist verhältnismäßig neu und bedarf noch mancher Erfahrungen. Meine eigene Arbeit auf diesem, im ganzen erst zehn oder zwölf Jahre alten Gebiet begann vor vier Jahren. Jeder der mir anvertrauten klinischen Fälle, wie Captain Yarrington und manche Patienten in meinem ›Klub‹, wurden individuell behandelt. Diejenigen Mitglieder meines Klubs, die nicht eigentlich krank, sondern lediglich nicht mehr in Form waren, zeigten auf das Bewegungstraining nach dem Punktesystem geradezu ›Bilderbuchreaktionen‹. Anders verhielt es sich mit den klinischen Fällen; bei jedem von ihnen mußte in irgendeinem Stadium des Trainings vom Programm abgewichen werden.
Eines kann ich Ihnen nicht deutlich genug vor Augen führen: Wenn Sie unter einer inneren Krankheit leiden und von sich aus ohne weiteres in ein solches Übungsprogramm einspringen würden, so könnte dies tödlich ausgehen. Natürlich halte ich es für richtig, daß jeder auf irgendeine Weise trainiert, aber zugleich muß ich dringend abraten, dies ohne die ausdrückliche Billigung des Hausarztes zu tun. Er kennt den besonderen Fall seines Patienten, ich nicht! Mit einem gebrochenen Arm Übungen vorzunehmen, bevor er geheilt ist, wäre gefährlich; unklug würde man jedoch handeln, wenn man es nach der Ausheilung des Bruches unterließe, den Arm im Gebrauch zu üben. Auf welche Weise dies aber zu geschehen hat, sollte in jedem Fall vom Arzt entschieden werden.
In klinischen Fällen, besonders bei Herzkrankheiten, ist vor dem Beginn eines Übungsprogramms die *Befragung des Arztes unbedingt notwendig*, desgleichen eine ärztliche Überwachung des Fortschrittes während des Trainings.
Nachdem dies klargestellt ist, wollen wir uns einigen beispielhaften Fällen zuwenden, in denen Patienten aus einem hoffnungslos erscheinenden Zustand sich den Weg in die Genesung erkämpft haben.

Ein guter Freund von mir, ein Mann mit Übergewicht, hatte ein sogenanntes obstruktives Lungenleiden; vermutlich war es darauf zurückzuführen, daß er zuviel aß und rauchte und ihm jede körperliche Betätigung fehlte. Er machte auch eine Lungenentzündung durch, und sein Zustand wurde immer schlechter, bis schließlich ein Lungenlappen kollabierte. (Die Lunge besteht aus fünf Lappen, drei rechten und zwei linken.) Er gab das Rauchen auf und erreichte damit wenigstens, daß sein Zustand sich nicht weiterhin verschlimmerte. Alle üblichen Behandlungsarten wurden versucht, einschließlich eines Luftröhrenschnitts, wobei ein Aerosol unter Druck in die Lungen geblasen wurde, um den zusammengefallenen Lungenlappen wieder zu füllen. Aber nichts führte zum Erfolg.

Auch zehn Wochen Krankenhausbehandlung brachten ihm keine Besserung, und er begann nun, allgemein zu verfallen. Man entließ ihn als unheilbar und riet ihm, er solle sich nicht überanstrengen.

Diesem Rat folgte er jedoch nicht.

Er war selbst Arzt und wollte sich nicht damit abfinden, lebenslang eine solche Beeinträchtigung zu erdulden. Er begann mit einem Lauftraining nach eigenem Plan und steigerte die Leistung allmählich, schließlich lief er fünfmal in der Woche eine Meile und spielte zusätzlich jeweils eine Stunde Federball; am sechsten Tage spielte er Golf.

Dies führte er ein halbes Jahr lang durch. Als er sich dann wieder untersuchen ließ, war der Röntgenbefund negativ; der zusammengesunkene Lungenlappen war voll aufgefüllt, und es gab kein Zeichen für irgendeinen Krankheitsherd.

Es war ein extremer Fall, sowohl hinsichtlich der Erkrankung als auch des Heilerfolges; er bot dennoch ein eindrucksvolles Beispiel für eine erschreckende Entwicklung in unserem Lande. Nach den Statistiken der American Medical Association ist die obstruktive Lungenkrankheit die zahlenmäßig am schnellsten zunehmende Todesursache in den Vereinigten Staaten. Besonders Bronchitis und Lungenemphysem sind im Begriff, Krankheiten von fast epidemischem Ausmaß zu werden, nachdem sie in den letzten Jahren um mehr als das Achtfache zugenommen haben.

Lungenleiden sind schwierig zu umgrenzen, weil sich bisweilen verschiedene Affektionen überschneiden und man nicht sagen kann, wo die eine aufhört und die andere anfängt. Dennoch will ich in groben Umrissen einige Symptome jeder dieser Krankheiten beschreiben.

Beim *Bronchialasthma* verursachen mit der Atmungsluft eindringende Schmutzteilchen eine schleimige Absonderung in den Bronchiolen, den feineren Verzweigungen der Bronchien. Hierdurch wird das Ausatmen erschwert, der Körper bekommt nicht genügend Sauerstoff, und der Patient atmet schneller, manchmal keuchend. Die Schmutzteilchen können z. B. mit Tabakrauch oder rauchdurchsetztem Nebel in die Atemwege gelangen; mitunter besteht auch eine chronische Allergie gegen den gewöhnlich in der Luft vorhandenen Staub.

Bei *Bronchitis* sind die Bronchien (eigentlich die Schleimhäute in deren Umgebung) durch Erkältung oder Infektion, manchmal auch infolge einer anderen Krankheit im Körper, entzündet. Dadurch verengen sich die Atemwege.

Beim *Lungenemphysem* sind die Wandungen der Alveolen — jener winzigen Bläschen in den Lungen — überdehnt, oft als Folge der Beanspruchung durch anhaltenden oder heftigen Husten, wie er z. B. bei Asthma oder Bronchitis auftritt. Durch die übermäßige Ausdehnung verlieren die Alveolenwände ihre Elastizität, und die eingetretene Luft bleibt in den Alveolen, vor allem in den Bezirken, wo ihnen die Rippenmuskulatur beim Hinausdrücken der Luft weniger gute Unterstützung bietet. Mit zunehmender Stagnation der Luft in den Alveolen wächst das Restvolumen — der nicht nutzbare Teil der Lunge —, während die Vitalkapazität, d. h. der arbeitende Teil, auf den es ankommt, abnimmt.

Bei der *Lungentuberkulose* (auch an anderen Organen oder Systemen des Körpers tritt Tuberkulose auf) sind die Lungen von Tuberkelbakterien befallen. Ein Anzeichen ist langanhaltendes Husten, eventuell, bei schon teilweise zerstörtem Lungengewebe, mit blutigem Auswurf.

Tuberkulose wurde oft die ›Krankheit der armen Leute‹ genannt, und jedenfalls ist diese Volksseuche am meisten dort verbreitet, wo Menschen unter ärmlichen und hygienisch mangelhaften Verhältnissen leben. Zu ihrer Bekämpfung wurde viel unternommen, und vor allem die Entwicklung neuer Medikamente brachte auf diesem Gebiet große Erfolge. Dennoch — ein Blick in die Geschichte der Menschheit zeigt uns, daß die Lungentuberkulose bisher mehr Opfer gefordert hat als irgendeine andere Infektionskrankheit.

Als Arzt kann man die genannten Leiden im Grunde nicht einheitlich charakterisieren, doch gibt es manches, was auf die Mehrzahl von ihnen zutrifft. So sind sie z. B. bei Rauchern häufiger als bei Nichtrauchern, und einige dieser Krankheiten scheinen besonders oft bei körperlich untätigen Menschen aufzutreten. Im einen Fall werden verunreinigende Substanzen in die Lunge eingeführt, im anderen Fall wird es unterlassen, etwas gegen den Abbau des Gewebes zu tun.

Wenn sich bei Lungenleiden Atemschwierigkeiten einstellen, wird dem Patienten vom Arzt, gleichviel, um welche Art einer

Lungenaffektion es sich handelt, meist traditionsgemäß Schonung empfohlen, d. h. Anpassung seiner körperlichen Aktivität an die Fähigkeit der Lunge, Sauerstoff zu verarbeiten. Gewiß wäre es aber für manchen Patienten besser, er würde sich gegen seine Krankheit zur Wehr setzen und durch vermehrte körperliche Tätigkeit seine Lunge zwingen, mehr Sauerstoff zu verarbeiten. Eine kürzlich von der Vocational Rehabilitation Administration vorgenommene Untersuchung ergab, daß entgegen der gewöhnlich akzeptierten Theorie, nach welcher Asthma-Patienten jede körperliche Anstrengung meiden müßten, tatsächlich zwei von drei Patienten durch ärztlich überwachtes Training ihre maximale Sauerstoffaufnahmefähigkeit verbessern konnten.

Mehrere mir bekannte Ärzte veranlassen ihre Lungenpatienten zur Durchführung eines sorgfältig abgestuften Konditionstrainings, und die Erfolge sind bemerkenswert. Sie ermuntern die Kranken, nachdem sich deren Zustand etwas gefestigt hat, das Bett möglichst oft zu verlassen und in den Korridoren umherzuwandern, auch zeitweise treppauf und treppab zu gehen. Manchen Patienten werden fahr- oder tragbare Sauerstoffapparate als eventuelle Atemhilfe zur Verfügung gestellt, was ihnen ziemlich ausgedehnte Gänge durch das Krankenhaus und sogar ins Freie erlaubt. Bei fortschreitender Besserung läßt man sie leichte körperliche Arbeiten verrichten.

Es ist vor allem die Tuberkulose, die früher stets mit Bettruhe behandelt wurde. In einem unserer Militärkrankenhäuser jedoch wird dafür gesorgt, daß die Tbc-Kranken, wenn das Fieber nachgelassen hat, nicht im Bett bleiben, sondern an einem Regenerationstraining mit gymnastischen Übungen teilnehmen, das selbst den sportlichen Wettkampf nicht ausschließt. Auch hier waren schon sehr gute Erfolge zu verzeichnen.

Auch auf andere Weise als durch die genannten Krankheiten kann die Lungentätigkeit beeinträchtigt sein. Das Rückgrat kann von Geburt an dermaßen steif und unbeweglich sein, daß es den zum Atmen verfügbaren Lungenraum einschränkt. Nach der bisher geltenden Ansicht müßte die so verminderte Vitalkapazität eine dauernde Begrenzung der körperlichen Leistungsfähigkeit bedeuten. Wir konnten jedoch an mehreren mit diesem Übel behafteten Personen, die bei uns getestet wurden, feststellen, daß sie auf ein Training erstaunlich gut ansprachen. Dies beweist, daß man sich mit einer solchen Behinderung nicht abzufinden braucht, sondern durch allmählich sich steigernde Übungen die ursprünglich gegebenen Grenzen überschreiten kann.

Eine Schädigung der Lunge kann auch durch ständiges oberflächliches Atmen eintreten. Die nicht überall genügend durchlüfteten Lungengewebe bilden schließlich Haftflächen, die zu-

sammenkleben. Es ist wie bei einem längere Zeit unbenutzt liegengebliebenen Luftballon; man will ihn aufblasen und findet, daß die Innenwände teilweise aneinander haften. Bei der Lunge bedeutet dieser Vorgang außer der Verminderung des Atemvolumens auch erhöhte Infektionsgefahr. Die betroffenen Gewebebezirke können sich aber durch Bewegungstraining wieder entfalten.
Um die Lunge — die erste Verarbeitungsstation für den in unseren Körper eintretenden Sauerstoff — gesund zu erhalten, muß sie vor Verunreinigung geschützt und stets reichlich mit Sauerstoff versorgt werden. Aber selbst wenn sie schon schwerer geschädigt ist, als es durch Mangel an körperlicher Betätigung der Fall zu sein pflegt, kann ihr Zustand durch vernünftig abgestuftes Training merklich gebessert werden.

Herzleiden

Statistische Ziffern, wie etwa die der öffentlichen Ausgaben, werden so riesenhaft, daß sie, Jahr für Jahr aufs neue präsentiert, an Bedeutung verlieren und niemanden mehr beeindrukken. Dasselbe Problem haben wir in der Medizin. Das Interesse der Allgemeinheit wird eher durch die Schilderung von ein paar Einzelfällen wachgerufen als durch umfassende Statistiken. Ich halte es dennoch für notwendig, die folgenden, äußerst beunruhigenden Zahlen anzuführen.
Mehr als 14 Millionen Amerikaner leiden an Herz-Kreislauf-Störungen in irgendeiner Form, und fast eine Million von ihnen stirbt jährlich daran. Mehr als die Hälfte (etwa 55 %) aller Todesfälle in den Vereinigten Staaten wird direkt oder indirekt durch diese Krankheit verursacht.
Was den Herztod betrifft, sind die Amerikaner führend in der Welt, und hinsichtlich der Lebenserwartung unserer männlichen Bevölkerung nehmen wir unter den übrigen Nationen den achtzehnten Platz ein. Die Männer sterben hier durchschnittlich im 66. Lebensjahr.
Am schlimmsten steht es mit den Altersgruppen unter 60, und sehr viele Herzkranke sind noch nicht einmal 50, ja selbst unter den Dreißigern werden Herzstörungen immer zahlreicher, so daß die Air Force für die jährlichen Untersuchungen ihres männlichen Personals jetzt bereits ab 35 ein EKG zur Pflicht macht, während hierfür bisher die untere Altersgrenze bei 40 Jahren lag.
Viele werden über diese Zahlen hinweglesen, aber sehen Sie sich einmal die nächsten Kapitel genau an und überlegen Sie, ob sich in den dort dargestellten Fällen vielleicht Ihr eigener widerspiegelt.

Die vielfältigen Ursachen der Herzleiden sind in der Lebensführung der ›zivilisierten‹ Menschheit zu suchen, ausgenommen jene Herzstörungen, die auf ererbten Anlagen beruhen. Für sie allein sind wir nicht verantwortlich, alle übrigen schaffen wir uns selbst, vor allem durch Rauchen, falsche und zu reichliche Ernährung und – als beliebtestes aller ›Hobbys‹ – das untätige Herumsitzen; hier aber liegt es in unserer Hand, ob wir Verlierer oder Gewinner sein werden.

Vererbung Unsere Eltern gaben uns ihre eigenen körperlichen Schwächen mit auf den Weg, dazu gehört die Veranlagung für Herzstörungen. Niemand kann vorher sagen, wie weit ein derartiger schwacher Punkt sich bei ihm geltend machen wird. Wir erinnern uns an Captain Yarrington. Er hatte seinen Vater, der mit 27 gestorben war, kaum gekannt. Soviel der Sohn wußte, hatte es sich bei der Todesursache um einen Herzfehler gehandelt. Einer seiner Onkel war nur wenig über 30 Jahre alt geworden, vielleicht aus demselben Grunde. So kann mit aller Wahrscheinlichkeit angenommen werden, daß diese Schwäche auf den Nachkommen übergegangen ist.
Was kann der Betroffene gegen seine Herzschwäche tun? Gibt es unter diesen Umständen überhaupt einen Weg zur Gesundung?
Es gibt ihn – der junge Yarrington hat es demonstriert, indem er den Kampf gegen die Funktionsminderung seines Herzens aufnahm. Man hat das Leben mit einem Verlustpunkt begonnen, was hilft es da zu klagen! Besser ist es in jedem Fall, etwas dagegen zu unternehmen.
Wenn jemand weiß, daß in seiner Familie mehrfach Fälle von Herzkrankheiten vorgekommen sind, muß er damit rechnen, daß auch bei ihm eine Disposition dazu besteht. Was er dringend braucht, ist Bewegungstraining; für ihn sind die 30 Punkte in der Woche noch wichtiger als für jene, die Gesundheit erbten und sie nur vernachlässigten. Unglücklicherweise aber ist es in solchen Fällen meist so, daß, wenn man herangewachsen ist und vernünftig handeln könnte, sich meist irgend jemand findet, der wohlmeinend sagt: »Denke daran, dein Vater starb an Überanstrengung! Schone dich!«
So schont man sich denn, tut weniger anstatt mehr und läßt seine Herzmuskeln verkümmern, während sie doch, wie alle anderen schwachen Muskeln, durch Training gekräftigt werden müßten.

Überlastung (Stress) Hier geht es um ein Problem, das sich in allen Industrieländern gefährlich zugespitzt hat. Man spricht von akuter und von chronischer Überlastung, und die eine wie die andere Form kann physische oder seelische Ursachen haben,

auch beides zugleich. Der akute Streß ist der gefährlichere von beiden; er kann unmittelbar zum Tode führen.
Lassen Sie mich ein Beispiel nennen. Stellen wir uns einen Mann vor, der sein Leben lang jede körperliche Anstrengung gemieden hat, bei dem schon ein allgemeiner Abbau des Organismus im Gange ist, so daß die Lunge infolge des Elastizitätsverlustes nur noch ein Minimum an Luft verarbeiten, das Blut ein Minimum an Sauerstoff weitergeben kann, das Herz ein Minimum an Blut zu pumpen imstande ist usw.
Dieser Mann macht nun an einem schönen Tage eine Autofahrt, er sitzt gut gelaunt am Steuer, da kommt plötzlich aus einer Seitenstraße ein anderes Auto hervorgeschossen, prallt gegen seines, wirft es herum und schmettert es gegen einen Laternenpfahl. Unser Mann ist unverletzt und sitzt noch auf seinem Platz, denn der Sicherheitsgurt hat gehalten. Aber sein Herz schlägt wie ein Dampfhammer, und dies hätte sein Tod sein können. Warum?
Da er während des Unfalls kaum einen Muskel bewegt, kann es sich nur um seelischen Streß handeln, aber ist Ihnen klar, was in einem solchen Augenblick im menschlichen Körper vor sich geht? Einiges davon haben wir bereits im vorigen Kapitel besprochen.
In kritischen Momenten sucht der Körper – vor allem das sympathische Nervensystem –, um die seelische Notlage auszugleichen, das Herz durch vermehrte Hormonzufuhr zu erhöhter Arbeitsleistung anzuregen. Doch in unserem Beispiel ist das Herz, wie wir uns erinnern, nicht mehr in der Verfassung, seine Leistungsfähigkeit wesentlich über das normale Maß hinaus zu steigern. Dennoch wird es durch die Wirkung der Hormone gezwungen, das Blut mit schnelleren Schlägen durch den Körper zu treiben, und wenn diese Situation länger andauert oder wenn die Herzfrequenz zu stark ansteigt, kann es geschehen, daß die Herztätigkeit ganz aussetzt.
Man spricht dann von Herzattacken; sie sind in solchen Augenblicken nicht ungewöhnlich. Das sympathische Nervensystem bringt einen Schwall von Hormonen hervor, mehr, als das parasympathische Nervensystem zu neutralisieren imstande ist, und mehr, als das Herz ohne Schaden verarbeiten kann. Es geht dann wie mit einer abgenutzten Düsenmaschine, die man an einen Zusatzbrenner anschließt, um eine extreme Kraftleistung von ihr zu erhalten; die Maschine kann dabei explodieren, was schon mehrfach passiert ist.
Aus eigener Anschauung kenne ich Fälle von Herztod aus akuter seelischer Überbeanspruchung. Zu einer Zeit, da ich als Internist in Seattle, Washington, tätig war, wurde ich eines Tages in eine Abteilung gerufen, in der eine Herzpatientin einen Anfall hatte. Rings um das Bett stellten wir Wandschirme

auf, aber da wir die Geräusche nicht abschirmen konnten, erlebten die übrigen Patientinnen den ganzen Vorgang akustisch mit. Nach 45 Minuten dauernder künstlicher Beatmung und Herzmassage hatten wir endlich Erfolg.

Als ich mich nach Beendigung unserer Arbeit umwandte und den Schirm wegzog, sah ich eine Asthma-Patientin jenseits des Mittelganges halb über den Bettrand hängen. Sie war tot. Einen Menschen hatten wir gerettet und dabei einen andern, lediglich aufgrund seiner Anwesenheit im Raum, verloren.

Offensichtlich hatte es sich hier um jene verstärkte, durch den Sympathikus veranlaßte Hormonausschüttung gehandelt. Die Frau war keineswegs schwerkrank, und nach ihrem medizinischen Befund war es zweifelhaft gewesen, ob sie überhaupt aufgenommen werden sollte. Es war nur die seelische Reaktion auf die miterlebte Notlage eines anderen Menschen, die ihr an keine Belastung gewöhntes, aber sonst normales Herz überfordert hatte.

Hier in San Antonio geschah es, daß ein uniformierter Polizist an die Wohnungstür einer Frau klopfte, um sie davon zu unterrichten, daß ihr Sohn bei einem Autounfall ums Leben gekommen war. Bei dieser Nachricht sank die Frau tot um. Vielleicht haben Sie schon von den Medizinmännern Westindiens gehört, die durch ihren ›Zauber‹ einen Menschen tatsächlich zu Tode erschrecken können. Dies ist medizinisch erklärbar; auch hier dürften außergewöhnlich starke Hormonausschüttungen die Todesursache sein.

Nicht immer hat ein solcher Aufruhr des Sympathikus rein emotionelle Ursachen. Akute physische Überbeanspruchung kann zu demselben Resultat führen. Nehmen wir an, auf jemanden würde ein Raubüberfall unternommen. Er rennt davon, und einer der Gangster beginnt, auf ihn zu schießen. Die seelische Erregung des Augenblicks und die körperliche Anstrengung des Laufens könnten in Zusammenwirkung den Überfallenen leichter niederstrecken als eine der Kugeln.

Ein Offizier, 37 Jahre alt und nicht an körperliche Anstrengung gewöhnt, jagte im Nationalpark von Texas und schoß einen Hirsch; er versuchte, ihn zu seinem 1 Meile weit entfernten Wagen zu schleppen, brach aber auf halbem Wege tot neben seiner Beute zusammen, wo er später gefunden wurde. Es war eine Herzattacke. Wie die Autopsie ergab, war das Herz des Mannes ganz normal, doch war es offensichtlich durch die Reaktion des Sympathikus über die Grenzen seiner Leistungsfähigkeit hinaus angestrengt worden.

Auch Tierversuche haben bestätigt, daß äußerste physische Beanspruchung das Herz ernstlich gefährden kann, wenn es auf erhöhte Belastungen nicht eingestellt ist. Von einer Gruppe Versuchstieren wurde der einen Hälfte in einem größeren Gehege die Möglichkeit zu ausreichender Bewegung gegeben, während die andere längere Zeit im engen Käfig eingesperrt blieb. Dann wurden alle Tiere heftigen physischen Belastungen, z. B. starker Kälte, ausgesetzt. Die ›trainierten‹ Tiere überstanden diese Prozedur ohne Schaden, bei den anderen aber traten mehr oder weniger schwere akute Herzstörungen auf.

Bei chronischem Streß, der sogenannten Managerkrankheit, besteht eine unmittelbare Gefahr nicht, aber wenn er sich über eine Reihe von Jahren fortsetzt, kann er in seiner kumulativen Wirkung ebenfalls tödlich sein.

Diese Krankheit trifft besonders den Erfolgsbesessenen, den Mann, der unbedingt ein großes Vermögen erarbeiten will, der stets hinter einem ganz großen Geschäft herjagt, der nicht ruht, bis er den besonders einflußreichen Posten bekommen hat usw. Dieses ständige Angespanntsein in dem Versuch, in der Welt vorwärtszukommen, erregt das sympathische Nervensystem, wie es beim akuten Streß der Fall ist, und auf die Dauer führt es zum gleichen Resultat. Wenn der Hormonspiegel im Blutstrom längere Zeit erhöht bleibt, kann dies am Herzen zu entzündlichen Bindegewebsherden mit nachfolgender Bildung von Narben (beim Herzmuskel nennt man sie Schwielen) führen. Häufen sich diese Schwielen, so können sie die Aktionsströme (Impulse) des Herzens beeinträchtigen, Muskelgewebe zerstören und das Herz schließlich ganz zum Stillstand bringen.

Menschen, die zuviel Schwung haben, täten gut daran, ihn zum Teil auf der Laufstrecke oder im Schwimmbecken einzusetzen, um ihre unerwünscht starken hormonalen Reizungen etwas zu dämpfen.

RAUCHEN So viel ist nun schon über die armen Zigaretten gesagt und geschrieben worden, und immer nur Schlechtes. Wäre es da nicht an der Zeit, es spräche jemand auch einmal zu ihren Gunsten, und sei es nur aus Sympathie für etwas, das immer nur schlecht wegkommt?

Ich fürchte, auch ich werde es nicht können.

In allen medizinischen Studien über dieses Thema, die ich gelesen habe, wird das Rauchen, besonders das Zigarettenrauchen, gnadenlos verdammt.

Aus den jüngsten amtlichen Berichten geht hervor, daß es bereits bei über 70 % derjenigen, die zwei Päckchen Zigaretten am Tage rauchen, zu einer chronischen Schädigung ihrer Gesundheit gekommen ist.

Über die nachteilige Wirkung der Zigarette auf unsere Lunge haben wir schon gesprochen. Für das Herz kann sie ebenso gefährlich sein. Das Nikotin hat eine giftige Wirkung auf das Herz, denn es aktiviert ebenfalls das sympathische Nervensystem und veranlaßt es, mehr Hormone zum Herzen zu senden, als dieses bewältigen kann, wodurch es zu Gewebeschäden und schließlich zur Schwielenbildung kommt. Die erwähnten, ohnehin gefährdeten Managertypen sind es, die am meisten rauchen. Für sie ist die Zigarette ein ›Beruhigungsmittel‹, aber gerade damit schaffen sie zum Streß noch eine weitere Gefahr für ihr Herz. Über das Rauchen sind schon Hunderte von Publikationen erschienen, und alle weisen nach, daß es für die Volksgesundheit am besten wäre, man schaffte die Zigaretten ganz ab. Einen großen Schritt voran brachte uns auf diesem Gebiet die Framingham-Studie; ihr verdanken wir die auf einen Zeitraum von acht Jahren bezogenen Daten über eine Gruppe von mehr als 2200 Männern zwischen 30 und 62 Jahren. Was vor allem daraus hervorgeht, ist, daß die starken Zigarettenraucher dreimal mehr unter Herzstörungen litten als die Nichtraucher, die Zigarrenraucher, die Pfeifenraucher und selbst als solche, die sich das Zigarettenrauchen seit längerer Zeit abgewöhnt hatten.

Wir selbst nahmen mehrere Untersuchungen über die Wirkung der Zigarette vor; darauf komme ich im nächsten Kapitel noch zu sprechen. Bevor ich hier dieses Thema verlasse, will ich noch etwas Tröstliches dazu sagen.

Erstens: Wenn ein Kettenraucher das Rauchen aufgibt, verschwinden die toxischen Wirkungen meist innerhalb weniger Wochen, vorausgesetzt allerdings, daß das Herz bis zu diesem Zeitpunkt nicht bereits bleibende Schäden davongetragen hat; aus der Framingham-Studie ist ersichtlich, daß ehemalige Zigarettenraucher nicht mehr zu der gefährdeten Gruppe gehörten; dies bedeutet, daß die Giftwirkung, wenn neue Zufuhr von Nikotin unterbleibt, rasch vorübergeht. Wir haben das bei einem Mitglied meines Läuferklubs erlebt. Der Mann hatte 20 Jahre lang täglich zwei Päckchen Zigaretten geraucht und gab eines Tages das Rauchen vollständig auf; wir konnten nicht den geringsten organischen Schaden bei ihm feststellen.

Zweitens: Weitere Beobachtungen zeigen, daß bei Personen, die sich nicht entschließen konnten, das Rauchen aufzugeben, ein energisches Bewegungstraining die schädigende Wirkung zumindest reduzierte. Untersuchungen unserer Gesundheitsbehörden ließen ebenfalls erkennen, daß selbst bei starken Rauchern die Gefahr der Herzattacke durch körperliche Betätigung vermindert werden kann. Man erinnere sich an die erwähnten schweizerischen Bauern; sie verzehren nicht nur zuviel Fett, sondern rauchen auch sehr stark, aber es stellte sich heraus, daß sie oft ein hohes Alter erreichen, was höchstwahrscheinlich auf ihre ständige körperliche Aktivität zurückzuführen ist.

ERNÄHRUNG Anders als mit dem entbehrlichen Tabak verhält es sich mit der Nahrung: der Körper braucht sie. Aber auch sie kann, wie der Tabak, schädlich sein, nämlich dann, wenn sie im Übermaß genossen wird. Besonders gilt dies für tierisches Fett, wie es z. B. in den meisten Molkereiprodukten enthalten ist, ferner für Süßigkeiten. Ein Zuviel an solchen Nahrungsstoffen kann uns auf zweierlei Weise Schaden zufügen. Erstens bilden sich Schlackenstoffe, die mit dem Blute kreisen und als Ablagerungen die Adern verengen; zweitens nimmt das Körpergewicht zu, d. h. es bildet sich Fettgewebe, das durch jene verengten Gefäße versorgt werden muß.

Im vorhergehenden Kapitel war bereits vom Fettstoffwechsel die Rede. Bei Menschen ohne körperliche Betätigung bleibt eine große Menge des Fettes im Blutstrom zurück und wirkt nach einiger Zeit auf die Gefäßwandungen ein, was die sogenannte Arterienverkalkung — die Arteriosklerose — herbeiführt. Die Gefahr besteht darin, daß der Gefäßinnenquerschnitt (das Gefäßlumen) geringer wird und den Blutdurchfluß verlangsamt. Die feste Auflagerung kann auch in Bruchstücke zerfallen, die in noch engere Gefäße hineingeschwemmt werden und diese verstopfen; um sie herum können sich Blutgerinnsel bilden, welche das Gefäß vollends blockieren. Geschieht das in einer Koronararterie, so bedeutet es das Ende.

So weit gediehene Schäden können selbst durch körperliche Übung, so wertvoll sie ist, schließlich nicht mehr beseitigt werden. Training wirkt jedoch vorbeugend, indem es den Fettstoffwechsel fördert und so dazu beiträgt, den Fettanteil im Blut unterhalb der Gefahrengrenze zu halten, und weiterhin die Bildung einer großen Zahl neuer Gefäße bewirkt, so daß bei Verstopfung eines Gefäßes noch genügend ›Umgehungsstraßen‹ vorhanden wären, um den betroffenen Gewebebezirk zu versorgen, ehe es zu einer ernsten Schädigung kommt. Dies ist vor allem dann lebenswichtig, wenn es sich bei dem betroffenen Gewebe um das des Herzens handelt.

Auch hier möchte ich wieder einmal das Beispiel der irischen und schweizerischen Bauern sowie der Massai anführen, die sich zwar durchweg zu fettreich ernähren, aber, da sie körperlich aktiv bleiben, bedeutend weniger unter Herzkrankheiten leiden als die Mitglieder einer hochtechnisierten Gesellschaft.

Wie mit dem Rauchen verhält es sich also in gewisser Hinsicht auch mit falscher oder zu reichlicher Ernährung: die schädlichen Wirkungen werden durch körperliche Aktivität bedeutend abgeschwächt. Ich habe es jedoch bei manchen meiner hiesigen Sportjünger erlebt, daß sie vom Beginn ihres Konditionstrainings an viel weniger aßen und im Laufe der Zeit auch ein Gefühl dafür entwickelten, welche Art der Nahrung die bekömmlichste ist. Selbst solche, die sich aus frischem Obst bisher nicht viel gemacht hatten, empfanden plötzlich einen wahren Heißhunger danach.

Körperliche Untätigkeit Meiner Ansicht nach ist sie das größte aller Übel, beunruhigender noch als falsche Ernährung, obwohl diese die Öffentlichkeit weit mehr beschäftigt.

Die Neigung zu Herzbeschwerden zeigt sich gewöhnlich bei Menschen mit sitzender Lebensweise, die zuviel essen und rauchen und sich über jede Kleinigkeit ärgern. Diese Untugenden sind besonders gefährlich, wenn in der Familie bereits die Anlage zu Herzkrankheiten besteht. Sie wirken nicht nur zusammen, sondern verstärken einander noch in der Wirkung. Die Statistiken beweisen es.

Wenn ich nun behaupte, die schädlichen Wirkungen dieser Übel seien mit Hilfe eines gewissenhaft durchgeführten Trainingsprogramms abzuschwächen, so soll damit natürlich nicht gesagt sein, man könne nach Belieben essen, rauchen, sich ärgern, ja man könne sogar lauter herzkranke Vorfahren haben, und dies alles mache nichts aus, wenn man nur tüchtig trainiere! Das wäre stark übertrieben, doch ist es andererseits unbestreitbar, daß Vielessen, Kettenrauchen, die Gewohnheit, sich zu ärgern und Bewegungsmangel zusammengenommen selbst einen Menschen mit an sich gesunder Veranlagung umbringen können.

Zahlreiche Untersuchungen haben den therapeutischen Wert körperlichen Trainings erwiesen. Interessant ist, daß eine der bedeutendsten Studien auf diesem Gebiet bereits vor zwanzig Jahren vollendet wurde. Es handelt sich um die Beobachtungen von Dr. J. N. Morris an mehreren tausend Fahrern und Schaffnern der Londoner Autobusse. Der damals noch allgemein geltenden Ansicht, man habe sich, wenn man gesund bleiben wolle, vor allem körperlich zu schonen, erteilte Morris' Studie den ersten Schlag.

Die Fahrer, so hatte man bis dahin angenommen, ›sparten ihre Kräfte auf‹, da sie ja den ganzen Tag bequem am Steuer saßen; die armen Schaffner aber, die von morgens bis abends, viele Jahre hindurch, in jenen alten Doppeldeckern hinauf- und herunterkletterten, ›nutzten sich ab‹. Die Zahlen von Dr. Morris redeten jedoch eine andere Sprache. Aus ihnen ergab sich, daß Herzstörungen bei den Fahrern zweimal so häufig auftraten wie bei den zur Bewegung ›verurteilten‹ Schaffnern.

Eine Untersuchung dieses Problems jagte nun die andere, und alle erbrachten die gleichen Resultate.

Streckenarbeiter der Bahn, die den ganzen Tag zu Fuß unterwegs waren, hatten weniger Herzleiden als die Eisenbahnbeamten hinter den Schaltern. Mit den Fabrikarbeitern einerseits und den Büroangestellten andererseits verhielt es sich ebenso. Landarbeiter zeigten durchweg eine bessere Kondition als ihre Aufseher, Bauern hatten ein gesünderes Herz als Städter, Hafenarbeiter hielten sich länger auf der Höhe als die Buchhalter in den Reedereien.

Darüber hinaus wurde festgestellt, daß sich körperlich Tätige von Herzanfällen viel leichter erholten als Menschen mit sitzender Lebensweise. Eine Studie galt dem Schicksal einer Gruppe von Personen mit Herzanfällen; von den körperlich Untätigen starben 47 % innerhalb von vier Wochen nach dem Anfall, von den Aktiveren dagegen nur 9 %. Bewegung wirkt also einerseits vorbeugend gegen Herzattacken, verringert aber auch, wenn sie wirklich einmal auftreten, ihre Gefährlichkeit.
Tierversuche im Laboratorium, die insofern genauer sind, als die Bedingungen, unter denen sie durchgeführt werden, unter Kontrolle gehalten werden können, zeitigten ähnliche Ergebnisse. Ratten ließ man schwimmen, Hunde mußten auf Tretmühlen laufen, Enten durften sich die Kröpfe füllen und bekamen dann freien Auslauf, während andere Exemplare derselben Arten dauernd im engen Käfig gehalten wurden. Stets waren am Ende die tätig gebliebenen Tiere kerngesund und überlebten ihre eingesperrten Artgenossen, bei denen sich meist Herz-Kreislauf-Störungen entwickelten.
Ich glaube, auf den präventiven Wert der körperlichen Übung ausreichend hingewiesen zu haben und will nun näher auf ihre Möglichkeiten als Heilmittel eingehen.
Die klassische Tierstudie auf diesem Gebiet wurde von Dr. Richard W. Eckstein von der Western Reserve University vorgenommen; er verengte durch chirurgischen Eingriff die Herzarterien von mehr als hundert Hunden und teilte die Tiere dann in zwei Gruppen; die einen liefen viermal täglich auf der Tretmühle bei einer simulierten Steigung von 30 %, während die andere Gruppe kaum Bewegung hatte. Die trainierten Hunde waren ständig munter, die untätigen aber verhielten sich teilnahmslos. Nach viermonatiger Versuchsdauer stellte Eckstein fest, daß sich bei den trainierten Hunden sekundäre Leitwege zum Herzen ausgebildet hatten, welche die verengten Gefäße umgingen, und er folgerte daraus, daß rechtzeitig einsetzendes und dauernd fortgeführtes Training dem Auftreten von Herzkrankheiten entgegenwirken könne.
Für den Menschen erhebt sich in diesem Zusammenhang wieder die Frage nach dem richtigen Maß der Übungen. Muß man es zum Marathonläufer bringen wie der erwähnte Captain Yarrington? Durchaus nicht! An diesem einen Fall war alles außergewöhnlich: der Mensch, das Ziel und entsprechend auch die Maßnahmen.
Nach dem bis vor wenigen Jahren geltenden Behandlungsstandard empfahl man den Herzpatienten Beruhigungsmittel, die Belastung des Herzens zu vermindern, eine fett- und überhaupt kalorienarme Diät einzuhalten, um die Bildung von Cholesterin und die Aufnahme von gewichterhöhender Nah-

rung einzuschränken, und sich körperlich zu schonen. Heute hat sich darin einiges geändert.

Für Menschen, die unter ersten Herzbeschwerden leiden, werden beruhigende Arzneimittel nicht mehr für unbedingt nötig gehalten, weil sich körperliche Aufbauübungen als ein natürlicherer Weg anbieten, um den Beruhigungseffekt herbeizuführen. Das Gebot des Nichtrauchens bleibt weiterbestehen und wird immer strenger gehandhabt. Auch sorgfältige Diät zur Bekämpfung des Übergewichts betrachtet man nach wie vor als notwendig; besonders bei extremer Fettleibigkeit bringt körperliche Übung allein keinen befriedigenden Erfolg. Alle rein passiven Maßnahmen aber werden die drohenden Komplikationen lediglich hinausschieben, wenn man nicht mit körperlichem Training aktiv gegen sie angeht.

Wir kommen nun zur Gruppe derer, bei denen bereits ausgeprägte Symptome einer Herzkrankheit vorliegen, jedoch noch keine Herzattacken stattgefunden haben. Es handelt sich da um Herzangina (Angina pectoris), bei der über ›Schmerzen in der Brust‹ geklagt wird. Die zum Herzen führenden Gefäße sind verengt, so daß eine ausreichende Blutversorgung nicht mehr möglich ist und selbst die leichteste Anstrengung Schmerzen verursachen kann. Die Patienten haben beim bloßen Gehen 140 oder mehr Pulsschläge in der Minute. Sie entwickeln allmählich eine Herzneurose, d. h. sie bekommen bei jeder körperlichen Beanspruchung Angstzustände.

Eine der bekanntesten und mutigsten Studien in der medizinischen Literatur, in der Dr. Albert Kattus sein revolutionierendes ›Überwindungsprogramm‹ vorstellt, geht gerade auf dieses Verhalten der Herzangina-Patienten ein.

Unter einer Anzahl von ihnen hatte er Freiwillige zur Teilnahme an Tretmühlentests aufgerufen. Es wurde vereinbart, daß sie während des Versuchs durch Heben eines oder mehrerer Finger anzeigen sollten, ob sich Zeichen von Beschwerden einstellten, ob die Schmerzen zunähmen usw.; vier Finger bedeuteten die stärksten der den Patienten bekannten Beschwerden.

Nicht bei allen konnte dieser Versuch bis zu Ende durchgeführt werden, aber wo dies möglich war, ergaben sich höchst interessante Feststellungen. Die Beschwerden begannen innerhalb der ersten Minuten, wurden dann ständig schlimmer und erreichten nach 15 Minuten den Höhepunkt. Während die Übung fortgesetzt wurde, schwanden sie allmählich. Einige Versuchspersonen konnten sogar noch weitere 30 Minuten durchhalten.

Sie waren also durch ihre Herzschmerzen ›hindurchmarschiert‹. Einige Patienten von Dr. Kattus erklärten sich zu einem Konditionstraining bereit; sie hatten dabei täglich 1—2 Meilen und schließlich bis zu 4 Meilen (ca. 6,5 km) zu wandern. Innerhalb

weniger Monate zeigten die meisten eine entschiedene Besserung, und bei manchen vergingen die Beschwerden sogar vollständig.
Von anderer Seite unternommene Versuche, bei denen man auch das Schwimmen in die Übungen einbezog, zeigten ähnliche Erfolge in der Herzangina-Bekämpfung.
Bei der ausgesprochenen Herzattacke treten nicht nur Schmerzen auf; hier ist das Herzmuskelgewebe effektiv geschädigt. Zur Besserung dieser schweren Fälle wurden verschiedentlich Aktionsprogramme in Gang gesetzt; in einem der früheren Kapitel war bereits von einem solchen Programm die Rede, das vom YMCA in Cleveland begonnen wurde. Teilnehmer waren schwer Herzkranke, die auf Empfehlung ihrer Ärzte nach Cleveland kamen. Ein solches Training läuft stets sehr langsam an; es beginnt mit wenigen Minuten am Tage und steigert sich allmählich bis auf jeweils eine Stunde. Drei- bis fünfmal in der Woche wird trainiert, wobei zunächst Lockerungsübungen gemacht werden, denen ein Lauf oder Marsch von 15 Minuten, eventuell auch ein Federballspiel folgt.
Dr. H. Hellerstein von der Western Reserve erwirkte die Erlaubnis, an einigen der Teilnehmer Instrumentenmessungen vorzunehmen. Diese Personen waren im Durchschnitt 48 Jahre alt, mit geringen Abweichungen nach unten oder oben; die meisten standen im Geschäftsleben und bekleideten einen Führungsposten. Es handelte sich also um typische Fälle von ›Managerkrankheit‹. Hellerstein konnte bei fast allen von ihm untersuchten Übungsteilnehmern einen merklichen Trainingseffekt ermitteln. Das bedeutendste Ergebnis war, daß sich der Puls im Ruhezustand um durchschnittlich 20 Schläge pro Minute verringert hatte, daß der Cholesterinspiegel gesunken war und daß sich die Durchblutung, besonders in den kleineren Gefäßen, verbessert hatte, woraus er schloß, daß eine Überladung des Herzens mit Hormonen nicht mehr stattfand. Während normalerweise jährlich 5 % aller Herzanfälle zum Tode führen, lag die Quote bei der Cleveland-Gruppe unterhalb 2 %. Damit, meine ich, dokumentiert sich erneut der therapeutische Wert der Bewegungsübung bei Herzkrankheiten. Übrigens waren manche der Patienten nach dem Training in besserer körperlicher Verfassung als je zuvor in ihrem Leben.
Wie erfreulich solche Comebacks aber auch sein mögen, Vorbeugung ist immer noch am sichersten. Wenn man also noch gesund ist, aber erkennt, daß man zu einer der hier als gefährdet bezeichneten Kategorien gehört, sollte man nicht zögern und mit einem Übungsprogramm beginnen; sonst könnte es eines Tages zu spät sein, und man wäre bald nur noch einer jener Statistikfälle, von denen niemand weiter Notiz nimmt.

Unter solchen versteht man etwas wesentlich Schlimmeres als das, was wir im Fall Yarrington gesehen haben. Bei ihm handelte es sich, bevor die Schädigung eintrat, nur um eine ererbte Anlage zu Herzleiden. Bei angeborenen Herzfehlern dagegen ist das Herz von Geburt an verformt.
Eines unserer Klubmitglieder hatte einen Defekt in der Scheidewand zwischen den beiden Vorhöfen des Herzens. Durch chirurgischen Eingriff wurde dieser Schaden behoben, aber obwohl die Operation erfolgreich verlaufen war, nahm die Schwäche des Patienten noch zu. Um die Leistungsfähigkeit seines Herzens zu verbessern, begannen wir mit ihm ein Lauftraining, und bald lief er 1,6 km in 7¹/₂ Minuten bzw. 2,4 km in 10¹/₂ Minuten. Dies war für einen Mann, der kurz zuvor eine Herzoperation durchgemacht hatte, ein Ergebnis, mit dem man zufrieden sein konnte!
Wir hatten noch einen ähnlichen Fall, in dem der Patient nach einer solchen Operation sehr gut auf das Training ansprach. Der Mann hatte sich, nachdem er aus dem Krankenhaus entlassen war, zunächst möglichst geschont, was ihm aber nicht bekam. Dann begann er mit dem Training, und auch bei ihm trat daraufhin bald eine Besserung ein.
Die körperliche Übung nach Operationen spielt heute in zunehmendem Maße eine Rolle. Zur Vor- und Nachuntersuchung bei Herzoperationen wurde bereits mehrfach der Tretmühlentest angewandt; er zeigt dem Chirurgen zuerst, ob ein Eingriff überhaupt notwendig ist, und wenn dies der Fall ist, ob der Patient zu diesem Zeitpunkt eine Operation durchstehen kann. Nach einem chirurgischen Eingriff läßt ein solcher Test das Ausmaß des erlittenen Kräfteverlusts beim Patienten erkennen.
Manche Chirurgen führen mit ihren Patienten vorsorglich ein Konditionstraining durch, damit die Abwehrkraft des Körpers gestärkt wird und die Erholung nach der Operation schneller fortschreitet. Gekräftigte Muskeln, verbesserter Rücklauf des Blutes durch die Venen, wirksamere Atmung und ein langsamerer Pulsschlag gehören zu den Vorteilen, die in diesem Zusammenhang angeführt werden.
Die ersten Erfahrungen mit körperlicher Übung als Präventiv- und als Heilmittel eröffnen für die Chirurgie hoffnungsvolle Perspektiven.

Mein Freund Dr. Bruno Balke übernahm einmal einen etwas fettleibigen, 53jährigen Patienten, dessen Blutdruck trotz ärztlicher Behandlung im Laufe von drei Jahren ständig gestiegen war. Als er zu Dr. Balke kam, betrugen die Meßwerte im Ruhezustand 184/110.

Daraufhin wurde ihm ein Übungsprogramm verschrieben, und nach zwölf Wochen hatte sich seine Leistungsfähigkeit, wie durch die Messung seines Sauerstoffverbrauchs im Tretmühlentest festgestellt wurde, um 25 % erhöht, und sein Blutdruck war auf 140/90 gesunken.

Bluthochdruck ist ein in der modernen Welt immer häufiger auftretendes Problem; er betrifft z. B. in den USA bis zu 15 % der Erwachsenen. Die Ursachen für zu hohen Blutdruck sind sehr verschiedenartig, daher führt nicht bei allen Patienten die gleiche Behandlung zum Erfolg.

Leibesfülle ist ein Faktor, der sich häufig mit hohem Blutdruck verbindet, aber die Beziehungen zwischen beiden Erscheinungen sind noch nicht genügend geklärt.

In anderen Fällen geht der Bluthochdruck mit Nervosität einher, welche die Herzfrequenz erhöht und damit bewirkt, daß mehr Blut in das Kreislaufsystem gepumpt wird, als das normale Fassungsvermögen zuläßt.

Weiterhin kann der Bluthochdruck eine Alterserscheinung sein. Auch die Blutgefäße degenerieren mit den Jahren, sie verhärten sich und verlieren damit ihre Geschmeidigkeit, so daß selbst bei normaler Strömungsgeschwindigkeit des Blutes der Druck in ihnen erhöht ist.

Die übliche Behandlung besteht darin, daß man das Körpergewicht zu vermindern sucht und außerdem Medikamente verabreicht oder auch nur das letztere tut. Mit Arzneimitteln — solchen zur Herabsetzung des Blutdrucks, zur Verlangsamung des Pulsschlags und zur Behebung von Ängsten — hat man einigen Erfolg gehabt. Eine im »Journal of the American Medical Association« veröffentlichte vergleichende Studie über zwei Gruppen von Hochdruckkranken, die mit Medikamenten bzw. ohne solche behandelt wurden, zeigte jedoch in der Überlebensquote keinen wesentlichen Unterschied. Bis dahin hatte ich, wie die meisten Ärzte, die medikamentöse Behandlung leichterer Fälle von Bluthochdruck für zweckmäßig gehalten, doch bin ich heute eher geneigt, auch hier körperliches Training vorzuziehen. Dieses kann, wie wir gesehen haben, den Pulsschlag verlangsamen, was an sich schon auf eine Senkung des Blutdrucks hinausläuft, und es kann den Körper entspannen und zugleich die psychische Belastung abschwächen.

Verschiedene Untersuchungsresultate haben dies bestätigt. Dr.

Fred Kasch in San Diego, Kalif., ließ eine Gruppe männlicher Personen von über 50 Jahren ein Trainingsprogramm durchführen, worauf ihr Blutdruck von dem anfänglichen Durchschnittswert von 155/103 auf 144/94 sank.
Die jeweils niedrigere Zahl – der diastolische Druck – ist wichtiger, besonders bei höherem Lebensalter. Sie bildet das Maß für die Elastizität der Arterien; wenn diese sich verhärten, steigt der Druck. Falsche Ernährung kann allerdings schon frühzeitig Arteriosklerose herbeiführen und damit Bluthochdruck bewirken.
Im allgemeinen wird für Menschen bis zu 35 Jahren ein Blutdruckwert *unter* 140/90 als angemessen erachtet, zwischen 35 und 45 ein solcher von *höchstens* 140/90, und für Personen über 45 gilt ein Wert unter 154/90 noch als annehmbar. Die alte Faustregel: ›100 zuzüglich der Zahl der Lebensjahre‹ hat für den systolischen Druck bei Menschen in mittlerem Alter noch immer beschränkte Gültigkeit. Wesentlich höher als 150 sollte er jedoch in keinem Lebensalter steigen.
Aber die zweite – niedrigere – Zahl ist, wie gesagt, die wichtigere. Sie gibt Auskunft über den Widerstand, den der Blutstrom zu überwinden hat, unabhängig vom Schlagvolumen des Herzens.
Wenn das Bewegungstraining dazu beiträgt, den Blutdruck zu senken – ich bin davon überzeugt –, dann taucht erneut die Frage nach dem optimalen Maß der körperlichen Anstrengung auf. Aus Hellersteins Untersuchungsergebnissen in Cleveland war hervorgegangen, daß allzu gering bemessene Übungen keinen wesentlichen Einfluß auf den Blutdruck hatten. Dr. Joseph Mastropaolo wies andererseits eine merkliche Herabsetzung des Blutdrucks durch energisches Training nach. Unsere eigene Arbeit ließ Blutdrucksenkung bei allen Patienten erkennen, die ihre 30-Punkte-Wochen einhielten.
Meine Empfehlung ist diese: Langsame Steigerung der Bewegungsübungen bis zu 30 Punkten pro Woche (selbstverständlich unter ärztlicher Überwachung). Der hierdurch herbeigeführte Trainingseffekt dürfte in vielen Fällen ausreichen, das Blutdruckproblem ohne Medikamente zu lösen.

Krampfadern

Das Herz vollbringt eine gewaltige Leistung, wenn es das Blut, das bei aufrecht stehenden Menschen aufgrund der Schwerkraft das Bestreben hat, sich in den Beinen anzusammeln, den ganzen Weg durch die Venen zurückdrückt. Allerdings erhält es dabei einige Hilfe von den Venen selbst, falls diese gesund und elastisch sind, sowie von den sie umgebenden Muskeln, welche die Venen zusammenpressen. So wird eine Blutansammlung in den Unterschenkeln verhindert. Wir kennen das Foto mit dem englischen Wachsoldaten in hoher Bärenfellmütze, der auf dem Paradeplatz vor dem Buckinghampalast in seiner ganzen Länge hinschlägt, während gerade die Königin vorbeifährt. Das kann jedem passieren, der lange stehen muß, denn das Blut sammelt sich in den Beinen an, wodurch dem weit entfernten Gehirn die normale Sauerstoffversorgung entzogen wird. Die Folge ist eine Ohnmacht.

Wenn es Jahre hindurch immer wieder zu mehr oder weniger schweren Blutstauungen kommt, dann kann dies zur Bildung von Krampfadern führen. Sie verschlimmern sich gewöhnlich mit zunehmendem Alter. Die Spannkraft der Venen nimmt ab, das Blut bleibt zu lange in den Extremitäten, und es entstehen dort oft fleckig aussehende Bezirke. Krampfadern bilden sich hauptsächlich bei fettleibigen und körperlich untätigen Menschen. Sportliche Betätigung erhält die Spannkraft der Blutgefäße und der sie umgebenden Muskeln und verkürzt somit die Zeitspanne, innerhalb der sich das Blut in den Beinen stauen könnte.

Krampfadern sind Venen, die bereits eine über die bloße Erschlaffung hinausgehende Schädigung ihrer Wandungen erfahren haben. Es handelt sich hier also nicht einfach darum, sie wieder leistungsfähiger zu machen, vielmehr ist eine regelrechte Heilung erforderlich. Angesichts der günstigen Wirkungen des Bewegungstrainings auf die Blutgefäße im allgemeinen bin ich davon überzeugt, daß auch bei Krampfadern ein täglich eingehaltenes Übungsprogramm wenigstens einen Teil jener vorteilhaften Veränderungen herbeiführen könnte, obwohl noch keine Untersuchungen hierüber vorliegen.

In diesem Zusammenhang möchte ich folgenden Krankheitsfall erwähnen: Die unter schmerzhaften Krampfadern leidende Ehefrau eines unserer Klubmitglieder begann, am Lauftraining ihres Mannes teilzunehmen, und innerhalb von fünf Wochen waren die Schmerzen verschwunden. Leider setzte sie die Übungen nicht fort, und wahrscheinlich war dies der Grund, weshalb die Schmerzen nach zwei Monaten wiederkamen.

Magengeschwüre

Wenn bei uns ein Pilot zum Bodendienst versetzt wird, dann liegt es meist an einer Herzerkrankung, hohem Blutdruck oder, als dritthäufigstem Grund, an einem Magengeschwür. Diese in Amerika sehr verbreitete Krankheit steht in engem Zusammenhang mit der Anspannung des täglichen Lebens, das in unserem Lande so hektische Formen angenommen hat wie wohl nirgends sonst. Besonders gefährdet sind Menschen, die sich stän-

dig Sorgen machen. Entsprechende Erbanlagen erhöhen die Neigung.
Bei ihnen geht, vereinfacht ausgedrückt, folgendes vor sich: Der Magen produziert zuviel Säure; sie greift die Schleimhaut des Magens oder die des Zwölffingerdarms an. Werden gegen diese schädigenden Einwirkungen nicht rechtzeitig Maßnahmen ergriffen, dann kann die Säure auch Adern zersetzen, und es entwickeln sich blutende Magengeschwüre.
Die traditionellen Methoden zur Behandlung dieser Geschwüre gelten noch immer. Der Patient muß zu innerer Ruhe gebracht werden, entweder durch Beseitigung der Erregungsanlässe oder dadurch, daß man ihn dazu bringt, allen Dingen mit größerem Gleichmut zu begegnen. Damit wird die Säurebildung vermindert. Dann wird er auf leichte Diät gesetzt, damit die Speise den Magen nicht weiter angreift, und es werden Medikamente verabreicht, die dazu dienen, den bereits vorhandenen Säureüberschuß zu neutralisieren.
Diese konservative Behandlung kann jedoch nur dann Erfolg haben, wenn der Magen noch funktionsfähig ist. Bei zu weit vorgeschrittenem Krankheitszustand wird eine Operation nötig, um die geschädigten Flächen zu beseitigen oder zu vernähen.
Nach meiner Ansicht könnten manche solcher Operationen vermieden werden. Magengeschwüre gehören zu den typischen Krankheiten der höheren Intelligenzschicht; sie befallen in erster Linie solche Menschen, die dazu neigen, mehr Verantwortung auf sich zu nehmen, als sie bewältigen können. Von ihnen werden Magenschmerzen — aus welchem Grunde auch immer — gern als ›Verdauungsbeschwerden‹ abgetan; erst spät oder nie wollen sie zugeben, daß etwas Ernsteres bei ihnen vorliegt. Wenn die Schmerzen unerträglich werden und sie schließlich den Arzt ins Vertrauen ziehen, ist ihr Zustand bereits kritisch. Wahrscheinlich laufen viel mehr Leute mit Magengeschwüren umher, als im allgemeinen angenommen wird.
Bei der Behandlung dieser Krankheit gingen wir einen Schritt über die Standardmaßnahmen hinaus; wir konnten uns dabei auf die Grundlage neuester Forschung stützen. In Tierversuchen wurden einer Anzahl von Hunden säureproduzierende Medikamente verabreicht; dann wurde ein Teil von ihnen auf Tretmühlen gesetzt, wo sie bis zur Erschöpfung laufen mußten, während andere ständig im engen Käfig gehalten wurden. Nur die eingesperrten Tiere entwickelten Magengeschwüre.
Weiter oben führte ich zwei Fälle von Mitgliedern meines Klubs an, bei denen bereits Symptome von Magengeschwüren zu erkennen waren bzw. die Voraussetzungen dafür bestanden. Durch ihr Lauftraining wurden beide wieder völlig gesund. Wahrscheinlich wurde die Magensäure durch die aus den anstrengenden Übungen resultierende muskuläre Ermüdung

reduziert oder neutralisiert. Auch die physisch entspannende Wirkung, wie sie sich stets schon kurz nach Beginn eines Trainingsprogramms zeigt, kann bei Menschen, die zu Magengeschwüren neigen, wesentlich zu deren Vermeidung oder Milderung beitragen.
Wenn Sie einige Stunden nach jeder Mahlzeit Magenschmerzen verspüren, so besteht Verdacht auf Magengeschwür. In diesem Fall sollten Sie zum Arzt gehen und sich ein Rezept verschreiben lassen, ihn aber auch fragen, ob er Ihnen zu körperlichem Training raten kann.

Zuckerkrankheit (Diabetes)

Wir alle nehmen Zucker zu uns, ob in raffinierter oder — besser — in natürlicher Form. Auf jeden Fall ist er einer unserer wichtigsten Energielieferanten, so daß wir ihn kaum entbehren können. Wenn der Körper in guter Verfassung ist, wird der Zucker leicht umgesetzt; wenn nicht, kann ein Zuviel an Zucker gefährlich werden. Im ersten Fall findet der Zucker, den wir essen, auf dreierlei Weise im Körper Verwendung. Teils dient er zur Erzeugung von Energie in den Gewebszellen durch biologische Oxydation, wie es auch bei anderen Nahrungsstoffen der Fall ist; ein weiterer Teil wird in Fett oder sonstige Stoffe umgesetzt und im Gewebe gespeichert; der Rest zirkuliert im Blutstrom. Normalerweise wird Zucker nicht durch die Nieren ausgeschieden. Wir wissen: der Arzt verlangt zur Untersuchung gewöhnlich eine Urinprobe, um festzustellen, ob Zucker darin enthalten ist. Trifft dies zu, ist der Stoffwechsel gestört.
Wie bereits erwähnt, dient beim gesunden Menschen der aufgenommene Zucker, soweit er nicht zur Energieerzeugung gleich abgebaut oder für künftigen Bedarf gespeichert wird, der Aufrechterhaltung des normalen Blutzuckerspiegels; dieser wird reguliert durch das Insulin, ein von der Bauchspeicheldrüse (dem Pankreas) produziertes Hormon. Es zirkuliert im Blutstrom wie auch der Zucker, und es setzt diesen, soweit er in zu großen Mengen vorhanden ist, in Fett um. Das Fett aber wird, wie wir gesehen haben, in anderer Weise weiter umgewandelt.
In den meisten Fällen von Zuckerkrankheit versagt aus einem noch unbekannten Grunde die Insulinproduktion des Pankreas, dadurch ist das Gleichgewicht gestört, denn der Blutzucker beginnt überhand zu nehmen; seine Menge kann auf das Zwei-, Drei- oder Mehrfache ansteigen, übermäßiger Appetit und Durst stellen sich ein, mit dem Harn wird nun auch Zucker ausgeschieden, und wenn der Blutzucker weiter zunimmt, kommen die normalen Körperfunktionen zum Erliegen, und der Patient fällt in das diabetische Koma.

Im Kampf gegen die Zuckerkrankheit wurden große Fortschritte erzielt. So konnten vor allem die oral einzunehmenden insulinliefernden Drogen entwickelt werden. Dennoch ist Diabetes bis heute eine sehr ernst zu nehmende Krankheit.

Bei Standardbehandlung von Diabetikern verabreicht man Insulin, um dem Blutzucker das zu verschaffen, was er vom Pankreas nicht mehr bekommt; ferner wird eine Gewichtsverminderung angestrebt, um die Zahl der Fettgewebszellen herabzusetzen, und schließlich gehört dazu eine besondere Diät, die vor allem wenig Zucker enthält.

Dieser Behandlungsmethode der Zuckerkrankheit stimmen auch wir zu. Die Diabetikerdiät ist übrigens ausgezeichnet; ich kann sie selbst dem Nichtdiabetiker empfehlen, der sich kalorienarm ernähren will. Wir aber treiben die Behandlung einen Schritt weiter und raten zu energischer körperlicher Betätigung.

Hier muß ich jedoch eine Einschränkung machen. Es gibt zwei Grundformen der Zuckerkrankheit, die der Jugendlichen und die der Erwachsenen. Jugendliche Diabetiker müssen ihr Insulin in Form von Spritzen bekommen. Körperliche Übung würde hier kaum helfen, deshalb kann diese als Therapeutikum für sie nicht empfohlen werden.

Erwachsene Diabetiker nehmen ihre den Blutzuckerspiegel senkenden Medikamente oral ein und bedürfen nur dann der Insulinspritzen, wenn sich ihr Zustand verschlimmert. Erwachsenen kann zur Bewegungstherapie geraten werden, doch ist das Training in den ernsteren Fällen mit Vorsicht durchzuführen.

Die besten Erfolge durch Training hatten wir bei Diabetes im Anfangsstadium, bei Patienten also, die noch keine Spritzen bekamen. Viele Piloten mit Symptomen einer frühen Diabetes sind zum Fliegerstab zurückgekehrt, wenn Diät, Gewichtsverminderung und körperliches Training imstande waren, ihre Krankheit vollständig unter Kontrolle zu halten (die günstigen Auswirkungen des Trainings sind hier wahrscheinlich allein der durch Muskeltätigkeit verursachten Umwandlung von Fett- in Muskelgewebe zuzuschreiben). Erfolgreich ist diese Methode vor allem dann, wenn die Vorgeschichte der Krankheit u. a. Gewichtszunahme, falsche Ernährung und Bewegungsmangel aufweist. Ist die Zuckerkrankheit so weit vorgeschritten, daß der Patient Spritzen bekommen muß, so wird zwar eine wesentliche Änderung des Krankheitsverlaufs kaum mehr herbeigeführt werden können, doch wird dann das Training oft noch den Erfolg haben, daß die Anzahl der Injektionen verringert werden kann.

Wie ich hoffe, werden weitere Untersuchungen auf diesem Gebiet dazu führen, daß der Diabetes selbst in schwereren Fällen durch eine Kombination von Insulingaben und körperlicher Übung unter Kontrolle gebracht werden kann.

Die Dicken seien unausstehlich, sagen die einen, während sie von anderen als besonders umgänglich empfunden werden, aber der Arzt nennt sie einfach – *krank*. Mittlere bis starke Korpulenz ist ein klinischer Fall, gerade wie Herz-, Lungen- und andere schwere Leiden. Ob sie nur eine Folge der Unmäßigkeit im Essen und damit moralisch zu verurteilen ist, interessiert den Arzt weniger; für ihn ist sie ein Zustand, der Behandlung nötig macht. Das Schlimmste an der Fettleibigkeit ist, daß sie die Disposition zu einer ganzen Reihe chronischer Leiden schafft, so z. B. Herzleiden, Bluthochdruck, Nierenkrankheiten und Diabetes.

Wie aus einigen Untersuchungen hervorging, sind zwar Menschen mit Übergewicht nicht immer wegen ihres Zustandes deprimiert, aber Depressionen werden oft die Ursache für eine Gewichtszunahme. Manche Leute halten sich, um ihren Kummer zu bewältigen, an das Essen, wie sich andere aus diesem Grunde dem Alkohol zuwenden. Ein korpulenter Mensch mag manchmal vergnügt wirken, aber meist trügt hier der Schein, denn angesichts der Kränkungen, die er von seinen Freunden zu erdulden hat, und der ebenfalls nicht seltenen beruflichen Benachteiligung ist er keineswegs immer nur glücklich.

Bei der Bekämpfung von Übergewicht ist körperliches Training zwar ein wesentlicher Faktor, Sport allein aber kann dieses Leiden in keinem Falle beheben. Das kann nicht genug betont werden. An den Läufern meines Klubs habe ich bestätigt gefunden, was auch sonst vielfach festgestellt wurde: Wer ein Konditionstraining durchführte und dabei an Gewicht verlor, hatte dies stets auch einer Änderung seiner Ernährungsgewohnheiten zu danken.

Eine der anstrengendsten Übungen ist, wie wir wissen, das Laufen, und ein Läufer, der in einer Stunde 15 km, also in je 4 Minuten einen Kilometer zurücklegt, beseitigt damit soviel Körpergewicht, wie es einem Nahrungsverbrauch von 1200 Kalorien entspricht. Ein paar anschließend verzehrte Süßigkeiten gleichen diesen geringen Gewichtsverlust sofort wieder aus, aber das Zwei- bis Dreifache an Kalorien führt man ja täglich seinem Körper zu, auch ohne Energie durch körperliche Anstrengung zu verbrauchen. Wer also glaubt, sein Körpergewicht nur durch sportliche Betätigung reduzieren zu können, befindet sich im Irrtum.

Mit Training *und* Diät gelang es einem meiner Bekannten, bei seiner 163 cm betragenden Größe fast 25 Pfund abzunehmen, und er ißt auch weiterhin, um sein derzeitiges Gewicht zu halten, nur zweimal am Tage und nimmt zwischendurch nur eine Büchse flüssige Diätnahrung zu sich. Ein anderer, der 12 Pfund verlor, schaffte dies, weil er eine seiner gewohnten Mahlzeiten vom Tagesplan strich. Die meisten, die an unserem Übungsprogramm teilnehmen, aber ihre Ernährungsgewohnheiten nicht änderten, wurden zwar schlanker, weil sich bei ihnen durch das Laufen Fett- in Muskelgewebe umbildete, doch ging ihr Gewicht nicht nennenswert zurück.

Der früher erwähnte New Yorker Büroangestellte, der unter so großen Schwierigkeiten durch Schwimmen wieder in Form kam, verlor dabei kein Gramm.

»Eher nehme ich noch etwas zu«, schrieb er mir. »In New York gibt es zu viele gute Restaurants, und es wird mir nun einmal schwer, immer nur an ihnen vorbeizugehen. Wenn mein Gewicht das gewohnte Maß um, sagen wir, 5 Pfund überstiegen hat, nehme ich zum Frühstück oder Mittagessen nur eine Büchse flüssige Diätnahrung und lasse es mir dann zum Abendessen wieder ordentlich schmecken. Im übrigen bin ich, soviel ich weiß, ganz gut in Form und froh darüber, mein Gewicht einigermaßen zu halten.«

Der Mann hat allerdings keinen ausgesprochenen Fettansatz und kann sich daher diese Lebensweise leisten. Korpulente dagegen kann man nicht als ›in Form‹ betrachten, denn ein Zuviel an Fettgewebe stellt, wie gesagt, die Voraussetzung für viele andere Beschwerden dar. Meist haben sie allerlei Gründe dafür bereit, daß sich an ihrem Zustand nichts ändern lasse. Dieser Einstellung widmete Dr. Jean Mayer eine spezielle Studie.

- Sie behaupten, Sport zu treiben, aber prüft man dies, so stellt sich heraus, daß sie gelegentlich eine Stunde Federball spielen oder baden gehen und sich dabei immer nur kurze Zeit wirklich Bewegung verschaffen.
- Sie weisen darauf hin, daß ihre Vorfahren ebenfalls alle korpulent gewesen seien, was vielleicht auch stimmt, aber sie vergessen dabei, daß ihre Eltern und Großeltern nicht zwei Päckchen Zigaretten am Tage rauchten, wahrscheinlich zu Hause und im Beruf wesentlich aktiver waren und andererseits nicht die Nervenbelastung des modernen Großstadtlebens zu ertragen hatten, kurz, daß ihr Übergewicht eine weit geringere Gefahr darstellte.
- Sie behaupten, kein fettes, sondern nur mageres Fleisch zu essen, aber dies tun sie zwei-, dreimal am Tage oder öfter.

In anderen Untersuchungen wird darauf hingewiesen, daß Wohlbeleibte, denen es gelungen ist abzunehmen, enttäuscht sind, weil sie die meisten ihrer sonstigen Probleme, hauptsächlich die seelischen, fortdauern sehen. Aber was die letzteren betrifft, ist Verfettung, wie bereits erwähnt, meist nicht die Ursache, sondern ihr Ergebnis. Jene Schwierigkeiten sind also nicht durch Abmagerung zu überwinden, sondern nur durch eine beträchtliche Willenskraft.

Im Grunde sollte jeder, der zu dick geworden ist oder die Disposition dazu aufweist, dasjenige Körpergewicht wiederzubekommen suchen, das er als Zwanzigjähriger hatte, falls er damals in guter gesundheitlicher Verfassung war. Es wäre gut, wenn er dieses Gewicht dann für sein ganzes übriges Leben beibehielte. Auch nur 15 % mehr bedeuten, daß er fettleibig und damit nicht mehr ganz gesund ist.

Wie kommt es nun, daß dieses Übel so viele andere Leiden nach sich zieht? Bei Gewichtszunahme bildet sich im Körper zusätzliches Gewebe, das ernährt und mit Sauerstoff versorgt werden muß. Dadurch wird das meist ohnehin nicht trainierte Herz stärker beansprucht; mit jeder Mahlzeit bekommt es mehr zu tun, und schließlich ist es in seiner Leistungskraft überfordert — wieder ein Fall für die Statistik!

- Gewichtszunahme bedeutet, daß neues Fettgewebe ohne ausreichende Blutversorgungswege entstanden ist. Ohne regelmäßige körperliche Betätigung werden keine neuen Gefäße gebildet, und so erhöht sich der Widerstand gegen den Blutdurchfluß. Auch bilden sich Fettablagerungen an den Gefäßinnenwänden, daher hat es das Blut schwerer, die Gewebszellen zu erreichen. Um ihnen dennoch genügend Blut zuzuführen, ist das Herz gezwungen, schneller und stärker zu schlagen, und das Ergebnis ist gewöhnlich, daß der Blutdruck steigt. Bluthochdruck ist tatsächlich vielfach mit Fettsucht verbunden, und er ist eine der schwersten Komplikationen in unserem Herz-Kreislauf-System.
- Gewichtszunahme kann zur Erkrankung der Nieren führen. Wie das im einzelnen zusammenhängt, ist noch unbekannt. Ganz sicher ist jedoch, daß sich Nierenerkrankungen bei Übergewichtigen weit häufiger einstellen als bei Normalgewichtigen. Jedenfalls wird es den Nieren schwer, ihre Hauptfunktion, das Ausscheiden von Abbaustoffen, zu erfüllen.
- Auch die Zuckerkrankheit tritt meist im Zusammenhang mit Gewichtszunahme auf, wahrscheinlich, weil das Fettgewebe Zucker speichert.

Was kann nun gegen Fettleibigkeit getan werden? Führen wir uns die bisherigen Feststellungen noch einmal vor Augen: Mit körperlicher Übung allein gelingt es nicht, Gewicht abzubauen; Diät allein ist zu einseitig, da sie zwar zur Beseitigung von Fettgewebe führt, jedoch nichts Neues aufbaut. Beides also ist notwendig, und die Fähigkeit dazu ist im Grunde eine Frage der persönlichen Willenskraft. Aber denen, die sich entschlossen haben, ein normales Körpergewicht wiederzuerlangen, möchte ich einen Fingerzeig geben, der ihnen vielleicht weiterhelfen wird.

Ich sprach von einigen meiner Klubmitglieder, die sich mit zwei Mahlzeiten am Tage begnügten und zwischendurch nur etwas flüssige Diät zu sich nahmen. Diese wird am besten unmittelbar nach dem Lauf genommen. Warum dies richtig ist, bedarf einer Erklärung. Energie wird bei ruhendem Körper bekanntlich in erster Linie von den inneren Organen gebraucht, z. B. vom Herzen und dem Verdauungssystem; sie beanspruchen dann annähernd 80 % der Blutversorgung, während nur 20 % des Blutes zu den untätigen Skelettmuskeln gelangen. Diese erhalten erst wieder mehr Blut, wenn der Körper sich bewegt; dann kommen etwa 80 % des Blutes (und damit des Sauerstoffs) ihnen zugute.

Nach der körperlichen Anstrengung dauert es eine Stunde oder länger, bis der Strom des Blutes sich der neuen Situation wieder angepaßt hat. Infolgedessen werden die inneren Organe während dieses Zeitraums nicht maximal bedient, und dem Verdauungssystem fehlt dann die ›Stimmung‹, eine größere Menge Nahrung anzunehmen; daher sollte man ihm vorerst leichte Kost anbieten, am besten in flüssiger Form. Ohnehin wird man nach der Übung etwas durstig sein, d. h. der Körper wird bereitwillig Flüssigkeit aufnehmen. Auch wenn das Verdauungssystem schließlich wieder voll mit Blut versorgt wird, kommt doch aufgrund der leichten Mahlzeit so schnell kein Appetit mehr auf.

Es gibt natürlich auch andere Methoden, Diät zu halten. Niemand ist damit überfordert. Der erste Tag ist immer der schwierigste.

Einer meiner Freunde machte einen Kursus in der ›Überlebensschule‹ der Air Force in Panama mit. Eines Tages wurde er dort bei einer Lehrexkursion mit einer Gruppe in der Wildnis zurückgelassen. Was er zu seiner Ernährung besaß, waren lediglich die eisernen Rationen, wie sie zur normalen Sicherheitsausrüstung des Fallschirmspringers gehören; sie bestehen aus einem Becher Fleischbrühe und etwas süßem Brei für jeden Tag. Den Rest mußte er sich im Dschungel verschaffen.

»Der erste Tag war eine Qual«, erzählte er mir später. »Mein Magen schmerzte entsetzlich. Am zweiten oder dritten Tag war ich jedoch so eingefallen, daß mich der Becher Suppe buchstäblich ausfüllte. Dann fingen wir Tiere — Schlangen, Affen usw. — und kochten sie, aber ich konnte keinen Bissen hinunterbringen.«

In den fünf Tagen seines Dschungelaufenthalts verlor er sieben Pfund. Man sieht an solchem Beispiel das Mögliche, aber so viel wird bei der üblichen Schlankheitskur gewiß nicht verlangt.

Es ginge über den Rahmen dieses Buches hinaus, wenn ich versuchen wollte, die Diätfrage erschöpfend zu behandeln. Schon viele Bücher sind darüber geschrieben worden. So begnüge ich mich mit ein paar kurzen Hinweisen, möchte aber wiederum

dazu raten, im Einzelfalle den Hausarzt zu befragen. Unter anderem kann er darüber Auskunft geben, welche ergänzenden Vitamine nötig sind.
Ganz allgemein ist zu sagen, daß eine Diät für wenige Wochen völlig zwecklos ist. Es geht darum, eine solche zu finden, nach der man in Zukunft ständig leben kann. Ich lasse hier einige Hinweise folgen, wie man sich seinen ›Magenfahrplan‹ einrichten kann:

- Wenig Fett und keine Süßigkeiten, dafür mageres Fleisch, Fisch, frisches Obst und Gemüse.
- Bei zu hohem Cholesterinspiegel keine Vollmilch und erst recht nicht Sahne. Gut sind Mager- und Buttermilch.
- Zum Braten nur Öle, die reich an ungesättigten Fettsäuren sind, weder Butter noch Margarine.

Doch Übertreibung schadet auch hier. Wer bei seinem Training 30 Punkte in der Woche absolviert, muß am Tage mindestens 1500 bis 1600 Kalorien an Nahrung zu sich nehmen, denn die tägliche Übung verbraucht etwa 350 Kalorien, so daß dem Körper 1150 bis 1250 Kalorien für den normalen Energiebedarf bleiben. Dies ist das richtige Maß für den Abbau des Übergewichts.
Diese zweiseitigen Maßnahmen werden durch einen doppelten Erfolg belohnt: Man beseitigt damit schädliches Fettgewebe und baut zugleich gesundes Muskelgewebe auf. Es ist ein Spiel mit zwei Gegnern und mag im Anfang etwas schwierig sein, aber es ist um so reizvoller, wenn man es gelernt hat.

Rückenschmerzen

Den Ruf »Au, mein Rücken!« hört man viel öfter von jenen wohlbeleibten Herren, die einen großen Teil ihres Lebens in den üppigen Sesseln der Konferenzräume zubringen, als von den andern, die sich mehr bewegen müssen und weniger essen. Rückenschmerzen können auf sehr verschiedenen Ursachen beruhen, von der einfachen Muskelüberanstrengung bis zum Bandscheibenvorfall. Aber fast immer sind sie mit einer Schwäche jener Muskeln verbunden, welche die Wirbelsäule stützen, und mit einer Schwerpunktverlagerung des Körpers. Bei einem Menschen mit starkem Bauch biegt sich die Wirbelsäule bis zu einem gewissen Grade zurück, weil er bei senkrechter Haltung vornüberkippen würde.
Für den nicht an körperliche Betätigung gewöhnten Manager, der schwer an seiner Leibesfülle zu tragen hat, ist ein Konditionstraining nicht ohne Einschränkungen zu empfehlen. Der Langstreckenlauf z. B. könnte seine Rückenschmerzen noch verschlimmern, und vielleicht würden außerdem die Knöchelge-

lenke überlastet. Geeigneter für den Anfang wäre hier das Wandern, Radfahren oder Schwimmen.
Am besten wäre es bei bestehender Neigung zu Rückenschmerzen, zunächst eine zeitlang Gymnastik zu treiben, um die Rükkenmuskeln zu kräftigen. Besonders kommen hier Liegestütze und Aufrichteübungen in Betracht. Bei letzteren geht man von der Rückenlage, die Knie möglichst nahe an die Brust ziehend, in Sitzhaltung über. Dazu können noch andere Übungen kommen, wie das Vorbeugen im Stand bei durchgedrückten Knien, bis die Zehen mit den Händen berührt werden können, oder das Rumpfrollen. Zwanzigmal sollte jede dieser Übungen wiederholt werden.
Das Endziel ist natürlich auch für diese Gruppe von Patienten die aerobische Übung mit 30 Punkten pro Woche. Beginnt man aber mit Gymnastik, oder wird diese parallel mit dem Bewegungstraining geübt, so verspricht das Aufbauprogramm mehr Erfolg. Ferner muß, um den Fettballast zu beseitigen, eine entsprechende Diät eingehalten werden.

Arthritis

Gelenkschmerzen können noch schlimmer sein als Rückenschmerzen und sogar zur Bewegungsunfähigkeit führen. Ich wünschte, ich könnte auch allen Arthritis-Patienten eine Bewegungstherapie anbieten, aber bei dem derzeitigen Stand des medizinischen Wissens kann die körperliche Übung hier kaum mehr als ein Vorbeugungsmittel sein.
Arthritis kommt hauptsächlich in der degenerativen und in der chronisch rheumatischen Form vor. Die erste findet sich meist bei Personen über 50 Jahre, besonders solchen mit Übergewicht; sie tritt an den Knien, dem Rückgrat und den Fingergelenken auf und ist im allgemeinen von geringerer unmittelbarer Gefahr als die zweite Form; sie ist aber häufiger und besonders schwer durch Training zu beeinflussen. Zunächst setzen Schmerzen ein, und wenn dieses Stadium überschritten ist, verdicken und verformen sich die Gelenke.
Die rheumatische Form (Gelenkrheumatismus) kommt gewöhnlich bei Leuten unter 40 vor und kann an den verschiedensten Gelenken auftreten. Sie kann schlimmer sein als die degenerative Arthritis, vor allem aber ist sie in jeder Weise unberechenbar. In schweren Fällen kann der Gelenkrheumatismus zu dauernder Lähmung führen. Bis vor kurzem wurde zu seiner Heilung gewöhnlich Ruhe verordnet, und außerdem versuchte man, ihm mit Medikamenten beizukommen. Seit einiger Zeit aber empfiehlt die American Medical Association für bestimmte Fälle eine Kombination von Ruhe und körperlicher Übung; das

erste, um die Entzündung der Gelenke zu vermindern, und das zweite, um einer Schwächung der Muskeln und der Versteifung und Deformierung der Gelenke entgegenzuwirken.
Noch gibt es Bedenken, das körperliche Training allgemein als Heilmaßnahme für Arthritis zu empfehlen; bei vielen Patienten könnte sich die Krankheit durch Bewegung verschlimmern. Man wird darüber hoffentlich bald mehr erfahren, denn angesichts der starken Verbreitung des Leidens sind weitere Untersuchungen auf diesem Gebiet notwendig. Arthritis tritt mehr als doppelt so häufig auf wie Herzkrankheiten, und diese stehen schon mit an der Spitze der Statistik. Wenn die neueren Untersuchungsergebnisse vorliegen, wird man vielleicht in gewissen Fällen der Arthritis zunehmend das körperliche Training anwenden.

Grüner Star (Glaukom)

Diese bösartige schleichende Augenkrankheit endet oft mit völliger Erblindung. Wie weit sie durch körperliche Übung zu bekämpfen ist, habe ich an einer ganzen Reihe von Patienten beobachten können. Das Ergebnis meiner Untersuchungen war überraschend. Schon vorher hatte ich einzelne Fälle gekannt, in denen das Sehvermögen nach der Durchführung eines Übungsprogramms günstig beeinflußt worden war. Wir erinnern uns an Ben Kartman, der sein Schwimmtraining aufnahm und sich zunächst lange auf die flache Seite des Beckens beschränken mußte. Von dort aus konnte er die Ziffern der Uhr am anderen Ende nicht erkennen.
»Eines Tages, lange, nachdem ich das Programm begonnen hatte«, berichtete er, »stand ich im seichten Teil und schaute zufällig in Richtung der Uhr, und auf einmal merkte ich, daß ich die Zeit davon ablesen konnte. Das Schwimmen hatte mein Sehvermögen gebessert. Aber wenn ich den Leuten das erzähle, dann lachen sie mich aus.«
Ich fand seine Schlußfolgerung gar nicht lächerlich. Vermutlich hatte er, wie viele andere Leute mittleren und fortgeschrittenen Alters, eine schleichende Form des Grünen Stars, das Weitwinkel-Glaukom, welches oft erst bemerkt wird, wenn nichts mehr daran zu ändern ist.
In Amerika ist der Grüne Star heute die Hauptursache für Erblindung. Etwa 45 000 der zur Zeit lebenden Menschen haben durch diese Krankheit ihr Augenlicht völlig verloren, weitere 15 000 teilweise, und wahrscheinlich befinden sich außerdem noch viele im frühen Stadium des Glaukoms, ohne es zu wissen.
Von den zwei Formen des Grünen Stars, dem Winkelblock- und dem Weitwinkel-Glaukom, ist letzteres vorherrschend. Der Druck

im Augeninnern nimmt zu, und zwar entweder infolge übermäßiger Flüssigkeitsabsonderung im Augapfel, oder weil der Abflußwiderstand erhöht ist. Die Ursachen können verschiedener Art sein. Da der Augendruck sich ganz allmählich erhöht, wird die Krankheit meistens erst dann bemerkt, wenn sich der Blick des Patienten verschleiert oder wenn er um Lichtquellen ein Hof wahrnimmt. Bis sich diese charakteristischen Anzeichen einstellen, wird meistens angenommen, es handele sich um eine nur durch das Altern bedingte Verminderung der Sehschärfe.

Es liegt nahe, daß die Luftfahrt dem Auftreten des Glaukoms größte Beachtung schenkt, denn nichts ist wichtiger für den Piloten als seine Augen. Bevor wir mit unserem Forschungsprogramm begannen, war man der Überzeugung, daß körperliche Betätigung, da sie den Blutdruck erhöht, den Druck im Augeninnern ebenfalls nur zum Steigen bringen könne. Wir stellten jedoch fest, daß es sich anders verhielt.

Die Blutgefäße, durch welche das Auge versorgt wird, führen direkt in den Augapfel. Wenn dieser infolge erhöhten Druckes im Augeninnern an Elastizität verliert, so lautete die Theorie, dann bedeute ein erhöhter Blutdruck in den Gefäßen, die durch diese Flüssigkeit führen, eine weitere Steigerung des Drucks im Augeninnern. Deshalb bestand die Behandlung im allgemeinen darin, Ruhe zu verordnen und durch Medikamente die Pupille zu verengen und den Druck abzuschwächen.

Für die Air Force war dies ein Problem. Wenn die Medikation den Augen des Fliegers schließlich auch helfen mochte, war sie doch ein zwingender Grund, ihn im Bodendienst zu beschäftigen; wenn sie weitergeführt werden mußte, wurde dies ein Dauerzustand, und wieder war den Streitkräften ein geschulter, erfahrungsreicher Pilot verloren.

Wir führten dann Tretmühlentests mit neunzehn Versuchspersonen durch, darunter sechs, bei denen Glaukom nachgewiesen war. Vor und nach den Tests wurde der Augendruck gemessen. Während des Versuchs stieg der Blutdruck, wie erwartet, in allen Fällen an, und mit dem Augendruck hätte nun nach der bisherigen Ansicht dasselbe geschehen müssen. *Statt dessen verringerte er sich.*

Diese Entdeckung war wichtig, weil sie hoffen ließ, daß manche Formen des Glaukoms durch Training beeinflußt werden könnten. Wenn dies gelang, würden manche Piloten, weil sich die medikamentöse Behandlung erübrigte, wieder dem Flugdienst zugeführt werden können.

Es war übrigens zu beobachten, daß die Patienten mit Weitwinkel-Glaukom sich auch sonst in schlechter Verfassung befanden; meist waren es körperlich untätige Leute mit Übergewicht, auch solche mit Abweichungen im EKG, und

einige zeigten die ersten Anzeichen von Zuckerkrankheit. Alle waren über 40.
Ungeklärt blieb für mich, ob das Glaukom eine unabhängige Erscheinung oder nur ein weiteres Beispiel für die Leiden ist, von denen diejenigen, die nichts gegen den Verfall ihres Organismus tun, nach dem 40. Lebensjahr heimgesucht werden. Es könnte sein, daß ein Zusammenhang dieser Art besteht, deshalb sollte jeder, der noch unter 40 ist und in seiner Familie Fälle von grünem Star hat, rechtzeitig mit dem Bewegungstraining beginnen, um die Gefahr von sich abzuwenden.

Psychische Wirkungen

Über dieses Thema sprach ich bereits in einem früheren Kapitel, doch möchte ich hierzu, unter Hinweis auf Hellersteins Untersuchungsergebnisse bei der Cleveland-Gruppe, noch einiges sagen.
Diese Gruppe bestand zumeist aus angehenden Fünfzigern, im allgemeinen Angestellte in verantwortlicher Position und mit dem Einkommen der oberen Gehaltsklassen. Fast keiner von ihnen hatte jemals Sport getrieben, und ein Drittel litt unter Herzbeschwerden.
Vor wie auch nach dem Training unterzog Dr. Hellerstein sie psychologischen Tests, bei denen schwer durchschaubare Fragen gestellt wurden, deren Beantwortung Aufschluß über die eigene seelische Haltung der Versuchspersonen gegenüber ihrer Veranlagung und ihrem Schicksal geben sollte. Erfahrungsgemäß wird in solchen Fällen von manchen der Prüflinge einiges verschleiert, vor allem dann, wenn sie sich um einen Posten bewerben. Hellerstein aber überzeugte sie, daß diese Ausforschung zu ihrem eigenen Besten geschähe und bekam sicherlich ehrliche Antworten.
Beim ersten, vor dem Konditionstraining erfolgten Test, herrschte unter den Teilnehmern eine abwehrende, oft überspannte, noch öfter deprimierte Haltung vor. Geringfügige Beschwerden wurden von ihnen bereits für Anzeichen einer schlimmen Krankheit gehalten.
Der nach dem Training durchgeführte Test ergab ein wesentlich anderes Gesamtbild. Die Depressionen waren im Abklingen. Sogar die Herzpatienten zeigten sich optimistisch, obgleich nach der ersten Trainingsphase eine Besserung ihrer physischen Leiden eigentlich noch nicht erkennbar war. Ganz allgemein hatten die Mitglieder der Gruppe ihren Schwierigkeiten gegenüber eine positivere Einstellung gewonnen. Die Zunahme ihrer Leistungsfähigkeit hatte ihre Selbstachtung und ihre Gemütsverfassung gehoben, sie zeigten sich ausgeglichener und fingen

vor allem an, ihre Leiden und deren Ursachen im rechten Licht zu sehen.
Dies war nun eine dokumentarische Bestätigung dessen, was wir stets aus dem Munde derjenigen hörten, die an unseren Übungsprogrammen teilnahmen. Wenn jemand durch gezieltes Training seine körperliche Verfassung verbessern konnte, besonders, wenn er damit ein gefährliches Leiden überwunden hatte, dann zeigte sich bei ihm das Gemüt ebenso verjüngt wie der Körper. Wie die Psychosomatik lehrt, haben seelische Vorgänge oft Einfluß auf Entstehung und Verlauf physischer Leiden, wie es z. B. bei Magengeschwüren der Fall ist, und umgekehrt kann eine schlechte körperliche Verfassung ein seelisches Leiden verursachen.
Leibesübungen können also wesentlich dazu beitragen, Körper und Seele gleichermaßen zu regenerieren.

Sollte dies alles ein wenig nach ›Dr. Coopers Wunderelixier‹ klingen, mit dem man einfach gegen jedes Übel — einschließlich Schlangenbiß und Liebeskummer — vorgehen könne, so lag dies bestimmt nicht in meiner Absicht. Gewiß kann das Bewegungstraining manche Leiden überwinden, andere lindern helfen, aber ein Allheilmittel gibt es nun einmal nicht. Noch immer stehen wir manchen Krankheiten, wie etwa dem Schnupfen oder dem Krebs, mehr oder weniger machtlos gegenüber, und selbst jenen Krankheiten, über die ich hier hauptsächlich gesprochen habe, erliegen bisweilen Menschen, die sich in ausgezeichneter körperlicher Verfassung befinden.
An Krebs starb der erwähnte Clarence DeMar, zu seiner Zeit wohl einer der besttrainierten Männer Amerikas. Einer meiner Freunde, der regelmäßig Tennis spielte und ebenfalls in hervorragendem Körperzustand war, erlag einer Herzattacke. Ein anderer guter Bekannter, ein geübter Läufer, lief regelmäßig einen bestimmten Hügel hinauf, den er scherzhaft seinen ›cardiac mountain‹ nannte; nach einem solchen Lauf bei 40° C im Schatten setzte er sich zum Atemholen unter einen Baum, wo ihn der Tod ereilte.
Hier handelt es sich jedoch um Ausnahmen, und sie sprechen keineswegs gegen den Wert einer guten Kondition. Diese hat nach meiner Überzeugung vielmehr dazu beigetragen, den Tod jener Menschen um Jahre, vielleicht Jahrzehnte hinauszuschieben. Ich darf dies aus den mir vorliegenden Zahlen schließen. Menschen mit einem langen, erfüllten, bis zuletzt produktiven Dasein waren fast durchweg solche, die sich ständig in körperlicher Bewegung gehalten hatten.

9. Die Regeln

An jedem Wochentag gegen 16.30 Uhr gibt es auf dem Korridor vor meinem Büro eine kleine Szene. Die Stimmen wechseln, aber das Thema wiederholt sich stets.

»He, Dicker, wie kommen Sie dazu, sich zehn Punkte zu geben? Ich war zwanzig Meter vor Ihnen und hab's kaum geschafft!«

»Sie sind halt am Innenrand gelaufen und haben alle Ecken geschnitten, mein Lieber, Sie sollten eigentlich in der Bahnmitte laufen.«

»Ich soll die Ecken geschnitten haben? Na, schön — aber mit Ihren zehn Punkten stimmt's trotzdem nicht.«

»Ihre Uhr geht nach . . .«

». . . und Ihre vor. Sie sind erkannt, Sie Schlaumeier! Major, sehen Sie, wie der Mann schwindelt?«

Ich stehe dann vom Schreibtisch auf, schließe leise die Tür und setze mich schmunzelnd wieder an meine Arbeit. Der ›Klub‹ ist gerade von der Tour zurückgekommen, und die Läufer machen ihre Eintragungen an der Wandtafel. Gewöhnlich geht es dabei etwas lärmend zu, aber das ist nur ein Ausdruck gehobener Stimmung, die ich als willkommenen Nebenerfolg dieser innerhalb meiner Truppeneinheit organisierten Aktion verbuche. Es wäre leicht gewesen, Trainingsteilnehmer auf dem Dienstwege zu bekommen, aber Zwang war hier ganz unnötig. Ich warf einen Köder aus, um Freiwillige anzulocken, die wir, als unsere Studien ein Stück weit gediehen waren, benötigten, um Daten am lebenden Objekt zu gewinnen.

Die Dienstzeit läuft bei unserer Einheit von 7.30 Uhr bis 16.15 Uhr; ich bot jedem, der bei mir ein Lauftraining durchführen und seine Fortschritte aufzeichnen würde, den Erlaß einer halben Stunde seiner regulären Arbeitszeit an. Bei den meisten von ihnen ließ es sich dann auch einrichten, daß sie schon um 15.45 frei waren.

Aber nach einiger Zeit wurden die Abteilungschefs ärgerlich; sie beklagten sich darüber, daß ich einen Teil der Dienstzeit für die Leibesübungen beanspruchte.

»Warum können die Leute nicht in der Freizeit bei Ihnen laufen? Wir haben eine Menge Arbeit, die erledigt werden muß.«

Ich besänftigte sie, so gut ich konnte, und hoffte im stillen, zu meinen Untersuchungsresultaten zu kommen, bevor der Arbeitsausfall unerträglich würde. Als dann die ersten Resultate vorlagen, hörten mit einemmal auch die Klagen der Abteilungschefs auf.

Es war nämlich etwas Unerwartetes eingetreten. Die durch das

Training verbesserte körperliche Verfassung der Leute hatte eine Veränderung im Wesen der einzelnen, aber auch in ihrem kollektiven Verhalten ausgelöst. Die Arbeitsleistung ging durch den Verlust der halben Stunde nicht zurück, sie stieg merklich an. Denn die Arbeit wurde jetzt in bester Stimmung und mit mehr gutem Willen ausgeführt, und auf diese Weise kann, auch bei verkürzter Arbeitszeit, viel geleistet werden. Jene gutmütigen Streitereien vor meinem Büro zeigten mir im Grunde nur, daß der ›Mannschaftsgeist‹ auf vorbildlicher Höhe stand.
Ich möchte diese Erfahrung jedem Geschäftsleiter oder Verwaltungsboß, der um die Produktivität und die gute Stimmung seiner Leute besorgt ist, wärmstens ans Herz legen. Es wäre gut, allen Betriebsangehörigen regelmäßig Freizeit zur Ausübung von Sport, vor allem zu sportlichem Wettkampf zu geben, damit sie ihre Spannungen durch körperliche Tätigkeit abreagieren können.
Auf unserer Station stehen die Punktetafeln jetzt fast im Brennpunkt des Interesses. Wenig nach Beginn des Programms nahm ich sie, um den Lärm im Korridor etwas zu dämpfen, von der Wand fort, in der Absicht, die Punkte von nun an in ein Buch einzutragen. Das gab beinahe einen Aufstand. Jeder wollte eben sehen, wem an den einzelnen Tagen die Siegespalme zufiele. Schließlich kam es so weit, daß einige der ursprünglich erbosten Abteilungschefs sich dem Übungsprogramm anschlossen. Ich traf auf einen von ihnen, als er sich gerade die Sportschuhe zuschnürte. »Was soll man da tun«, sagte er, die Achseln zuckend, »gegen diese Burschen kann ich nicht aufkommen; da muß ich eben mitmachen.«
Wenn jemand, der nicht so recht weiß, wie er mit dem Training beginnen soll, mich um Rat fragt, sage ich ihm zuerst immer, er schließe sich am besten einer Gruppe an. Die meisten Menschen sind ja von Natur gesellig und haben das Bedürfnis, sich mit anderen zu messen. Das Spiel wird zum Kampf. Auch die Männer meines Stationsklubs liefen, um die Punktzahl ihrer Mitstreiter zu übertreffen. Die Golfer haben ihre Vorgabespiele und ihr Wochenend-Nassau. Handball- und Tennisspieler schließen Wetten um 5 oder 10 Cent darüber ab, wer gewinnen wird und um wieviel Punkte. Aktivität führt zum Wettstreit und Wettstreit zu mehr Aktivität – eine erfreuliche Wechselwirkung.
Wer mit dem Konditionstraining beginnen und es nicht allein durchführen will, sollte ruhig einmal unter seinen Bekannten nachfragen, ob sich nicht einige von ihnen an dem Übungsprogramm beteiligen wollen. Viele suchen nach einer solchen Gelegenheit. Ich denke da immer an den Flieger Powlas, der seinen Entschluß zum Lauftraining einfach deshalb faßte, weil die andern liefen; und an Ben Kartman, der sich noch an das

Nichtschwimmerbassin hielt, aber schon allen möglichen Leuten im Schwimmbad zuwinkte und selig erklärte, dies sei sein zweites Zuhause.
Sehr zu empfehlen ist eine Teilnahme an den Übungsprogrammen des YMCA, einer Organisation, die sich dankenswerterweise schon vor Jahrzehnten für den Sport »zur Förderung der Gesundheit von Leib und Seele« einsetzte – lange, bevor die Medizin dies tat. Die von dieser Gesellschaft durchgeführten Übungsprogramme sind reines Bewegungstraining, deshalb kann hier jeder sicher sein, daß er die nötigen Punkte gewinnt.
Ich erwähnte in einem früheren Kapitel den Aufruf des Universitätssportlehrers Bill Bowerman zur Teilnahme an einem Laufklub. Wir sahen an diesem erfolgreichen Beispiel, welch großes Interesse solchen Anregungen entgegengebracht wird. Es ist, als warteten viele nur auf einen Anstoß. B. richtete das Programm so ein, daß einige der Teilnehmer ihre Aufgabe auf selbstgewählten Strecken oder auch durch Laufen auf der Stelle in ihren Wohnungen oder im Büro erledigen konnten. Die meisten zogen jedoch das Üben innerhalb der Gruppe vor.
Einer meiner Bekannten, der ein Lauftraining beginnen und dies ebenfalls nicht allein tun wollte, heftete eine Umfrage nach Teilnahmelustigen an die Bekanntmachungstafel seines Mietshauses, und innerhalb einer Woche fanden sich fünf Interessenten zusammen. Sie laufen jetzt jeden Morgen vor dem Frühstück gemeinsam in einem nahe gelegenen Park.
Nicht jeder allerdings hat in seinem Beruf die Möglichkeit, sich regelmäßig zu bestimmten Zeiten und an bestimmten Tagen freizumachen, um mit anderen gemeinsam zu trainieren. Für einen Piloten z. B., dessen Gesundheitszustand nicht mehr ganz den Erfordernissen des Flugdienstes entsprach und dem zu einem Aufbautraining geraten wurde, arbeitete ich ein speziell für seinen Fall passendes Laufprogramm aus. Wie ich hörte, hatte er es später – völlig zu Recht – stark abgeändert.
Er war zu einer der unterirdischen Raketenabschußbasen der Air Force irgendwo in der Einöde versetzt worden. Die Mannschaften leben, schlafen und arbeiten dort für einen Zeitraum von 24 Stunden unter der Erde. Sport zu treiben ist währenddessen nicht möglich. Der Schlaf dieser Männer wird gestört durch den Lärm der Kommunikationsgeräte und der Klimaanlagen sowie durch die ständigen Alarme.
Unser Mann wäre am Tage danach natürlich nicht zu dem anstrengenden Lauftraining fähig gewesen. Das konnte er nur am dritten Tage. An diesem aber mußte er fliegen, seit er wieder im Flugdienst eingesetzt worden war, und am vierten begann mit dem Dienst in der Raketenbasis der Zyklus von neuem.
Er teilte mir mit, er habe sich aufs Radfahren umgestellt, um sich an seinem freien Tage die nötigen Punkte auf praktischere

Weise verschaffen zu können; seine Wege, die er von jetzt ab mit dem Fahrrad zurücklegte, konnte er nun in sein Training einbeziehen.
Dies ist zugleich ein gutes Beispiel für die Beweglichkeit des Punktesystems. Zwar wäre es mir lieber gewesen, wenn der Flieger bei den Laufübungen hätte bleiben können, aber sein Dienst machte dies nun einmal unmöglich. So wählte er an Hand der Punktetabelle etwas anderes, das sich mit seinem besonderen Arbeitsprogramm besser vereinbaren ließ. Diese Tür steht jedem offen. Das Training in der Gruppe hat den Vorzug, daß die Leistung der übrigen Teilnehmer einen ständigen Ansporn bildet; wer aber allein üben will oder muß, kann sich — sozusagen à la carte — seine eigene 30-Punkte-Woche zusammenstellen. Es wird ebenfalls funktionieren, welche Übungen im einzelnen auch gewählt werden.
Ich möchte hier an einem Beispiel zeigen, wie man sich seinen Übungsplan für die Woche zusammenstellen kann; ähnlich sehen die Tabellen in meinem Klub in Wilford Hall aus, mit dem Unterschied, daß hier nur gelaufen wird.

Tag	*Übung*	*Entfernung*	*Dauer (Min.)*	*Punkte*	*Zunehmende Punktzahl*
Montag	Laufen	2,4 km	11 1/2	7 1/2	7 1/2
Dienstag	Handball	—	35	5	12 1/2
Mittwoch	Schwimmen	600 m	10 1/2	5	17 1/2
Donnerstag	Radfahren	8 km	19	5	22 1/2
Freitag	Laufen	2,4 km	11 1/2	7 1/2	30

Eine solche Tabelle ist praktisch für die Zeit des Aufbauprogramms, oder auch für das weitere Training, wenn in den Übungsformen abgewechselt werden soll. Die meisten haben aber später ihr Übungsschema im Kopf, z. B.: Am Montag — Fußweg vom Bahnhof zum Büro, 2 Punkte; Schwimmen, 5 Punkte; Rückweg zum Bahnhof, 2 Punkte. Am Dienstag — Fußweg, 4 Punkte usw.
Anders bei Teilnahme am Gruppentraining! Da will natürlich jeder, wie unsere Läufer, daß die Erfolge — die der anderen wie auch die eigenen — auf den Tafeln eingesehen werden können.
Es gibt einige allgemeine Regeln für die Durchführung des Konditionstrainings, auf die ich nun kurz zu sprechen kommen möchte.

Ausrüstung

Hier soll nicht von der selbstverständlichen Versorgung mit Geräten wie Golf- oder Tennisschlägern die Rede sein, sondern von gesundheitlichen und hygienischen Maßnahmen, soweit sie mit dem Training zusammenhängen.

Beim Laufen bilden sich manchmal Blasen an den Füßen. Bequeme, gut sitzende Laufschuhe, möglichst solche mit weichen Sohlen (nicht mit Spikes), sind deshalb erstes Erfordernis. Ich selbst benutze gern Schuhe mit geriffelten Sohlen und verstärktem Mittelteil. Die Schuhe sollen etwas nachgeben und dabei den Spann stützen, sonst können sich Schmerzen am Schienbein einstellen. Ein weiterer Weg, Blasen zu vermeiden, ist das Tragen von zwei Paar Socken, innen dünnere, die noch über die Knöchel reichen müssen, darüber die dickeren, normal langen Socken. So machen es die meisten Leistungssportler. Die dünneren Socken fangen die Reibung der Schuhe zum größten Teil auf. Stellen sich trotzdem Blasen ein, so werden die betreffenden Stellen gereinigt und mit einem Antiseptikum eingepinselt, dann wird ein Pflaster aufgelegt.

Wie die übrige Kleidung, gleich für welche Sportart, beschaffen sein muß, ist schnell gesagt: bequem soll sie sein; sie muß lokker sitzen und saugfähig sein, damit übermäßige Erhitzung vermieden und der Schweiß aufgenommen wird. Für Langstrekkenlauf sind lose sitzende Shorts günstiger als lange Steg- oder enge Sporthosen, wie sie die Turner bzw. Schwerathleten tragen. Die eine wie die andere Art kann Hautreizungen hervorrufen. Körperstellen, an denen die Kleidung zu scheuern pflegt, werden vor der Übung eingekremt.

Bei ständigem Gebrauch sollte die Kleidung regelmäßig gewaschen werden, möglichst nach jeder Benutzung, schon aus hygienischen Gründen.

Hygiene ist auch die beste Vorbeugung gegen Fußpilz. Er ist nicht so über alle Maßen ansteckend, wie man einmal glaubte, aber manche Leute sind besonders anfällig für dieses Übel. Es kann Juckreiz und sogar Schmerzen hervorrufen. Saubere, möglichst weiße Socken, saubere Schuhe, häufige Fußbäder sind notwendig; nach diesen sollen die Füße, vor allem zwischen den Zehen, wo sich Bakterien und Pilze am leichtesten ansiedeln, gründlich abgetrocknet werden. Auch ist es günstig, die Füße öfters der Luft auszusetzen. Einpudern mit Talkum kann ebenfalls eine Hilfe sein. Bei bereits eingetretener Infektion ist es ratsam, zum Arzt zu gehen und sich ein Heilmittel verschreiben zu lassen.

Was die Ausrüstung mit Sportgeräten betrifft, so muß etwas über das Fahrrad gesagt werden. Die Punkteberechnung für den Radsport geht von Fahrrädern ohne Gangschaltung aus.

Wird auf einem Rennrad mit drei Gängen trainiert, so ist zur Erzielung eines Punktegewinns möglichst oft der höchste Gang zu benutzen.

Tageszeit

Wer unmittelbar vor einer Hauptmahlzeit trainiert, kann seine Übungen — ich erläuterte dies schon im vorigen Kapitel — sehr gut mit der Diät verbinden. Umgekehrt sollten *nach* einer Mahlzeit stets zwei oder zweieinhalb Stunden verstrichen sein, bis mit dem Training begonnen wird.

Wer seine Übung als eine Last empfindet, absolviert sie gern als ›erste Arbeit des Tages‹. Ich kenne einen in der Großstadt lebenden Geschäftsmann, der jeden Morgen vor dem Frühstück im Park läuft, damit er ›diese verdammte Sache‹ hinter sich bekommt und den ganzen übrigen Tag nichts mehr damit zu tun hat. Ein anderer sagte mir, etwas weniger mißmutig, es sei eine Quelle der Befriedigung für ihn, zu wissen, daß er seine Pflicht getan und den Rest des Tages für sich habe.

Andere Leute, vor allem die Schwimmer, bevorzugen die Mittagsstunde. Sie können so ihr Training am leichtesten in ihren übrigen Tageslauf einfügen. Manche wählen diese Zeit, um den langen Arbeitstag in zwei Hälften teilen zu können; Dr. Morrissey vom hiesigen Krankenhaus z. B. schließt sich nie der um 4 Uhr laufenden Gruppe an, sondern macht sich um 12 Uhr vom Dienst frei, um seine 3 km zurückzulegen. Ich selbst laufe gewöhnlich um 5 Uhr nachmittags. Dann habe ich meinen Dienst hinter mir, der Sport befreit mich von der im Laufe des Tages in mir angestauten Spannung, und ich gehe erfrischt meiner abendlichen Arbeit entgegen.

Der Flieger Yarrington zieht für sein Training die Kühle des Abends vor. Wer es ihm nachmachen will, muß aber einige Vorsicht walten lassen. Es wäre falsch, unmittelbar nach einer anstrengenden Übung zu Bett zu gehen. Man sollte dem Körper die Möglichkeit geben, sich allmählich umzustellen, wenigstens eine Stunde lang, bevor man ihn zu vollständiger Ruhe bringt.

So ist die zu wählende Tageszeit im wesentlichen von der persönlichen Einstellung und vom Arbeitsablauf des einzelnen abhängig. Nur zwei Regeln muß man sich merken: nicht zu früh nach der Mahlzeit und nicht zu kurz vor dem Schlafengehen!

Häufigkeit innerhalb der Woche

Mindestens an drei, besser an vier Tagen in der Woche sollte trainiert werden. Untersuchungen haben erwiesen, daß die günstigen Auswirkungen des Trainings mehr oder weniger zurückgehen, wenn zwei oder mehr Tage zwischen den einzelnen Übungen liegen. Bei drei Tagen in der Woche müssen die Übungen schon sehr anstrengend sein, wenn an den übungsfreien Tagen nicht der Trainingseffekt verlorengehen soll. Sicherer ist es, wenn an vier Tagen trainiert wird. Eventuell können zwischen die anstrengenderen Übungstage auch solche mit längeren Spaziergängen eingeschoben werden.
Sieben Tage in der Woche zu trainieren, halte ich nicht für notwendig. Es ist sogar besser, wenn der Körper wenigstens an einem Tag der Woche Ruhe hat.

Aufwärmen, Abkühlen, Gymnastik

Wärmen Sie sich 5–8 Minuten lang auf, bevor Sie mit einer der aerobischen Übungen beginnen. Einige Streckübungen, langsames Traben, Gehen im Schritt oder Laufen auf der Stelle sind hierfür geeignet. Wenn Sie eine längere Strecke laufen wollen, dann können Sie das Aufwärmen mit solchen Übungen natürlich auch in die ersten Minuten Ihres Trainings einbeziehen.
Kühlen Sie sich nach Beendigung Ihrer aerobischen Übung noch 5–8 Minuten lang durch Gehen ab. Nach einer anstrengenden, in erster Linie die Beine beanspruchenden Übung ist das Blut zum großen Teil in diese zurückgewichen. Mehrere Minuten dauert es dann, bis das Blut wieder in den allgemeinen Umlauf gebracht ist, und wenn Sie innerhalb dieses Zeitraums stehen bleiben oder sich hinsetzen, dann wäre es möglich, daß Sie einen Schwächeanfall bekommen. Können Sie sich nicht mehr aufrecht halten, so legen Sie sich zu Boden, am besten so, daß die Beine etwas höher liegen als der Kopf.
Nach meinem täglichen Lauf von 5 oder 6 Kilometern kühle ich mich ab, indem ich etwa 5 Minuten langsam gehe und schließlich noch ungefähr 20mal eine der gymnastischen Grundübungen mache. (Wie ich schon erwähnte, treibe auch ich Gymnastik, nur rechne ich mir keine Punkte dafür an!) Am liebsten mache ich Aufrichteübungen mit angezogenen Knien, Beugeübungen und Liegestütze. Andere bevorzugen Rumpfrollen oder das seitliche Hüpfen mit gegrätschten Beinen, aber beim alternden Menschen könnten solche anstrengenden Gymnastikübungen die Gelenke schädigen.
Grundsätzlich treibt man Gymnastik, um die Kraft und Span-

nung der Muskeln aufrechtzuerhalten. Sie sollte also nur *zusätzlich* zu den aerobischen Übungen angewandt werden, *nicht als Ersatz* für diese!

Wetter

Vor anstrengenden Übungen im Freien bei 35° C oder darüber möchte ich ausdrücklich warnen, vor allem, wenn auch die Luftfeuchtigkeit hoch ist. Namentlich für den, der nicht sehr gut trainiert ist, kann bei solcher Hitze eine große Anstrengung gefährlich werden. Wenn aber vorsichtig trainiert wird, gewöhnt sich der Körper allmählich an die Betätigung bei hohen Temperaturen, und die Gefahr des Hitzschlages vermindert sich. Im allgemeinen braucht der Mensch etwa zwei Wochen bis zur vollen Akklimatisation.

Bei kaltem Wetter sind keine Einschränkungen zu machen, wenn nur die Sportkleidung warm genug ist. Ist der Trainierende jedoch in Schweiß geraten, so soll er die Erhitzung langsam abklingen lassen. Zu plötzliche Abkühlung kann eine Erkältung oder Schlimmeres nach sich ziehen.

Zum Training bei hohen Temperaturen muß noch gesagt werden, daß der Körper dabei einen erheblichen Salz- und Wasserverlust erleidet. Jener kann durch stärkeres Salzen der Nahrung oder durch Salztabletten (nicht auf leeren Magen!) ausgeglichen werden, dieser durch vermehrte Wasseraufnahme. Die Ansicht, es sei für Sporttreibende gefährlich, Wasser zu trinken, ist nur bedingt richtig. Selbstverständlich soll das Wassertrinken zu keiner Zeit übertrieben werden.

Das Trainieren bei sehr warmem Wetter bringt übrigens auch einen Vorteil mit sich — den sogenannten synergistischen Effekt. Er stellt sich z. B. beim Laufen ein. Hier kommt zu der günstigen Wirkung des Trainings noch diejenige der Hitze. Die wünschenswerte Erschöpfung wird bei hoher Temperatur eher erreicht, da dann alle Organsysteme des Körpers härter zu arbeiten haben, um zugleich die für die Bewegung nötige Energie erzeugen und die Erhitzung bewältigen zu können.

Beim Laufen in Hochlagen mit ihrer dünneren Luft zeigt sich dieselbe Wirkung; der ganze Körper muß stärker arbeiten, damit die Lunge den für die Energieerzeugung benötigten Sauerstoff herbeischaffen kann. Wahrscheinlich wird der Superleistungssportler von morgen in Höhen von 3000 m, bei Lufttemperaturen von 35° C trainieren, damit er, in normale Verhältnisse zurückgekehrt, neue unerhörte Rekorde aufstellen kann. Umgekehrt waren die Trainer von Mannschaften, die an den Olympischen Spielen in Mexiko teilnehmen sollten, besorgt, weil ihre Schützlinge sich im Tiefland auf Wettkämpfe vorbe-

reiten mußten, die später in dem 2200 m hoch gelegenen Mexico City stattfinden sollten. Die neue Rekordserie von Langstreckenläufern aus Kenia wird z. T. damit erklärt, daß diese Männer in Höhen über 2000 m trainieren und damit ihr Herz-Kreislauf-System einschließlich der Lunge zwingen, sich auf die dünne Luft einzustellen. Sie sind dann, wenn sie ihre Leistungen in Meereshöhe vorführen, kaum zu schlagen.
Meinen Lesern möchte ich empfehlen, bei extremen Temperaturverhältnissen ihr Übungsprogramm ein wenig zu reduzieren oder auf Trainingsformen überzugehen, mit denen auch im Innenraum die nötigen Punkte erworben werden können. Bei hoher Wärme ist der Trainingseffekt ohnehin, wie wir gesehen haben, schon mit geringeren Leistungen herbeizuführen. Es gibt dann noch die Möglichkeit, das Training auf die kühleren Morgen- und Abendstunden zu verlegen.

Richtige Ernährung

Es gibt kein Ernährungsrezept, das den Menschen zum Athleten macht, ungeachtet anderslautender Behauptungen; aber eine gewisse Hilfe sind vernünftig zusammengestellte Mahlzeiten dennoch.
Wir wollen uns daran erinnern, daß tierisches Fett, einschließlich fetter Milchprodukte, und Zucker sparsam verwendet werden sollen. Andererseits geben wertvolle Nahrungsstoffe, wie Vollkornbrot und andere Vollgetreidenahrung, mageres Fleisch, Fisch, Magermilchprodukte, frisches Obst und Gemüse, dem Körper all das, was er zur Energieerzeugung braucht. Durch Abwechslung sollte das Gleichgewicht zwischen Proteinen und Kohlehydraten aufrechterhalten werden. Die frühere allgemeine Ansicht, Sportler brauchten dreimal täglich ihr Steak, ist längst als irrig abgetan. Heute weiß man, daß stärkehaltige Nahrungsmittel wie Kartoffeln, Mehlspeisen und Reis ebenso nötig sind wie Fleisch.
Mehrere Untersuchungen haben die Bedeutung eines guten Frühstücks für die Arbeitsleistung des Tages erwiesen, um welche Art der Arbeit es sich auch immer handelt; eine vielseitige und ausreichende Frühmahlzeit fördert die geistige Wachheit wie auch die körperliche Ausdauer. Mit Kaffee und einem Brötchen ist es nicht getan.
Für den, der um sein Gewicht besorgt sein muß, soll noch gesagt werden, daß die hier als günstig bezeichneten Nahrungsmittel verhältnismäßig kalorienarm sind. Zu warnen ist in diesem Zusammenhang vor den süßen Nachspeisen. Ein Schokoladenpudding z. B. liefert soviel Kalorien, daß es, um sie wieder loszuwerden, nötig wäre, eine halbe Stunde zu laufen und

dabei 8 km zurückzulegen. Torte und Kuchen rangieren ebenfalls hoch, desgleichen gebratenes oder an sich fettes Fleisch und Soßen. Gekochtes mageres Fleisch dagegen und gekochter Fisch (nicht in Öl gebackener!) haben ziemlich wenig Kalorien, und dasselbe gilt von Gemüse und Obst.
Alkohol hat, das läßt sich nicht verschweigen, einen recht hohen Kalorienwert. Natürlich gibt es Trinker, die mager bleiben, aber dicke gibt es entschieden mehr. Auf die Frage des Alkoholgenusses werde ich später noch zurückkommen.

Rauchen

Wir haben schon über die Auswirkungen des Rauchens auf unseren Gesundheitszustand gesprochen, im folgenden aber soll gezeigt werden, welchen Einfluß es auf unsere Leistungsfähigkeit hat.
Ich erinnere mich, daß unser Sportlehrer in der Schule uns hin und wieder sagte, das Rauchen sei zu verurteilen, es greife die Gesundheit an, vermindere die Leistungsfähigkeit usw. Die meisten von uns glaubten ihm, selbst ohne eine nähere Erklärung für diese Wirkungen zu bekommen. Einer meiner Klassenkameraden aber tat im Schulbereich bei jeder Gelegenheit ein paar Züge aus der Zigarette; außerhalb der Schule war er Kettenraucher. Und im Sport war er der Beste der Klasse. Es war eine der Widersprüchlichkeiten in unserem jungen Leben, mit denen wir damals nicht fertig wurden.
Der Kettenraucher verkam übrigens ziemlich bald, nachdem er die Schule verlassen hatte; aber dies nur nebenbei. Auf jeden Fall weiß ich heute, daß der Sportlehrer recht hatte, daß jeder Trainer richtig handelt, wenn er seine Schüler auf die schädigende Wirkung des Rauchens hinweist, wenn er auch nicht weiß, warum das so ist. Inzwischen ist der Zusammenhang zwischen Ursache und Wirkung erkannt, und darüber will ich nun sprechen.
Wenden wir uns noch einmal dem Thema Sauerstoff und Energieerzeugung zu. Wir erinnern uns, daß der Sauerstoff durch das Hämoglobin in den roten Blutzellen zum Muskelgewebe gebracht wird, ferner, daß die von uns eingeatmete Luft hauptsächlich Sauerstoff und Stickstoff, dann noch Spuren anderer Gase, u. a. Kohlenmonoxyd enthält. (Hier ist also nicht von dem in der Exspirationsluft enthaltenen Kohlendioxyd die Rede.) Das Kohlenmonoxyd wird viel leichter vom Hämoglobin aufgenommen als der Sauerstoff; es ›drängt sich vor‹, wenn es darum geht, Vehikel für den Weitertransport zu finden, und schließt so alles Hämoglobin, das es erreichen kann, vom Sauerstofftransport aus.

Es sind nun, wie gesagt, in der Luft, die wir gewöhnlich einatmen, nur äußerst geringe Mengen an Kohlenmonoxyd, so daß es normalerweise kein Unheil anrichten kann. Seine Menge vervielfacht sich aber durch das Rauchen. Beim Kettenraucher werden durch das Einatmen von Monoxyd mit dem Tabakrauch bis zu 7 % des verfügbaren Hämoglobins am Sauerstofftransport gehindert, so daß das Zellgewebe nicht mehr genügend versorgt und die Leistungsfähigkeit stark herabgesetzt wird.
Deshalb hatte mein alter Sportlehrer recht, trotz unseres rauchenden Klassenkameraden, dessen sportliche Leistungen auf seiner natürlichen körperlichen Veranlagung beruhten. Wesentlich mehr hätte er leisten können, wenn er nicht geraucht hätte. Man kann sich leicht vorstellen, was diese 7 % in Wettkämpfen bedeuten, wo es um Zentimeter und Sekunden geht.
Aber auch für den, der kein Leistungssportler ist und es nicht zu werden beabsichtigt, wird sich das Rauchen nachteilig auswirken. Abgesehen von dem Schaden, den die Zigaretten der Gesundheit zufügen können, lassen sie die Leistungsfähigkeit des Menschen absinken und hindern ihn daran, die seinen Anstrengungen beim Training entsprechende gute Kondition zu erlangen.
Diese medizinische Theorie wurde durch eine der wichtigsten unserer hiesigen Untersuchungen voll bestätigt. Zur Auswertung standen uns nahezu tausend junge Rekruten der Lackland Air Force-Basis zur Verfügung. Wir teilten sie in fünf Gruppen ein: solche, die nie geraucht, die das Rauchen aufgegeben hatten, die am Tage weniger als zehn Zigaretten rauchten, die täglich zehn bis dreißig und schließlich solche, die täglich mehr als dreißig Zigaretten rauchten.
Diese Rekruten wurden nun, bevor sie mit dem bei uns üblichen Aufbautraining begannen, einem 12-Minuten-Lauftest unterzogen. In die Kategorie ›gut‹ gelangten dabei nur diejenigen, die nie geraucht hatten. Wer mit dem Rauchen aufgehört hatte, blieb nur geringfügig hinter der ersten Gruppe zurück. Die anderen drei Gruppen waren in klarer Rangfolge um je eine Kategorie tiefer. Das Ergebnis überraschte uns nicht.
Wirklich überraschend war das Ausmaß, in welchem sich die Gruppen bei fortschreitendem Training zunehmend voneinander unterschieden. Ihre Fortschrittslinien auf unserer Tafel verteilten sich wie die Stäbe eines ausgebreiteten Fächers, jedoch nicht gleichmäßig. Die einzige Gruppe, der es nicht gelang, in die Kategorie ›gut‹ zu kommen, war die mit dreißig Zigaretten oder mehr täglich; ihre Leistung hatte sich während des Trainings nur geringfügig gesteigert. Dies schuf eine bedeutende Lücke zwischen ihr und der vierten Gruppe.
Alle anderen Gruppen kamen schließlich in die Kategorie ›gut‹, immer in derselben Rangfolge. Die nächste Lücke klaffte zwi-

schen der Zehn-Zigaretten-Gruppe und denen, die das Rauchen aufgegeben hatten. Diejenigen, die niemals geraucht hatten, behielten natürlich ohne Schwierigkeiten den ersten Platz inne.

Da wir eine so große Zahl von Leuten testeten, konnten die Ergebnisse als durchaus zuverlässig gelten. Ich fand den Vorgang vor allem deshalb interessant, weil es sich hier um sehr junge Männer handelte, die ja noch nicht viele Raucherjahre hinter sich haben konnten. Um so erstaunlicher war der Unterschied in der Leistungsfähigkeit, die offensichtlich ganz von der Zahl der täglich gerauchten Zigaretten abhing. Daraus ist zu schließen, daß der Leistungsnachlaß mit den Jahren — und mit zunehmendem Zigarettenverbrauch — immer stärker werden wird, von der zunehmenden Gesundheitsgefährdung bei den starken Rauchern gar nicht zu reden.

Ich möchte wiederholen — und ich kann es nicht genug betonen —, daß das Rauchen für niemanden gut ist.

Alkoholgenuß

Schon oft hat mich jemand gefragt, ob er, um seine Ausdauer zu verbessern, das Trinken oder lieber das Rauchen aufgeben solle. Ich habe dann immer gesagt, er solle möglichst beides unterlassen. Nachdem wir die Wirkung des Zigarettenrauchens so ausgiebig betrachtet haben, möchte ich nun etwas über die Leistungsbeeinträchtigung durch Alkohol hinzufügen; mindestens vorübergehend ist ja diese Wirkung vorhanden, und jeder würde es für absurd halten, mit einem ›Kater‹ oder gar unter unmittelbarem Alkoholeinfluß den Sportplatz aufzusuchen. Er würde dann nichts Nennenswertes leisten und wäre sehr rasch erschöpft.

Die Nachwirkung des Alkoholtrinkens kann sich über zwölf Stunden ausdehnen. Was dabei im Körper vor sich geht, ist anders als das, was wir vom Rauchen wissen, der Effekt ist jedoch sehr ähnlich. Die Zigaretten hindern einen Teil des Hämoglobins, sich in der Lunge mit Sauerstoff zu beladen. Alkohol verhindert einen Teil des Hämoglobins, Sauerstoff an das Gewebe abzugeben. Normalerweise, d. h. ohne Anwesenheit von Alkohol, geht es so vor sich: im Gewebe verläßt der Sauerstoff das Hämoglobin und gelangt mittels eines Enzymsystems zu den Zellen. Der Alkohol kann die Enzyme zwölf Stunden lang immobilisieren, so daß der Sauerstoff buchstäblich am Ziel vorbeigeht. Dies ist der Grund, weshalb der Alkohol die Sinne einschläfert und den Körper ermüdet; er verursacht Sauerstoffmangel im Gehirn- und Muskelgewebe.

Vorübergehende Unterbrechungen

Manchmal war die 30-Punkte-Woche nicht einzuhalten, z. B. im Falle von Krankheit. Wie wird danach weiter trainiert? Es kommt auf die Dauer der Unterbrechung an, ferner auf die Schwere der Krankheit. Durch einen 12-Minuten-Lauftest stellen wir zunächst unsere augenblickliche Kondition fest; ist unsere Leistung auf Stufe IV abgesunken, so wird ein erneutes Aufbautraining nötig.
Falls die Unterbrechung kurz war oder es sich um keine schwere Krankheit handelte, wäre es nicht angebracht, die 16 Wochen noch einmal durchzumachen; besser ist es dann, das Training so schnell wie möglich zu steigern, um bald wieder auf 30 Punkte pro Woche zu kommen.
Allzu viele Unterbrechungen halte ich natürlich nicht für günstig. Vor allem sollte niemals eine ganze Jahreszeit ausfallen.

Innere Einstellung

Sie spielt besonders im Anfang des Aufbautrainings eine große Rolle, wenn ein Erfolg noch fraglich scheint. Wir haben dies an dem Verlauf einiger Einzelfälle gesehen. Aber so viele haben es schon geschafft, und wenn Sie nicht gerade eine ernste, klinische Behandlung erfordernde Krankheit haben, werden Sie es sicherlich auch durchhalten. Falls Sie doch einmal etwas entmutigt sind, dann begnügen Sie sich zunächst wieder mit Spaziergängen, aber geben Sie nicht auf.
Ihre Leistung wird sich auf jeden Fall verbessern, und zwar unregelmäßig. Dies ist teilweise auf die Neueinsprossung von Blutgefäßen und den davon abhängigen Trainingseffekt zurückzuführen. Erwarten Sie also nicht, daß sich Ihre Leistung von Tag zu Tag verbessere; sie wird dies in Sprüngen tun.
Erinnern Sie sich – ungeachtet allen Anreizes, den der Wettkampf liefert –, daß Sie in Wirklichkeit nur mit sich selbst kämpfen. Wenn Ihr Nebenmann läuft, schwimmt usw., dann tut er es ja nicht mit Ihrem Körper. Sie müssen selbst – ohne seine Hilfe – Ihren Körper in Form bringen, Schritt für Schritt.
Sie müssen auch damit rechnen, daß Sie es eines Tages überbekommen, daß Sie sich fragen, weshalb Sie überhaupt mit dem Übungsprogramm angefangen haben. Das passiert jedem einmal. Schwitzen Sie's aus. Tun Sie, als hätten Sie noch Lust, weiterzumachen. Die Begeisterung wird wiederkommen.
Nur nicht aufgeben!

10. Tabellen

Das Punktesystem des Bewegungstrainings

- Wenn Sie 35 Jahre alt oder jünger sind und nicht unter einer Krankheit leiden, dann nehmen Sie den 12-Minuten-Lauftest vor, um Ihre Leistungsgruppe festzustellen.
- Wenn Sie über 35 Jahre alt sind und regelmäßig (d. h. wenigstens dreimal wöchentlich, sechs Wochen lang) Sport getrieben haben, dann führen Sie ebenfalls den 12-Minuten-Lauftest durch.
- Wenn Sie über 35 Jahre alt sind und bisher nicht regelmäßig Sport getrieben haben, dann führen Sie den 12-Minuten-Lauftest nicht durch, sondern beginnen mit dem Konditionstraining nach einem der Übungsprogramme für Gruppe I (S. 171–176)

Welche Strecke können Sie in 12 Minuten zurücklegen?
Zu welcher Leistungsgruppe gehören Sie?

Schaffen Sie:	dann sind Sie in Gruppe:
weniger als 1,6 km	I = sehr schlecht
1,6 bis 2,0 km	II = schlecht
2,0 bis 2,4 km	III = mäßig
2,4 bis 2,8 km	IV = gut
über 2,8 km	V = sehr gut

Wählen Sie nun zum Konditionstraining eines der für Ihre Leistungsgruppe aufgeführten Übungsprogramme:

		I	II	III	IV/V
Laufen	Seite	171	177	183	189
Schwimmen	Seite	172	178	184	189
Radfahren	Seite	173	179	185	189
Gehen	Seite	174	180	186	189
Laufen auf der Stelle	Seite	175	181	187	190
Handball/Basketball	Seite	176	182	188	190

Übungsprogramm – Gruppe I

Laufen

Woche	Entfernung (km)	Gehen/Laufen	Zeitziel (Minuten)	Übungstage pro Woche	Punkte pro Woche
1.	1,6	Gehen	13:30	5	10
2.	1,6	Gehen	13:00	5	10
3.	1,6	Gehen	12:45	5	10
4.	1,6	Gehen/Laufen	11:45	5	15
5.	1,6	Gehen/Laufen	11:00	5	15
6.	1,6	Gehen/Laufen	10:30	5	15
7.	1,6	Laufen	9:45	5	20
8.	1,6	Laufen	9:30	5	20
9.	1,6	Laufen	9:15	5	20
10.	1,6	Laufen	9:00	3	21
	und				
	2,4	Laufen	16:00	2	
11.	1,6	Laufen	8:45	3	
	und				21
	2,4	Laufen	15:00	2	
12.	1,6	Laufen	8:30	3	
	und				24
	2,4	Laufen	14:00	2	
13.	1,6	Laufen	8:15	3	
	und				24
	2,4	Laufen	13:30	2	
14.	1,6	Laufen	7:55	3	
	und				27
	2,4	Laufen	13:00	2	
15.	1,6	Laufen	7:45	2	
	und				
	2,4	Laufen	12:30	2	30
	und				
	3,2	Laufen	18:00	1	
16.	2,4	Laufen	11:55	2	
	und				31
	3,2	Laufen	17:00	2	

Nach Beendigung dieser 16 Wochen beanspruchenden Aufbauübungen kann zur Aufrechterhaltung der gewonnenen Fitness das Training nach einem der auf S. 189 f. aufgeführten Programme für die Gruppen IV/V fortgesetzt werden. Für kombinierte Übungswochen nach eigener Wahl stehen die auf S. 193 beginnenden Punktwerttabellen zur Verfügung.

Übungsprogramm — Gruppe I

SCHWIMMEN

Woche	Entfernung (m)	Schwimmen	Zeitziel (Minuten)	Übungstage pro Woche	Punkte pro Woche
1.	100	Schwimmen	2:30	5	6
2.	150	Schwimmen	3:00	5	7 1/2
3.	200	Schwimmen	4:00	5	7 1/2
4.	250	Schwimmen	5:30	5	10
5.	250	Schwimmen	5:00	5	10
6.	300	Schwimmen	6:00	5	12 1/2
7.	300	Schwimmen	6:00	5	12 1/2
8.	400	Schwimmen	8:30	5	17 1/2
9.	400	Schwimmen	8:30	5	17 1/2
10.	400	Schwimmen	8:00	2	
	und				19
	500	Schwimmen	10:30	3	
11.	400	Schwimmen	8:00	2	
	und				22
	600	Schwimmen	12:30	3	
12.	500	Schwimmen	10:30	3	
	und				24
	700	Schwimmen	15:30	2	
13.	600	Schwimmen	12:30	3	
	und				25
	800	Schwimmen	16:30	2	
14.	600	Schwimmen	12:30	2	
	und				29 1/2
	800	Schwimmen	16:00	3	
15.	700	Schwimmen	15:00	5	30
16.	1000	Schwimmen	20:30	4	34

Nach Beendigung dieser 16 Wochen beanspruchenden Aufbauübungen kann zur Aufrechterhaltung der gewonnenen Fitness das Training nach einem der auf S. 189 f. aufgeführten Programme für die Gruppen IV/V fortgesetzt werden. Für kombinierte Übungswochen nach eigener Wahl stehen die auf S. 193 beginnenden Punktwerttabellen zur Verfügung.

Übungsprogramm — Gruppe I

Radfahren

Woche	Entfernung (km)	Radfahren	Zeitziel (Minuten)	Übungstage pro Woche	Punkte pro Woche
1.	3,2	Radfahren	10:00	5	5
2.	3,2	Radfahren	9:00	5	5
3.	3,2	Radfahren	7:45	5	10
4.	4,8	Radfahren	11:50	5	15
5.	4,8	Radfahren	11:00	5	15
6.	4,8	Radfahren	10:30	5	15
7.	6,4	Radfahren	15:45	5	20
8.	6,4	Radfahren	15:30	5	20
9.	6,4	Radfahren	14:30	5	20
10.	6,4	Radfahren	14:00	4	
	und				21
	8,0	Radfahren	18:30	1	
11.	6,4	Radfahren	14:00	3	
	und				22
	8,0	Radfahren	18:00	2	
12.	6,4	Radfahren	13:45	3	
	und				24
	9,6	Radfahren	23:30	2	
13.	6,4	Radfahren	13:30	3	
	und				24
	9,6	Radfahren	23:00	2	
14.	8,0	Radfahren	17:00	3	
	und				27
	9,6	Radfahren	22:00	2	
15.	9,6	Radfahren	21:00	5	30
16.	12,8	Radfahren	28:30	4	32

Nach Beendigung dieser 16 Wochen beanspruchenden Aufbauübungen kann zur Aufrechterhaltung der gewonnenen Fitness das Training nach einem der auf S. 189 f. aufgeführten Programme für die Gruppen IV/V fortgesetzt werden. Für kombinierte Übungswochen nach eigener Wahl stehen die auf S. 193 beginnenden Punktwerttabellen zur Verfügung.

Übungsprogramm – Gruppe I

Gehen

Woche	*Entfernung (km)*	*Gehen*	*Zeitziel (Minuten)*	*Übungstage pro Woche*	*Punkte pro Woche*
1.	1,6	Gehen	15:00	5	5
2.	1,6	Gehen	14:00	5	10
3.	1,6	Gehen	13:45	5	10
4.	2,4	Gehen	21:30	5	15
5.	2,4	Gehen	21:00	5	15
6.	2,4	Gehen	20:30	5	15
7.	3,2	Gehen	28:00	5	20
8.	3,2	Gehen	27:45	5	20
9.	3,2	Gehen	27:30	5	20
10.	3,2	Gehen	27:30	3	
	und				22
	4,0	Gehen	35:30	2	
11.	3,2	Gehen	27:30	3	
	und				22
	4,0	Gehen	35:00	2	
12.	4,0	Gehen	34:30	4	
	und				26
	4,8	Gehen	41:30	1	
13.	4,0	Gehen	33:15	3	
	und				27
	4,8	Gehen	42:00	2	
14.	4,0	Gehen	33:00	3	
	und				27
	4,8	Gehen	41:30	2	
15.	4,8	Gehen	42:00	5	30
16.	6,4	Gehen	56:00	4	32

Nach Beendigung dieser 16 Wochen beanspruchenden Aufbauübungen kann zur Aufrechterhaltung der gewonnenen Fitness das Training nach einem der auf S. 189 f. aufgeführten Programme für die Gruppen IV/V fortgesetzt werden. Für kombinierte Übungswochen nach eigener Wahl stehen die auf S. 193 beginnenden Punktwerttabellen zur Verfügung.

Übungsprogramm — Gruppe I

Laufen auf der Stelle

Woche	*Dauer (Minuten)*		*Schritte pro Minute*	*Übungstage pro Woche*	*Punkte pro Woche*
1.	2:30		70–80	5	4
2.	2:30		70–80	5	4
3.	5:00		70–80	5	10
4.	5:00		70–80	5	10
5.	7:30		70–80	5	11 1/4
6.	7:30		70–80	5	11 1/4
7.	10:00		70–80	5	15
8.	10:00		70–80	5	15
9.	12:30		70–80	5	18 3/4
10.	12:30		70–80	5	18 3/4
11.	15:00		70–80	5	22 1/2
12.	10:00	(1 × morgens)	70–80		
	und			2	
	10:00	(1 × nachmitt.)	70–80		25 1/2
	und				
	15:00		70–80	3	
13.	12:30	(1 × morgens)	70–80		
	und			2	
	12:30	(1 × nachmitt.)	70–80		28 1/2
	und				
	15:00		70–80	3	
14.	12:30	(1 × morgens)	70–80		
	und			2	
	12:30	(1 × nachmitt.)	70–80		28 1/2
	und				
	15:00		70–80	3	
15.	20:00		70–80	5	30
16.	20:00		80–90	4	32

Nach Beendigung dieser 16 Wochen beanspruchenden Aufbauübungen kann zur Aufrechterhaltung der gewonnenen Fitness das Training nach einem der auf S. 189 f. aufgeführten Programme für die Gruppen IV/V fortgesetzt werden. Für kombinierte Übungswochen nach eigener Wahl stehen die auf S. 193 beginnenden Punktwerttabellen zur Verfügung.

Übungsprogramm — Gruppe I

HANDBALL/BASKETBALL*

Woche	Dauer (Minuten)	Übungstage pro Woche	Punkte pro Woche
1.	10	5	7 1/2
2.	15	5	11 1/4
3.	15	5	11 1/4
4.	20	5	15
5.	20	5	15
6.	20	5	15
7.	30	5	22 1/2
8.	30	5	22 1/2
9.	30	5	22 1/2
10.	35	5	26 1/4
11.	35	5	26 1/4
12.	35 und 40	3 2	27 1/4
13.	35 und 40	3 2	27 1/4
14.	30 und 45	2 3	29 1/4
15.	40	5	30
16.	50	4	30

* Nur die Zeit der *Bewegung* zählt. Pausen werden nicht mitgerechnet.

Nach Beendigung dieser 16 Wochen beanspruchenden Aufbauübungen kann zur Aufrechterhaltung der gewonnenen Fitness das Training nach einem der auf S. 189 f. aufgeführten Programme für die Gruppen IV/V fortgesetzt werden. Für kombinierte Übungswochen nach eigener Wahl stehen die auf S. 193 beginnenden Punktwerttabellen zur Verfügung.

Übungsprogramm — Gruppe II

LAUFEN

Woche	*Entfernung (km)*	*Gehen/Laufen*	*Zeitziel (Minuten)*	*Übungstage pro Woche*	*Punkte pro Woche*
1.	1,6	Gehen	13:30	5	10
2.	1,6	Gehen	12:45	5	10
3.	1,6	Gehen/Laufen	11:45	5	15
4.	1,6	Gehen/Laufen	11:00	5	15
5.	1,6	Gehen/Laufen	10:30	5	15
6.	1,6	Laufen	9:45	5	20
7.	1,6	Laufen	9:15	5	20
8.	1,6	Laufen	9:00	3	
	und				21
	2,4	Laufen	16:00	2	
9.	1,6	Laufen	8:45	3	
	und				21
	2,4	Laufen	15:00	2	
10.	1,6	Laufen	8:15	3	
	und				24
	2,4	Laufen	13:30	2	
11.	1,6	Laufen	7:55	3	
	und				27
	2,4	Laufen	13:00	2	
12.	1,6	Laufen	7:45	2	
	und				
	2,4	Laufen	12:30	2	30
	und				
	3,2	Laufen	18:00	1	
13.	2,4	Laufen	11:55	2	
	und				31
	3,2	Laufen	17:00	2	

Nach Beendigung dieser 13 Wochen beanspruchenden Aufbauübungen kann zur Aufrechterhaltung der gewonnenen Fitness das Training nach einem der auf S. 189 f. aufgeführten Programme für die Gruppen IV/V fortgesetzt werden. Für kombinierte Übungswochen nach eigener Wahl stehen die auf S. 193 beginnenden Punktwerttabellen zur Verfügung.

Übungsprogramm — Gruppe II

Schwimmen

Woche	*Entfernung (m)*	*Schwimmen*	*Zeitziel (Minuten)*	*Übungstage pro Woche*	*Punkte pro Woche*
1.	100	Schwimmen	2:30	5	6
2.	200	Schwimmen	4:00	5	7 1/2
3.	250	Schwimmen	5:30	5	10
4.	250	Schwimmen	5:00	5	10
5.	300	Schwimmen	6:00	5	12 1/2
6.	300	Schwimmen	6:00	5	12 1/2
7.	400	Schwimmen	8:30	5	17 1/2
8.	400	Schwimmen	8:00	2	
	und				19
	500	Schwimmen	10:30	3	
9.	400	Schwimmen	8:00	2	
	und				22
	600	Schwimmen	12:30	3	
10.	600	Schwimmen	12:30	3	
	und				25
	800	Schwimmen	16:30	2	
11.	600	Schwimmen	12:30	2	
	und				29 1/2
	800	Schwimmen	16:00	3	
12.	700	Schwimmen	15:00	5	30
13.	1000	Schwimmen	20:30	4	34

Nach Beendigung dieser 13 Wochen beanspruchenden Aufbauübungen kann zur Aufrechterhaltung der gewonnenen Fitness das Training nach einem der auf S. 189 f aufgeführten Programme für die Gruppen IV/V fortgesetzt werden. Für kombinierte Übungswochen nach eigener Wahl stehen die auf S. 193 beginnenden Punktwerttabellen zur Verfügung.

Übungsprogramm — Gruppe II

Radfahren

Woche	*Entfernung (km)*	*Radfahren*	*Zeitziel (Minuten)*	*Übungstage pro Woche*	*Punkte pro Woche*
1.	3,2	Radfahren	10:00	5	5
2.	3,2	Radfahren	7:45	5	10
3.	4,8	Radfahren	11:50	5	15
4.	4,8	Radfahren	11:00	5	15
5.	4,8	Radfahren	10:30	5	15
6.	6,4	Radfahren	15:45	5	20
7.	6,4	Radfahren	14:30	5	20
8.	6,4	Radfahren	14:00	4	
	und				21
	8,0	Radfahren	18:30	1	
9.	6,4		14:00	3	
	und	Radfahren			22
	8,0		18:00	2	
10.	6,4	Radfahren	13:30	3	
	und				24
	9,6	Radfahren	23:00	2	
11.	8,0	Radfahren	17:00	3	
	und				27
	9,6	Radfahren	22:00	2	
12.	9,6	Radfahren	21:00	5	30
13.	12,8	Radfahren	28:30	4	32

Nach Beendigung dieser 13 Wochen beanspruchenden Aufbauübungen kann zur Aufrechterhaltung der gewonnenen Fitness das Training nach einem der auf S. 189 f. aufgeführten Programme für die Gruppen IV/V fortgesetzt werden. Für kombinierte Übungswochen nach eigener Wahl stehen die auf S. 193 beginnenden Punktwerttabellen zur Verfügung.

Übungsprogramm — Gruppe II

Gehen

Woche	*Entfernung (km)*	*Gehen*	*Zeitziel (Minuten)*	*Übungstage pro Woche*	*Punkte pro Woche*
1.	1,6	Gehen	15:00	5	5
2.	1,6	Gehen	13:45	5	10
3.	2,4	Gehen	21:30	5	15
4.	2,4	Gehen	21:00	5	15
5.	2,4	Gehen	20:30	5	15
6.	3,2	Gehen	28:00	5	20
7.	3,2	Gehen	27:30	5	20
8.	3,2 und 4,0	Gehen Gehen	27:30 35:30	3 2	22
9.	3,2 und 4,0	Gehen Gehen	27:30 35:00	3 2	22
10.	4,0 und 4,8	Gehen Gehen	33:15 42:00	3 2	27
11.	4,0 und 4,8	Gehen Gehen	33:00 41:30	3 2	27
12.	4,8	Gehen	42:00	5	30
13.	6,4	Gehen	56:00	4	32

Nach Beendigung dieser 13 Wochen beanspruchenden Aufbauübungen kann zur Aufrechterhaltung der gewonnenen Fitness das Training nach einem der auf S. 189 f. aufgeführten Programme für die Gruppen IV/V fortgesetzt werden. Für kombinierte Übungswochen nach eigener Wahl stehen die auf S. 193 beginnenden Punktwerttabellen zur Verfügung.

Übungsprogramm — Gruppe II

Laufen auf der Stelle

Woche	Dauer (Minuten)		Schritte pro Minute	Übungstage pro Woche	Punkte pro Woche
1.	2:30		70–80	5	4
2.	5:00		70–80	5	10
3.	5:00		70–80	5	10
4.	7:30		70–80	5	11¼
5.	7:30		70–80	5	11¼
6.	10:00		70–80	5	15
7.	12:30		70–80	5	18¾
8.	12:30		70–80	5	18¾
9.	15:00		70–80	5	22½
10.	12:30 und 12:30 und 15:00	(1 × morgens) (1 × nachmitt.)	70–80 70–80 70–80	2 3	28½
11.	12:30 und 12:30 und 15:00	(1 × morgens) (1 × nachmitt.)	70–80 70–80 70–80	2 3	28½
12.	20:00		70–80	5	30
13.	20:00		80–90	4	32

Nach Beendigung dieser 13 Wochen beanspruchenden Aufbauübungen kann zur Aufrechterhaltung der gewonnenen Fitness das Training nach einem der auf S. 189 f. aufgeführten Programme für die Gruppen IV/V fortgesetzt werden. Für kombinierte Übungswochen nach eigener Wahl stehen die auf S. 193 beginnenden Punktwerttabellen zur Verfügung.

Übungsprogramm – Gruppe II

Handball/Basketball*

Woche	*Dauer (Minuten)*	*Übungstage pro Woche*	*Punkte pro Woche*
1.	10	5	7 1/2
2.	15	5	11 1/4
3.	20	5	15
4.	20	5	15
5.	20	5	15
6.	30	5	22 1/2
7.	30	5	22 1/2
8.	35	5	26 1/4
9.	35	5	26 1/4
10.	35 und 40	3 2	27 1/4
11.	30 und 45	2 3	29 1/4
12.	40	5	30
13.	50	4	30

* Nur die Zeit der *Bewegung* zählt. Pausen werden nicht mitgerechnet.

Nach Beendigung dieser 13 Wochen beanspruchenden Aufbauübungen kann zur Aufrechterhaltung der gewonnenen Fitness das Training nach einem der auf S. 189 f. aufgeführten Programme für die Gruppen IV/V fortgesetzt werden. Für kombinierte Übungswochen nach eigener Wahl stehen die auf S. 193 beginnenden Punktwerttabellen zur Verfügung.

Übungsprogramm — Gruppe III

Laufen

Woche	*Entfernung (km)*	*Gehen/Laufen*	*Zeitziel (Minuten)*	*Übungstage pro Woche*	*Punkte pro Woche*
1.	1,6	Gehen	12:45	5	10
2.	1,6	Gehen/Laufen	11:00	5	15
3.	1,6	Gehen/Laufen	10:30	5	15
4.	1,6	Laufen	9:30	5	20
5.	1,6	Laufen	9:15	5	20
6.	1,6	Laufen	8:45	3	
	und				21
	2,4	Laufen	15:00	2	
7.	1,6	Laufen	8:30	3	
	und				24
	2,4	Laufen	14:00	2	
8.	1,6	Laufen	7:55	3	
	und				27
	2,4	Laufen	13:00	2	
9.	1,6	Laufen	7:45	2	
	und				
	2,4	Laufen	12:30	2	30
	und				
	3,2	Laufen	18:00	1	
10.	2,4	Laufen	11:55	2	
	und				31
	3,2	Laufen	17:00	2	

Nach Beendigung dieser 10 Wochen beanspruchenden Aufbauübungen kann zur Aufrechterhaltung der gewonnenen Fitness das Training nach einem der auf S. 189 f. aufgeführten Programme für die Gruppen IV/V fortgesetzt werden. Für kombinierte Übungswochen nach eigener Wahl stehen die auf S. 193 beginnenden Punktwerttabellen zur Verfügung.

Übungsprogramm — Gruppe III

Schwimmen

Woche	*Entfernung (m)*	*Schwimmen*	*Zeitziel (Minuten)*	*Übungstage pro Woche*	*Punkte pro Woche*
1.	200	Schwimmen	4:00	5	7½
2.	250	Schwimmen	5:00	5	10
3.	300	Schwimmen	6:00	5	12½
4.	400	Schwimmen	8:30	5	17½
5.	400	Schwimmen	8:30	5	17½
6.	400	Schwimmen	8:00	2	22
	und				
	600	Schwimmen	12:30	3	
7.	500	Schwimmen	10:30	3	24
	und				
	700	Schwimmen	15:30	2	
8.	600	Schwimmen	12:30	2	29½
	und				
	800	Schwimmen	16:00	3	
9.	700	Schwimmen	15:00	5	30
10.	1000	Schwimmen	20:30	4	34

Nach Beendigung dieser 10 Wochen beanspruchenden Aufbauübungen kann zur Aufrechterhaltung der gewonnenen Fitness das Training nach einem der auf S. 189 f. aufgeführten Programme für die Gruppen IV/V fortgesetzt werden. Für kombinierte Übungswochen nach eigener Wahl stehen die auf S. 193 beginnenden Punktwerttabellen zur Verfügung.

Übungsprogramm — Gruppe III

Radfahren

Woche	Entfernung (km)	Radfahren	Zeitziel (Minuten)	Übungstage pro Woche	Punkte pro Woche
1.	3,2	Radfahren	7:45	5	10
2.	4,8	Radfahren	11:00	5	15
3.	4,8	Radfahren	10:30	5	15
4.	6,4	Radfahren	15:30	5	20
5.	6,4	Radfahren	14:30	5	20
6.	6,4	Radfahren	14:00	3	
	und				22
	8,0	Radfahren	18:00	2	
7.	6,4	Radfahren	13:45	3	
	und				24
	9,6	Radfahren	23:30	2	
8.	8,0	Radfahren	17:00	3	
	und				27
	9,6	Radfahren	22:00	2	
9.	9,6	Radfahren	21:00	5	30
10.	12,8	Radfahren	28:30	4	32

Nach Beendigung dieser 13 Wochen beanspruchenden Aufbauübungen kann zur Aufrechterhaltung der gewonnenen Fitness das Training nach einem der auf S. 189 f. aufgeführten Programme für die Gruppen IV/V fortgesetzt werden. Für kombinierte Übungswochen nach eigener Wahl stehen die auf S. 193 beginnenden Punktwerttabellen zur Verfügung.

Übungsprogramm – Gruppe III

Gehen

Woche	Entfernung (km)	Gehen	Zeitziel (Minuten)	Übungstage pro Woche	Punkte pro Woche
1.	1,6	Gehen	13:45	5	10
2.	2,4	Gehen	21:00	5	15
3.	2,4	Gehen	20:30	5	15
4.	3,2	Gehen	27:45	5	20
5.	3,2	Gehen	27:30	5	20
6.	3,2	Gehen	27:30	3	
	und				22
	4,0	Gehen	35:00	2	
7.	4,0	Gehen	34:30	4	
	und				26
	4,8	Gehen	41:30	1	
8.	4,0	Gehen	33:00	3	
	und				27
	4,8	Gehen	41:30	2	
9.	4,8	Gehen	42:00	5	30
10.	6,4	Gehen	56:00	4	32

Nach Beendigung dieser 10 Wochen beanspruchenden Aufbauübungen kann zur Aufrechterhaltung der gewonnenen Fitness das Training nach einem der auf S. 189 f. aufgeführten Programme für die Gruppen IV/V fortgesetzt werden. Für kombinierte Übungswochen nach eigener Wahl stehen die auf S. 193 beginnenden Punktwerttabellen zur Verfügung.

Übungsprogramm — Gruppe III

Laufen auf der Stelle

Woche	Dauer (Minuten)		Schritte pro Minute	Übungstage pro Woche	Punkte pro Woche
1.	5:00		70–80	5	10
2.	7:30		70–80	5	11 1/4
3.	7:30		70–80	5	11 1/4
4.	10:00		70–80	5	15
5.	12:30		70–80	5	18 3/4
6.	15:00		70–80	5	22 1/2
7.	10:00	(1 × morgens)	70–80		
	und			2	
	10:00	(1 × nachmitt.)	70–80		25 1/2
	und				
	15:00		70–80	3	
8.	12:30	(1 × morgens)	70–80		
	und			2	
	12:30	(1 × nachmitt.)	70–80		28 1/2
	und				
	15:00		70–80	3	
9.	20:00		70–80	5	30
10.	20:00		80–90	4	32

Nach Beendigung dieser 10 Wochen beanspruchenden Aufbauübungen kann zur Aufrechterhaltung der gewonnenen Fitness das Training nach einem der auf S. 189 f. aufgeführten Programme für die Gruppen IV/V fortgesetzt werden. Für kombinierte Übungswochen nach eigener Wahl stehen die auf S. 193 beginnenden Punktwerttabellen zur Verfügung.

Übungsprogramm — Gruppe III

Handball/Basketball*

Woche	Dauer (Minuten)	Übungstage pro Woche	Punkte pro Woche
1.	15	5	11 1/4
2.	20	5	15
3.	20	5	15
4.	30	5	22 1/2
5.	30	5	22 1/2
6.	35	5	26 1/4
7.	35 und 40	3 / 2	27 1/4
8.	30 und 45	2 / 3	29 1/4
9.	40	5	30
10.	50	4	30

* Nur die Zeit der *Bewegung* zählt. Pausen werden nicht mitgerechnet.

Nach Beendigung dieser 10 Wochen beanspruchenden Aufbauübungen kann zur Aufrechterhaltung der gewonnenen Fitness das Training nach einem der auf S. 189 f. aufgeführten Programme für die Gruppen IV/V fortgesetzt werden. Für kombinierte Übungswochen nach eigener Wahl stehen die auf S. 193 beginnenden Punktwerttabellen zur Verfügung.

Übungsprogramme — Gruppen IV und V

Zugehörigkeit zu den Gruppen IV und V bedeutet: befriedigendes Konditionsniveau. Zu seiner Aufrechterhaltung können die folgenden Übungsprogramme dienen.

	Entfernung	*Zeitziel (Minuten)*	*Übungshäufigkeit pro Woche*	*Punkte pro Woche*
	(km)			
Laufen	1,6	unter 8:00	6	30
	oder			
	1,6	unter 6:30	5	30
	oder			
	2,4	unter 12:00	4	30
	oder			
	3,2	unter 16:00	3	30
	(m)			
Schwimmen	500	8:20–12:29	8	32
	oder			
	600	10:00–14:59	6	30
	oder			
	800	13:20–19:59	5	32
	oder			
	1000	16:40–24:59	4	34
	(km)			
Radfahren	8,0	15:00–19:59	6	30
	oder			
	9,6	18:00–23:59	5	30
	oder			
	12,8	24:00–31:59	4	32
	oder			
	16,0	30:00–39:59	3	30
	(km)			
Gehen	3,2	24:00–29:00	8	32
	oder			
	4,8	36:00–43:30	5	30
	oder			
	6,4	48:00–58:00	4	32
	oder			
	8,0	60:00–72:30	3	30

	Dauer (Minuten)	*Schritte pro Minute*	*Übungs-häufigkeit pro Woche*	*Punkte pro Woche*
Laufen auf der Stelle	10:00 morgens	70–80		
	und		5	30
	10:00 nachmitt.	70–80		
	oder			
	15:00	70–80	7	30
	oder			
	15:00	80–90	5	30
	oder			
	20:00	80–90	4	32
		*Dauer (Minuten)**		
Handball/ Basketball		40	5	30
		oder		
		50	4	30
		oder		
		70	3	30

* Nur die Zeit der *Bewegung* zählt. Pausen werden nicht mitgerechnet.

I. Geh-Übungsprogramm für Patienten mit leichteren Herzstörungen

Wochen	*Entfernung (km)*	*Gehen*	*Zeitziel (Minuten)*	*Übungshäufigkeit pro Woche*	*Punkte pro Woche*
1.– 2.	1,6	Gehen	15:00	5	5
3.– 4.	1,6	Gehen	14:00	5	10
5.– 6.	1,6	Gehen	13:45	5	10
7.– 8.	2,4	Gehen	21:30	5	15
9.–10.	2,4	Gehen	21:00	5	15
11.–12.	2,4	Gehen	20:30	5	15
13.–14.	3,2	Gehen	28:00	5	20
15.–16.	3,2	Gehen	27:45	5	20
17.–18.	3,2	Gehen	27:30	5	20
19.–20.	3,2 4,0	Gehen Gehen	27:30 33:45	3 2	22
21.–22.	3,2 4,0	Gehen Gehen	27:30 33:30	3 2	22
23.–24.	4,0 4,8	Gehen Gehen	33:15 41:30	4 1	26
25.–26.	4,0 4,8	Gehen Gehen	33:15 41:15	3 2	27
27.–28.	4,0 4,8	Gehen Gehen	33:00 40:00	3 2	27
29.–30.	4,8	Gehen	41:00	5	30
31.–32.	6,4	Gehen	55:00	4	32

Übungsminimum zur Aufrechterhaltung der Kondition nach Beendigung des Aufbauprogramms

	3,2 oder	Gehen	24:00–28:59	8	32
	4,8 oder	Gehen	36:00–43:29	5	30
	6,4 oder	Gehen	48:00–57:59	4	32
	8,0	Gehen	60:00–72:29	3	30

II. Geh-Übungsprogramm für Patienten mit Herzstörungen mittleren Grades

Wochen	*Entfernung (km)*	*Gehen*	*Zeitziel (Minuten)*	*Übungshäufigkeit pro Woche*	*Punkte pro Woche*
1.– 2.	1,6	Gehen	20:00	5	–
3.– 4.	1,6	Gehen	18:00	5	5
5.– 6.	1,6	Gehen	15:00	5	5
7.– 8.	2,4	Gehen	24:00	5	$7^1/_2$
9.–10.	2,4	Gehen	23:00	5	$7^1/_2$
11.–12.	2,4	Gehen	21:45	5	$7^1/_2$
13.–14.	3,2	Gehen	29:30	5	10
15.–16.	3,2	Gehen	29:00	5	10
17.–18.	2,4	Gehen	21:45	2	15
	3,2	Gehen	28:00	3	
19.–20.	2,4	Gehen	21:00	2	18
	3,2	Gehen	28:00	3	
21.–22.	3,2	Gehen	28:00	3	22
	4,0	Gehen	35:00	2	
23.–24.	4,0	Gehen	35:00	4	26
	4,8	Gehen	43:00	1	
25.–26.	4,0	Gehen	34:30	3	27
	4,8	Gehen	42:00	2	
27.–28.	4,0	Gehen	34:00	3	27
	4,8	Gehen	41:30	2	
29.–30.	4,8	Gehen	41:00	5	30
31.–32.	6,4	Gehen	55:00	4	32

Übungsminimum zur Aufrechterhaltung der Kondition nach Beendigung des Aufbauprogramms

	3,2 oder	Gehen	24:00–28:59	8	32
	4,8 oder	Gehen	36:00–43:29	5	30
	6,4 oder	Gehen	48:00–57:59	4	32
	8,0	Gehen	60:00–72:29	3	30

Punktbewertung

Eine Erweiterung dieser Liste findet sich auf S. 197 ff.

Laufen/Gehen

1,6 km

19:59–14:30	Minuten	1
14:29–12:00	Minuten	2
11:59–10:00	Minuten	3
9:59– 8:00	Minuten	4
7:59– 6:30	Minuten	5
unter 6:30	Minuten	6

2,4 km

29:59–21:45	Minuten	1½
21:44–18:00	Minuten	3
17:59–15:00	Minuten	4½
14:59–12:00	Minuten	6
11:59– 9:45	Minuten	7½
unter 9:45	Minuten	9

3,2 km

40:00	Min. oder länger	1*
39:59–29:00	Minuten	2
28:59–24:00	Minuten	4
23:59–20:00	Minuten	6
19:59–16:00	Minuten	8
15:59–13:00	Minuten	10
unter 13:00	Minuten	12

4,0 km

50:00	Min. oder länger	1*
49:59–36:15	Minuten	2½
36:14–30:00	Minuten	5
29:59–25:00	Minuten	7½
24:59–20:00	Minuten	10

4,0 km (Fortsetzung)

19:59–16:15	Minuten	12½
unter 16:15	Minuten	15

4,8 km

60:00	Min. oder länger	1½*
59:59–43:30	Minuten	3
43:29–36:00	Minuten	6
35:59–30:00	Minuten	9
29:59–24:00	Minuten	12
23:59–19:30	Minuten	15
unter 19:30	Minuten	18

6,4 km

80:00	Min. oder länger	2*
79:59–58:00	Minuten	4
57:59–48:00	Minuten	8
47:59–40:00	Minuten	12
39:59–32:00	Minuten	16
31:59–26:00	Minuten	20
unter 26:00	Minuten	24

8,0 km

100:00	Min. oder länger	2½*
99:59–72:30	Minuten	5
72:29–60:00	Minuten	10
59:59–50:00	Minuten	15
49:59–40:00	Minuten	20
39:59–32:30	Minuten	25
unter 32:30	Minuten	30

* Übung mit genügender Dauer für eine günstige Wirkung auf das Herz-Kreislaufsystem. Bei diesem Tempo würde normalerweise kein Trainingseffekt eintreten; hier aber beginnt er, sich bemerkbar zu machen, weil die Übung über einen genügend langen Zeitraum ausgedehnt ist.

Schwimmen (Kraulen)

200 m

6:40 Min. oder länger	0
6:39– 5:00 Minuten	1
4:59– 3:20 Minuten	1½
unter 3:20 Minuten	2½

300 m

10:00 Min. oder länger	1*
9:59– 7:30 Minuten	1½
7:29– 5:00 Minuten	2½
unter 5:00 Minuten	3½

400 m

13:20 Min. oder länger	1*
13:19–10:00 Minuten	2½
9:59– 6:40 Minuten	3½
unter 6:40 Minuten	5

500 m

16:40 Min. oder länger	1*
16:39–12:30 Minuten	3
12:29– 8:20 Minuten	4
unter 8:20 Minuten	6

600 m

20:00 Min oder länger	1½*
19:59–15:00 Minuten	4
14:59–10:00 Minuten	5
unter 10:00 Minuten	7½

700 m

23:20 Min. oder länger	1½*
23:19–17:30 Minuten	4½
17:29–11:40 Minuten	6
unter 11:40 Minuten	8½

800 m

26:40 Min. oder länger	1½*
26:39–20:00 Minuten	5
19:59–13:20 Minuten	6½
unter 13:20 Minuten	10

1000 m

33:20 Min. oder länger	2*
33:19–25:00 Minuten	6
24:59–16:40 Minuten	8½
unter 16:40 Minuten	12½

Radfahren

3,2 km

12:00 Min. oder länger	0
11:59– 8:00 Minuten	1
7:59– 6:00 Minuten	2
unter 6:00 Minuten	3

4,8 km

18:00 Min. oder länger	0
17:59–12:00 Minuten	1½
11:59– 9:00 Minuten	3
unter 9:00 Minuten	4½

6,4 km

24:00 Min. oder länger	0
23:59–16:00 Minuten	2
15:59–12:00 Minuten	4
unter 12:00 Minuten	6

8 km

30:00 Min. oder länger	1*
29:59–20:00 Minuten	2½
19:59–15:00 Minuten	5
unter 15:00 Minuten	7½

* Übung mit genügender Dauer für eine günstige Wirkung auf das Herz-Kreislauf-system. Bei diesem Tempo würde normalerweise kein Trainingseffekt eintreten; hier aber beginnt er, sich bemerkbar zu machen, weil die Übung über einen genügend langen Zeitraum ausgedehnt ist.

9,6 km

36:00 Min. oder länger	1*
35:59–24:00 Minuten	3
23:59–18:00 Minuten	6
unter 18:00 Minuten	9

12,8 km

48:00 Min. oder länger	1½*
47:59–32:00 Minuten	4
31:59–24:00 Minuten	8
unter 24:00 Minuten	12

16 km

60:00 Min. oder länger	2*
59:59–40:00 Minuten	5
39:59–30:00 Minuten	10
unter 30:00 Minuten	15

Gehen

1,6 km

19:59–14:30 Minuten	1
14:29–12:00 Minuten	2

2,4 km

29:59–21:45 Minuten	1½
21:44–18:00 Minuten	3

3,2 km

40:00 Min. oder länger	1*
39:59–29:00 Minuten	2
28:59–24:00 Minuten	4

4 km

50:00 Min. oder länger	1*
49:59–36:15 Minuten	2½
36:14–30:00 Minuten	5

4,8 km

60:00 Min. oder länger	1½*
59:59–43:30 Minuten	3
43:29–36:00 Minuten	6

6,4 km

80:00 Min. oder länger	2*
79:59–58:00 Minuten	4
57:59–48:00 Minuten	8

8 km

100:00 Min. oder länger	2½*
99:59–72:30 Minuten	5
72:29–60:00 Minuten	10

* Übung mit genügender Dauer für eine günstige Wirkung auf das Herz-Kreislaufsystem. Bei diesem Tempo würde normalerweise kein Trainingseffekt eintreten; hier aber beginnt er, sich bemerkbar zu machen, weil die Übung über einen genügend langen Zeitraum ausgedehnt ist.

Laufen auf der Stelle

Dauer (Minuten)	60–70* Schritte pro Min.	Punkte	70–80* Schritte pro Min.	Punkte	80–90* Schritte pro Min.	Punkte
2:30			175– 200	3/4	200– 225	1
5:00	300– 350	1 1/4	350– 400	1 1/2	400– 450	2
7:30			525– 600	2 1/4	600– 675	3
10:00	600– 700	2 1/2	700– 800	3	800– 900	4
12:30			875–1000	3 3/4	1000–1125	5
15:00	900–1050	3 3/4	1050–1200	4 1/2	1200–1350	6
17:30			1225–1400	5 1/4	1400–1575	7
20:00	1200–1400	5	1400–1600	6	1600–1800	8

* Nur zählen, wenn der linke Fuß den Boden berührt! Beim Lauf müssen die Knie nach vorn gebracht und die Füße mindestens 20 cm über den Boden gehoben werden.

*Handball/Basketball**

Dauer (Minuten)	Punkte	Dauer (Minuten)	Punkte
10	1 1/2	55	8 1/4
15	2 1/4	60	9
20	3	65	9 3/4
25	3 3/4	70	10 1/2
30	4 1/2	75	11 1/4
35	5 1/4	80	12
40	6	85	12 3/4
45	6 3/4	90	13 1/2
50	7 1/2		

* Nur die Zeit der *Bewegung* zählt. Pausen werden nicht mitgerechnet.

Erweiterung des Punktesystems

Laufen/Gehen

1,6 km

14:29–12:00 Minuten	2
11:59–10:00 Minuten	3
9:59– 8:00 Minuten	4
7:59– 6:30 Minuten	5
unter 6:30 Minuten	6

2,4 km

21:44–18:00 Minuten	3
17:59–15:00 Minuten	4½
14:59–12:00 Minuten	6
11:59– 9:45 Minuten	7½
unter 9:45 Minuten	9

3,2 km

28:59–24:00 Minuten	4
23:59–20:00 Minuten	6
19:59–16:00 Minuten	8
15:59–13:00 Minuten	10
unter 13:00 Minuten	12

4 km

36:14–30:00 Minuten	5
29:59–25:00 Minuten	7½
24:59–20:00 Minuten	10
19:59–16:15 Minuten	12½
unter 16:15 Minuten	15

4,8 km

43:29–36:00 Minuten	6
35:59–30:00 Minuten	9
29:59–24:00 Minuten	12
23:59–19:30 Minuten	15
unter 19:30 Minuten	18

5,6 km

50:44–42:00 Minuten	7
41:59–35:00 Minuten	10½
34:59–28:00 Minuten	14
27:59–22:45 Minuten	17½
unter 22:45 Minuten	21

6,4 km

57:59–48:00 Minuten	8
47:59–40:00 Minuten	12
39:59–32:00 Minuten	16
31:59–26:00 Minuten	20
unter 26:00 Minuten	24

7,2 km

1 Std. 5:14 Min. bis 54 Min.	9
53:59–45:00 Minuten	13½
44:59–36:00 Minuten	18
35:59–29:15 Minuten	22½
unter 29:15 Minuten	27

8 km

1 Std. 12:29 Min. bis 1 Std.	10
59:59–50:00 Minuten	15
49:59–40:00 Minuten	20
39:59–32:30 Minuten	25
unter 32:30 Minuten	30

8,8 km

1 Std. 19:45 Min. bis 1 Std. 6 Min.	11
1 Std. 5:59 Min. bis 55:00 Min.	16½
54:59–44:00 Minuten	22
43:59–35:45 Minuten	27½
unter 35:45 Minuten	33

9,6 km

1 Std. 27 Min. bis 1 Std. 12 Min.	12
1 Std. 11:59 Min. bis 60:00 Min.	18
59:59–48:00 Minuten	24
47:59–39:00 Minuten	30
unter 39:00 Minuten	36

10,4 km

1 Std. 34:14 Min. bis	
1 Std. 18 Min.	13
1 Std. 17:59 Min. bis	
1 Std. 5 Min.	19½
1 Std. 4:59 Min. bis	
52:00 Min.	26
51:59–42:15 Minuten	32½
unter 42:15 Minuten	39

11,2 km

1 Std. 41:29 Min. bis	
1 Std. 24 Min.	14
1 Std. 23:59 Min. bis	
1 Std. 10 Min.	21
1 Std. 9:59 Min. bis	
56:00 Min.	28
55:59–45:30 Minuten	35
unter 45:30 Minuten	42

12 km

1 Std. 48:44 Min. bis	
1 Std. 30 Min.	15
1 Std. 29:59 Min. bis	
1 Std. 15 Min.	22½
1 Std. 14:59 Min. bis	
60 Min.	30
59:59–48:45 Minuten	37½
unter 48:45 Minuten	45

12,8 km

1 Std. 55:59 Min. bis	
1 Std. 36 Min.	16
1 Std. 35:59 Min. bis	
1 Std. 20 Min.	24
1 Std. 19:59 Min. bis	
1 Std. 4 Min.	32
1 Std. 3:59 Min. bis	
52 Min.	40
unter 52:00 Minuten	48

13,6 km

2 Std. 3:14 Min. bis	
1 Std. 42 Min.	17
1 Std. 41:59 Min. bis	
1 Std. 25 Min.	25½
1 Std. 24:59 Min. bis	
1 Std. 8 Min.	34
1 Std. 7:59 Min. bis	
55:15 Min.	42½
unter 55:15 Minuten	51

14,4 km

2 Std. 10:29 Min bis	
1 Std. 48 Min.	18
1 Std. 47:59 Min. bis	
1 Std. 30 Min.	27
1 Std. 29:59 Min. bis	
1 Std. 12 Min.	36
1 Std. 11:59 Min. bis	
58:30 Min.	45
unter 58:30 Minuten	54

15,2 km

2 Std. 17:44 Min. bis	
1 Std. 54 Min.	19
1 Std. 53:59 Min. bis	
1 Std. 35 Min.	28½
1 Std. 34:59 Min. bis	
1 Std. 16 Min.	38
1 Std. 15:59 Min. bis	
1 Std. 1:45 Min.	47½
unter 1 Std. 1:45 Min.	57

16 km

2 Std. 24:59 Min. bis	
2 Std.	20
1 Std. 59:59 Min. bis	
1 Std. 40 Min.	30
1 Std. 39:59 Min. bis	
1 Std. 20 Min.	40
1 Std. 19:59 Min. bis	
1 Std. 5 Min.	50
unter 1 Std. 5 Min.	60

Schwimmen (Kraulen)

200 m

6:40	Min. oder länger	0
6:39– 5:00	Minuten	1
4:59– 3:20	Minuten	1½
unter 3:20	Minuten	2½

250 m

8:20	Min. oder länger	0
8:19– 6:15	Minuten	1¼
6:14– 4:10	Minuten	2
unter 4:10	Minuten	3

300 m

10:00	Min. oder länger	1*
9:59– 7:30	Minuten	1½
7:29– 5:00	Minuten	2½
unter 5:00	Minuten	3½

350 m

11:40	Min. oder länger	1*
11:39– 8:45	Minuten	2
8:44– 5:50	Minuten	3
unter 5:50	Minuten	4½

400 m

13:20	Min. oder länger	1*
13:19–10:00	Minuten	2½
9:59– 6:40	Minuten	3½
unter 6:40	Minuten	5

450 m

15:00	Min. oder länger	1*
14:59–11:15	Minuten	3
11:14– 7:30	Minuten	4
unter 7:30	Minuten	5½

500 m

16:40	Min. oder länger	1*
16:39–12:30	Minuten	3
12:29– 8:20	Minuten	4
unter 8:20	Minuten	6

550 m

18:20	Min. oder länger	1*
18:19–13:45	Minuten	3½
13:44– 9:10	Minuten	4½
unter 9:10	Minuten	7

600 m

20:00	Min. oder länger	1½*
19:59–15:00	Minuten	4
14:59–10:00	Minuten	5
unter 10:00	Minuten	7½

650 m

21:40	Min. oder länger	1½*
21:39–16:15	Minuten	4
16:14–10:50	Minuten	5½
unter 10:50	Minuten	8

700 m

23:20	Min. oder länger	1½
23:19–17:30	Minuten	4½
17:29–11:40	Minuten	6
unter 11:40	Minuten	8½

750 m

25:00	Min. oder länger	1½*
24:59–18:45	Minuten	4¾
18:44–12:30	Minuten	6½
unter 12:30	Minuten	9½

800 m

26:40	Min. oder länger	1½
26:39–20:00	Minuten	5
19:59–13:20	Minuten	6½
unter 13:20	Minuten	10

850 m

28:20	Min. oder länger	1½*
28:19–21:15	Minuten	5¼
21:14–14:10	Minuten	7
unter 14:10	Minuten	10½

* Übung mit genügender Dauer für eine günstige Wirkung auf das Herz-Kreislaufsystem. Bei diesem Tempo würde normalerweise kein Trainingseffekt eintreten; hier aber beginnt er, sich bemerkbar zu machen, weil die Übung über einen genügend langen Zeitraum ausgedehnt ist.

Schwimmen (Fortsetzung)

900 m

30:00 Min. oder länger	2*
29:59–22:30 Minuten	$5^{1}/_{2}$
22:29–15:00 Minuten	$7^{1}/_{2}$
unter 15:00 Minuten	$11^{1}/_{4}$

950 m

31:40 Min. oder länger	2*
31:39–23:15 Minuten	$5^{3}/_{4}$
23:14–15:50 Minuten	8
unter 15:50 Minuten	12

1000 m

33:20 Min. oder länger	2*
33:19–25:00 Minuten	$6^{1}/_{4}$
24:59–16:40 Minuten	$8^{1}/_{2}$
unter 16:40 Minuten	$12^{1}/_{2}$

1100 m

36:40 Min. oder länger	2*
36:39–27:30 Minuten	7
27:29–18:20 Minuten	9
unter 18:20 Minuten	$13^{3}/_{4}$

1200 m

40:00 Min. oder länger	$2^{1}/_{2}$*
39:59–30:00 Minuten	$7^{1}/_{2}$
29:59–20:00 Minuten	10
unter 20:00 Minuten	15

1300 m

43:20 Min. oder länger	$2^{1}/_{2}$*
43:19–32:30 Minuten	8
32:29–21:40 Minuten	11
unter 21:40 Minuten	$16^{1}/_{4}$

1400 m

46:40 Min. oder länger	$2^{1}/_{2}$*
46:39–35:00 Minuten	$8^{3}/_{4}$
34:59–23:20 Minuten	$11^{1}/_{2}$
unter 23:20 Minuten	$17^{1}/_{2}$

1500 m

50:00 Min. oder länger	3*
49:59–37:30 Minuten	$9^{1}/_{2}$
37:29–25:00 Minuten	$12^{1}/_{2}$
unter 25:00 Minuten	$18^{3}/_{4}$

1600 m

53:20 Min. oder länger	3*
53:19–40:00 Minuten	10
39:59–26:40 Minuten	$13^{1}/_{4}$
unter 26:40 Minuten	20

1700 m

56:40 Min. oder länger	3*
56:39–42:30 Minuten	$10^{1}/_{2}$
42:29–28:20 Minuten	14
unter 28:20 Minuten	$21^{1}/_{4}$

1800 m

1 Std. oder länger	$3^{1}/_{2}$*
59:59–45:00 Minuten	11
44:59–30:00 Minuten	15
unter 30:00 Minuten	$22^{1}/_{2}$

1900 m

1 Std. 3:20 Min. oder länger	$3^{1}/_{2}$*
1 Std. 3:19 bis 47:30 Min.	12
47:29–31:40 Minuten	$15^{3}/_{4}$
unter 31:40 Minuten	$23^{3}/_{4}$

2000 m

1 Std. 6:40 Min. oder länger	$3^{1}/_{2}$*
1 Std. 6:39 bis 50:00 Min.	$12^{1}/_{2}$
49:59–33:20 Minuten	$16^{1}/_{2}$
unter 33:20 Minuten	25

* Übung mit genügender Dauer für eine günstige Wirkung auf das Herz-Kreislauf-system. Bei diesem Tempo würde normalerweise kein Trainingseffekt eintreten; hier aber beginnt er, sich bemerkbar zu machen, weil die Übung über einen genügend langen Zeitraum ausgedehnt ist.

Zusatzbemerkung

Die Punkte sind für normales Kraulen berechnet, d. h. einen Energieverbrauch von 9 kcal pro Minute. Brustschwimmen beansprucht etwas weniger Energie, nämlich 7 kcal pro Minute, Rückenschwimmen dagegen etwas mehr: 8 kcal pro Minute. Die anstrengendste Form des Schwimmens, das Schmetterlingskraulen, erfordert 12 kcal pro Minute.

Radfahren

Erläuterungen:

1. Die Punkte sind für den Fall berechnet, daß Steigungen und Abwärtsfahrten einander die Waage halten, z. B. bei Hin- und Rückfahrt auf derselben Strecke.
2. Die Punkte sind für den Fall berechnet, daß ebenso lange mit dem Wind wie gegen den Wind gefahren wird, z. B. bei Hin- und Rückfahrt auf derselben Strecke.
3. Bei Fahrten in nur einer Richtung und einem Gegenwind von 8 km/h wird zum gesamten Punktgewinn ½ Punkt pro Meile (1,6 km) dazugerechnet.

3,2 km

12 Min. oder länger	0
11:59– 8:00 Minuten	1
7:59– 6:00 Minuten	2
unter 6:00 Minuten	3

4,8 km

18 Min. oder länger	0
17:59–12:00 Minuten	1½
11:59– 9:00 Minuten	3
unter 9:00 Minuten	4½

6,4 km

24 Min. oder länger	0
23:59–16:00 Minuten	2
15:59–12:00 Minuten	4
unter 12:00 Minuten	6

8 km

30 Min. oder länger	1*
29:59–20:00 Minuten	2½
19:59–15:00 Minuten	5
unter 15:00 Minuten	7½

9,6 km

36 Min. oder länger	1*
35:59–24:00 Minuten	3
23:59–18:00 Minuten	6
unter 18:00 Minuten	9

11,2 km

42 Min. oder länger	1½*
41:59–28:00 Minuten	3½
27:59–21:00 Minuten	7
unter 21:00 Minuten	10½

12,8 km

48 Min. oder länger	1½*
47:59–32:00 Minuten	4
31:59–24:00 Minuten	8
unter 24:00 Minuten	12

14,4 km

54 Min. oder länger	2*
53:59–36:00 Minuten	4½
35:59–27:00 Minuten	9
unter 27:00 Minuten	13½

16 km

1 Std. oder länger	2*
59:59–40:00 Minuten	5
39:59–30:00 Minuten	10
unter 30:00 Minuten	15

17,6 km

1 Std. 6:00 Min. oder länger	2½*
1 Std. 5:59 Min. bis 44:00 Min.	5½
43:59–33:00 Minuten	11
unter 33:00 Minuten	16½

19,2 km

1 Std. 12:00 Min. oder länger	2½*
1 Std. 11:59 Min. bis 48:00 Min.	6
47:59–36:00 Minuten	12
unter 36:00 Minuten	18

Radfahren (Fortsetzung)

20,8 km

1 Std. 18:00 Min. oder länger	3*
1 Std. 17:59 Min. bis 52:00 Min.	6½
51:59–39:00 Minuten	13
unter 39:00 Minuten	19½

22,4 km

1 Std. 24 Min. oder länger	3*
1 Std. 23:59 Min. bis 56:00 Min.	7
55:59–42:00 Minuten	14
unter 42:00 Minuten	21

24 km

1 Std. 30 Min. oder länger	3½*
1 Std. 29:59 Min. bis 1 Std.	7½
59:59–45:00 Minuten	15
unter 45:00 Minuten	22½

25,6 km

1 Std. 36 Min. oder länger	3½*
1 Std. 35:59 Min. bis 1 Std. 4 Min.	8
1 Std. 3:59 Min. bis 48:00 Min.	16
unter 48:00 Minuten	24

27,2 km

1 Std. 42 Min. oder länger	4*
1 Std. 41:59 Min. bis 1 Std. 8 Min.	8½
1 Std. 7:59 Min. bis 51:00 Min.	17
unter 51:00 Minuten	25½

28,8 km

1 Std. 48 Min. oder länger	4*
1 Std. 48 Min. bis 1 Std. 12 Min.	9
1 Std. 11:59 Min. bis 54:00 Min.	18
unter 54:00 Minuten	27

30,4 km

1 Std. 54 Min. oder länger	4½*
1 Std. 53:59 Min. bis 1 Std. 16 Min.	9½
1 Std. 15:59 Min. bis 57:00 Min.	19
unter 57:00 Minuten	28½

32 km

2 Std. oder länger	4½*
1 Std. 59:59 Min. bis 1 Std. 20 Min.	10
1 Std. 19:59 Min. bis 1 Std.	20
unter 1 Std.	30

40 km

2 Std. 30 Min. oder länger	6*
2 Std. 29:59 Min. bis 1 Std. 40 Min.	12½
1 Std. 39:59 Min. bis 1 Std. 15 Min.	25
unter 1 Std. 15:00 Min.	37½

48 km

3 Std. oder länger	7*
2 Std. 59:59 Min. bis 2 Std.	15
1 Std. 59:59 Min. bis 1 Std. 30 Min.	30
unter 1 Std. 30 Min.	45

* Übung mit genügender Dauer für eine günstige Wirkung auf das Herz-Kreislaufsystem. Bei diesem Tempo würde normalerweise kein Trainingseffekt eintreten; hier aber beginnt er, sich bemerkbar zu machen, weil die Übung über einen genügend langen Zeitraum ausgedehnt ist.

1,6 km

20:00 Min. oder länger	0
19:59–14:30 Minuten	1
14:29–12:00 Minuten	2

2,4 km

30:00 Min. oder länger	0
29:59–21:45 Minuten	1½
21:44–18:00 Minuten	3

3,2 km

40:00 Min. oder länger	1*
39:59–29:00 Minuten	2
28:59–24:00 Minuten	4

4 km

50:00 Min. oder länger	1*
49:59–36:15 Minuten	2½
36:14–30:00 Minuten	5

4,8 km

1 Std. oder länger	1½*
59:59–43:30 Minuten	3
43:29–36:00 Minuten	6

5,6 km

1 Std. 10 Min. oder länger	1½*
1 Std. 9:59 Min. bis 50:45 Min.	3½
50:44–42:00 Minuten	7

6,4 km

1 Std. 20 Min. oder länger	2*
1 Std. 19:59 Min. bis 58 Min.	4
57:59–48:00 Minuten	8

7,2 km

1 Std. 30 Min. oder länger	2*
1 Std. 29:59 Min. bis 1 Std. 5:15 Min.	4½
1 Std. 5:14 Min. bis 54 Min.	9

8 km

1 Std. 40 Min. oder länger	2½*
1 Std. 39:59 Min. bis 1 Std. 12:30 Min.	5
1 Std. 12:59 Min. bis 1 Std.	10

8,8 km

1 Std. 50 Min. oder länger	2½*
1 Std. 49:59 Min. bis 1 Std. 19:45 Min.	5½
1 Std. 19:44 Min. bis 1 Std. 6 Min.	11

9,6 km

2 Std. oder länger	3*
1 Std. 59:59 Min. bis 1 Std. 27 Min.	6
1 Std. 26:59 Min. bis 1 Std. 12 Min.	12

10,4 km

2 Std. 10 Min. oder länger	3*
2 Std. 9:59 Min. bis 1 Std. 34:15 Min.	6½
1 Std. 34:14 Min. bis 1 Std. 18 Min.	13

11,2 km

2 Std. 20 Min. oder länger	3½*
2 Std. 19:59 Min. bis 1 Std. 41:30 Min.	7
1 Std. 41:29 Min. bis 1 Std. 24 Min.	14

12 km

2 Std. 30 Min. oder länger	3½*
2 Std. 29:59 Min. bis 1 Std. 48:45 Min.	7½
1 Std. 48:44 Min. bis 1 Std. 30 Min.	15

Gehen (Fortsetzung)

12,8 km

2 Std. 40 Min. oder länger	4*
2 Std. 39:59 Min. bis 1 Std. 56 Min.	8
1 Std. 55:59 Min. bis 1 Std. 36 Min.	16

13,6 km

2 Std. 50 Min. oder länger	4*
2 Std. 49:59 Min. bis 2 Std. 3:15 Min.	8½
2 Std. 3:14 Min. bis 1 Std. 42 Min.	17

14,4 km

3 Std. oder länger	4½*
2 Std. 59:59 Min. bis 2 Std. 10:30 Min.	9
2 Std. 10:29 Min. bis 1 Std. 48 Min.	18

15,2 km

3 Std. 10 Min. oder länger	4½*
3 Std. 9:59 Min. bis 2 Std. 17:45 Min.	9½
2 Std. 17:44 Min. bis 1 Std. 54 Min.	19

16 km

3 Std. 20 Min. oder länger	5*
3 Std. 19:59 Min. bis 2 Std. 25 Min.	10
2 Std. 24:59 Min. bis 2 Std.	20

* Übung mit genügender Dauer für eine günstige Wirkung auf das Herz-Kreislaufsystem. Bei diesem Tempo würde normalerweise kein Trainingseffekt eintreten; hier aber beginnt er, sich bemerkbar zu machen, weil die Übung über einen genügend langen Zeitraum ausgedehnt ist.

Laufen auf der Stelle

Dauer (Min.)	*60–70 Schritte* pro Min.*	*Pkte.*	*70–80 Schritte* pro Min.*	*Pkte.*	*80–90 Schritte* pro Min.*	*Pkte.*
2:30	150– 175	½	175– 200	¾	200– 225	1
5:00	300– 350	1¼	350– 400	1½	400– 450	2
7:30	450– 525	2	525– 600	2¼	600– 675	3
10:00	600– 700	2½	700– 800	3	800– 900	4
12:30	750– 875	3¼	875–1000	3¾	1000–1125	5
15:00	900–1050	3¾	1050–1200	4½	1200–1350	6
17:30	1050–1225	4¼	1225–1400	5¼	1400–1575	7
20:00	1200–1400	5	1400–1600	6	1600–1800	8
22:30	1350–1575	5½	1575–1800	6¾	1800–2025	9
25:00	1500–1750	6¼	1750–2000	7½	2000–2250	10

* Nur zählen, wenn der linke Fuß den Boden berührt! Beim Lauf müssen die Knie nach vorn gebracht und die Füße mindestens 20 cm über den Boden gehoben werden.

*Handball/Basketball**

Dauer	*Punkte*	*Dauer*	*Punkte*
10 Min.	1½	55 Min.	8¼
15 Min.	2¼	60 Min.	9
20 Min.	3	65 Min.	9¾
25 Min.	3¾	70 Min.	10½
30 Min.	4½	75 Min.	11¼
35 Min.	5¼	80 Min.	12
40 Min.	6	85 Min.	12¾
45 Min.	6¾	90 Min.	13½
50 Min.	7½		

* Nur die Zeit der *Bewegung* zählt. Pausen werden nicht mitgerechnet.

*Weitere Sportarten**

		Pkte.			*Pkte.*
Fechten	10 Min.	1	Schlittschuh-	15 Min.	1
	20 Min.	2	oder Rollschuh-	30 Min.	2
	30 Min.	3	laufen	60 Min.	4
Golf	9 Löcher	1½	Ski- oder	30 Min.	3
(Wagen nicht	18 Löcher	3	Wasserski-	60 Min.	6
motorisiert!)			laufen**	90 Min.	9
Hockey	20 Min.	3	Tennis	1 Satz	1½
	40 Min.	6	(nur Einzel-	2 Sätze	3
	60 Min.	9	spiele)	3 Sätze	4½
	80 Min.	12			
			Volleyball	15 Min.	1
Seilhüpfen	5 Min.	1½	(Flugball)	30 Min.	2
(stetige	10 Min.	3		60 Min.	4
Bewegung)	15 Min.	4½			
			Ringkampf	5 Min.	2
Rudern	6 Min.	1		10 Min.	4
(mit 2 Riemen,	18 Min.	3		15 Min.	6
20 Schläge	36 Min.	6			
pro Min.)					

* Den Punktwerten liegt der in der wissenschaftlichen Literatur angegebene Kalorienbedarf zugrunde.
** Für die Punkteberechnung gilt nur die Zeit tatsächlicher Aktivität.

Gesundheit / Sport / Spiele

Kenneth H. Cooper
Bewegungstraining
Praktische Anleitung zur Steigerung der Leistungsfähigkeit
Band 1104

Mildred und Kenneth H. Cooper
Bewegungstraining für die Frau
Band 1608

James F. Fixx
Das komplette Buch vom Laufen
Band 3326

Else Müller
Du spürst unter deinen Füßen das Gras
Autogenes Training in Phantasie- und Märchenreisen.
Vorlesegeschichten
Band 3325

Karl Robert Rosa
Das ist Autogenes Training
Band 3323

Das ist die Oberstufe des Autogenen Trainings
Band 3324

Kareen Zebroff
Yoga für jeden
Band 1640

Schön und schlank durch Yoga
Das 14-Tage-Yoga- und Diätprogramm
Band 1875

Kareen und Peter Zebroff
Yoga für die Familie
Band 1762

Fischer Taschenbuch Verlag

fi 11/2